Los 170 ALIMENTOS más saludables

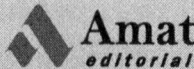

Amat Editorial, sello editorial especializado en la publicación de temas que ayudan a que tu vida sea cada día mejor. Con más de 400 títulos en catálogo, ofrece respuestas y soluciones en las temáticas:

- Educación y familia.
- Alimentación y nutrición.
- Salud y bienestar.
- Desarrollo y superación personal.
- Amor y pareja.
- Deporte, fitness y tiempo libre.
- Mente, cuerpo y espíritu.

E-books:

Todos los títulos disponibles en formato digital están en todas las plataformas del mundo de distribución de e-books.

Manténgase informado:

Únase al grupo de personas interesadas en recibir, de forma totalmente gratuita, información periódica, newsletters de nuestras publicaciones y novedades a través del QR:

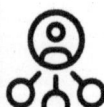

Dónde seguirnos:

 | @amateditorial

   | Amat Editorial

Nuestro servicio de atención al cliente:

Teléfono: **+34 934 109 793**

E-mail: **info@profiteditorial.com**

Jean-Marie Delecroix

Los 170 ALIMENTOS más saludables

Descubre los mejores aliados para cuidarte

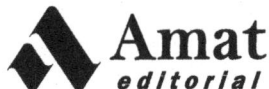

La edición original de esta obra ha sido publicada en lengua francesa por Larousse con el título: *200 meilleurs aliments santé* de Jean-Marie Delecroix.

© Larousse, 2012
© Profit Editorial I., S.L., 2025
    Amat Editorial es un sello de Profit Editorial I., S.L.
    Travessera de Gràcia, 18-20, 6.º 2.ª. 08021 Barcelona

Diseño de cubierta y maquetación: XicArt
Traducción: Betty Trabal

ISBN: 978-84-10451-36-0
Depósito legal: B 9309-2025

Impresión: Gráficas Rey
Impreso en España - *Printed in Spain*

PRÓLOGO

Actualmente, todos estamos más sensibilizados con los problemas de salud relacionados con nuestra alimentación. Las campañas de prevención nos incitan **a consumir por lo menos cinco frutas y hortalizas al día**, la publicidad proclama que hay que **tomar leche por lo menos tres veces al día**, los mensajes nos alertan regularmente sobre temas de riesgos alimentarios (OGM, pesticidas, vacas locas…), otros destacan los **méritos de los productos biológicos frente a los de la agricultura tradicional**.

Más allá de todos estos interrogantes y polémicas, hay una cosa que está clara: **nosotros podemos tener una actitud proactiva con todo lo relacionado con nuestra salud** eligiendo mejor nuestros alimentos, y adoptando saludables prácticas alimentarias y culinarias. Sean cuales sean tus objetivos (**salud, bienestar, peso**…) o tus preocupaciones (**crecimiento, longevidad, resistencia**…), encontrarás en este libro los mejores alimentos diarios para toda la familia.

Los 170 alimentos (hortalizas, frutas, carnes, pescados…) han sido rigurosamente seleccionados por su representatividad en nuestra alimentación de base. Cada alimento ocupa dos páginas en las que aparecen sus beneficios en materia de nutrición y de salud **a la vista de los últimos estudios científicos.** También se presentan numerosos consejos prácticos sobre la compra, la conservación y la preparación de los alimentos en función de la temporada, para «comer bien» disfrutando de los alimentos y de la compañía.

ÍNDICE

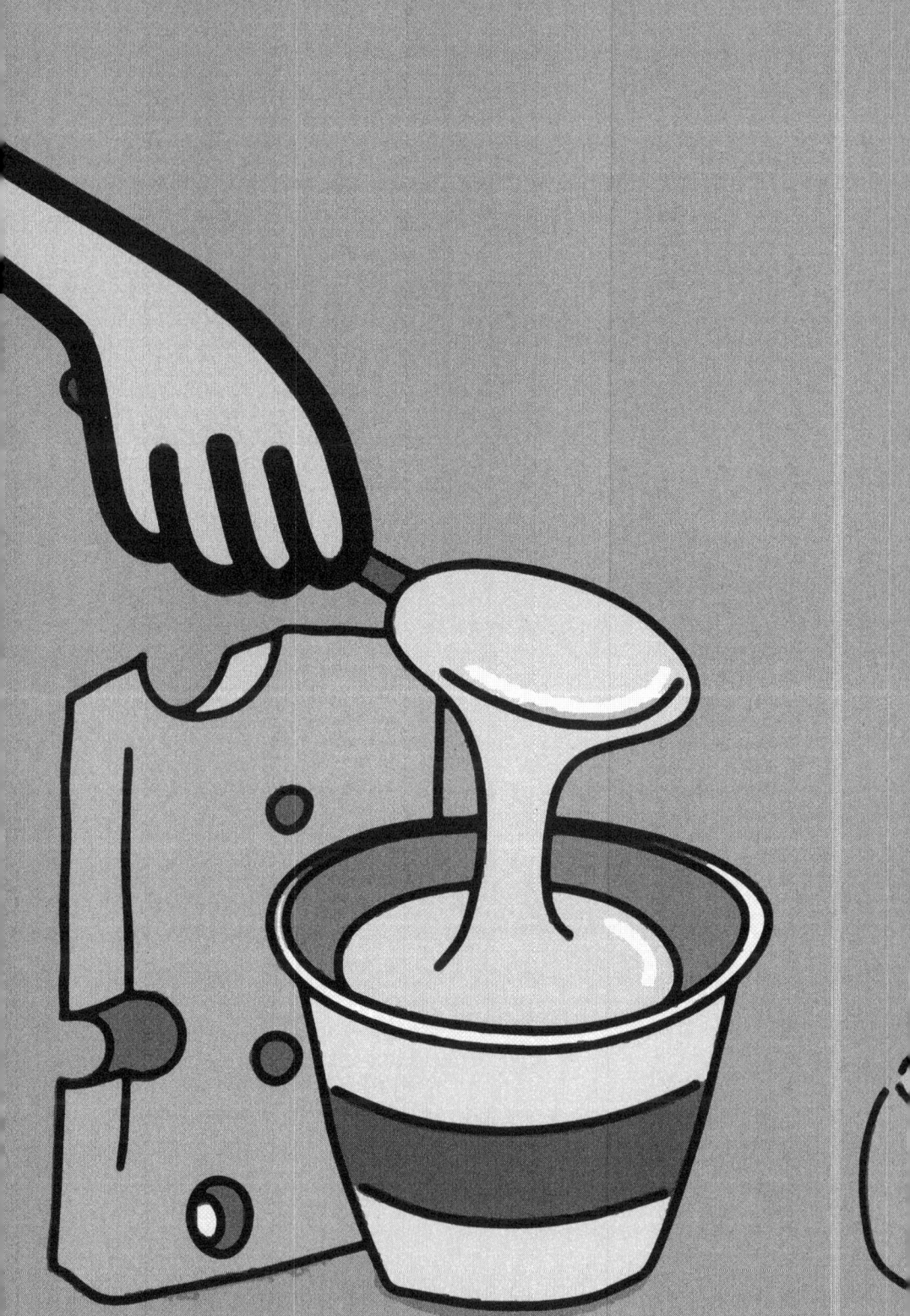

PRODUCTOS
~ LÁCTEOS ~

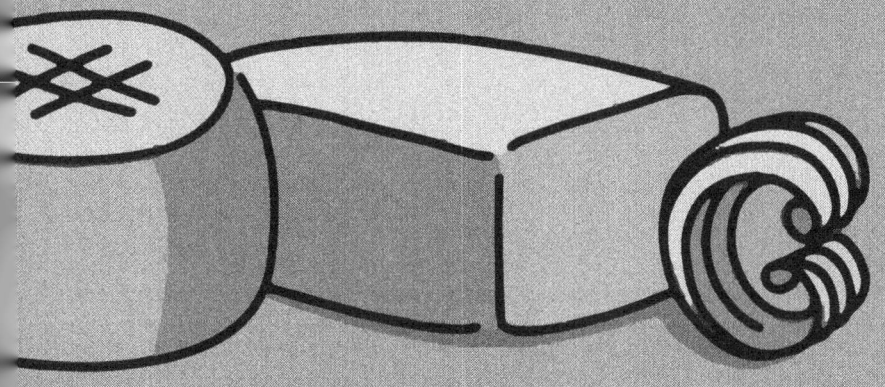

~ LA MANTEQUILLA ~

A la mantequilla se le acusa de todos los males: demasiado calórica, demasiado rica en ácidos grasos «malos» que obstruyen las arterias… Estas consideraciones benefician a los productores de margarinas vegetales.

Dada su gran riqueza en grasas saturadas, la mantequilla, esta materia grasa fabricada a partir de la nata que procede de la leche desnatada a la que se le añaden fermentos naturales (o no), debe efectivamente ser consumida con moderación. De ella, apreciamos su suavidad, su gusto, que permite realzar el sabor de los platos, y su riqueza en vitamina A, buena para los ojos, y en vitamina D, que interviene facilitando la absorción del calcio y del fósforo.

Denominamos «margarina» a cualquier producto sustituto de la mantequilla. Una margarina vegetal está hecha de grasas vegetales en lugar de animales. Las mejores son las biológicas que contienen grasas no hidrogenadas y una cantidad mínima de aceites con una gran proporción de ácidos grasos saturados, siendo estos últimos los que le dan su solidez. El aceite de palma, que está presente muy a menudo, no tiene que ser demasiado abundante. Algunas personas no consumen mantequilla ni margarina a diario y prefieren sustituirlas por un buen aceite de oliva.

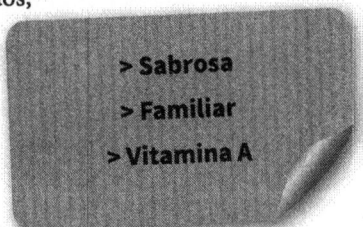

> Sabrosa
> Familiar
> Vitamina A

Detalles sobre los estudios

Las grasas saturadas se consumen veinte veces más que las otras grasas, a pesar de que hay que evitarlas. Normalmente acusamos a los lípidos de los productos lácteos y, en especial de la mantequilla, de aumentar la mortalidad por cardiopatías coronarias. La dieta mediterránea aporta poca leche y mantequilla, y sus efectos beneficiosos sobre la salud son de todos conocidos.

Un estudio clínico reciente demuestra que las grasas «trans» (una parte de las grasas saturadas) en cantidades elevadas disminuyen el colesterol bueno HDL y aumentan el malo LDL. Encontramos estas grasas en los aceites vegetales hidrogenados.

Otros estudios demuestran una relación entre el consumo de mantequilla y determinados cánceres, aunque ningún ensayo clínico exacto lo haya confirmado.

Además, un estudio realizado en Brasil ha demostrado que comer mantequilla disminuye el cáncer de boca gracias a su contenido en vitamina A.

LO MÁS SANO

Sus grasas y sus vitaminas: además de las grasas (67% de grasas saturadas, 30% de grasas monoinsaturadas y 3% de grasas poliinsaturadas), aporta sobre todo vitamina A (retinol, betacaroteno), B2, B3, B5, B9, B12, D, E y K.

Un bonito color: cuanto más amarilla sea la mantequilla más cantidad de betacaroteno contiene (éste procede de la hierba que come la vaca). Este antioxidante lucha contra los radicales libres que provocan el envejecimiento prematuro del organismo.

SUS BENEFICIOS NUTRICIONALES

Tomando 25 g de mantequilla cubrimos el 30% de nuestras necesidades diarias de vitamina A. En crudo, es una materia grasa que se digiere muy bien.

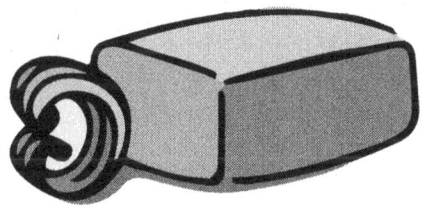

CONSEJOS PRÁCTICOS

¿Cómo elegirla?

Son preferibles las mantequillas que contienen nata cruda denominadas «mantequillas de granja» (aunque son bastante difíciles de encontrar y no gustan a todo el mundo) y las de mantequerías preferentemente biológicas. La mantequilla de «mantequería», nombre no oficial, significa que se trata de una mantequilla a la que le han dado tiempo de «madurar».

La mantequilla DOC (Denominación de Origen Controlada) se elabora siguiendo unos conocimientos ancestrales y respeta las características regionales.

¿Cómo consumirla?

Cruda o cocida, pero siempre hay que evitar calentarla demasiado porque la hace tóxica (sobre todo si se calienta a más de 130 °C). Los huevos con mantequilla frita también se han de evitar.

¿Cómo conservarla?

La mantequilla de nata cruda debe consumirse rápidamente (en menos de ocho días) y se ha de conservar en el frigorífico. La mantequilla pasteurizada se conserva hasta tres meses en el frigorífico.

100 g de mantequilla te aportan:

717 kcal

0,85 g de proteínas

81 g de lípidos

0,06 g de glúcidos

Índice glucémico: 40

Índice PRAL: 0,4

EL QUESO COMTÉ
~ Y EL EMMENTAL ~

Las diferentes variedades de quesos duros que proceden de la leche de vaca siempre se han confundido y se siguen confundiendo denominándolos a todos «gruyere». Ahora bien, el queso comté, el emmental y el gruyere son los tres bien diferentes.

El perfil nutricional de estos quesos es muy parecido. Todo es cuestión de gustos.

El comté es un queso de leche cruda de vaca (la leche se calienta a una temperatura inferior a 40 °C), por lo que el tiempo de maduración es de un mínimo de cuatro meses. Es un queso DOC, denominación de origen controlada, etiqueta que asegura una calidad de fabricación y que responde a los puntos precisos de calidad.

El emmental se caracteriza por sus agujeros, a diferencia del comté que no tiene más que algunas burbujas de aire. El tiempo de maduración del emmental francés es de por lo menos seis semanas. Mil litros de leche producen una rueda de queso de 80 kg. La gran cantidad de variedades que existen de gruyeres es una verdadera locura, y cada una de ellas tiene su propia versión.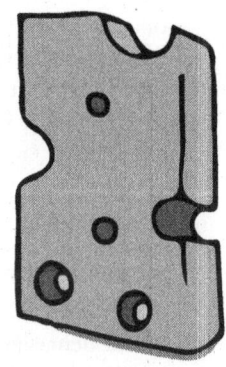

Actualmente existe una amplia oferta de quesos bajos en grasa que tienen entre el 5 y el 20% de materias grasas. El emmental bajo en grasas que contiene un 8,5% de grasa se compone de leche pasteurizada, fermentos lácticos, coagulantes y sal. El gusto y el sabor son del todo diferentes.

LO MÁS SANO

Una gran riqueza: estos quesos aportan gran cantidad de fósforo, calcio, potasio, sodio, magnesio, cobre, manganeso, yodo, selenio, zinc y hierro. Contienen proteínas y vitaminas A, B1, B2, B3, B5, B6, B9, B12, D, E y K, y grasas, de ellas el 64% son ácidos grasos saturados, el 30% ácidos grasos monoinsaturados y el 3% ácidos grasos poliinsaturados.

Los beneficios de las bacterias: las bacterias lácteas, que son los microorganismos activos de la leche, son las que hacen fermentar la leche y producen el queso. Estas bacterias tienen propiedades inmunoestimulantes. Los quesos duros, a diferencia de otros quesos, de la leche y de la mantequilla, contienen muy poca cantidad de lactosa. Una buena noticia para aquellos que son intolerantes a la misma.

> Riqueza nutricional
> Alimento fermentado
> Poca lactosa
> Calcio

SUS BENEFICIOS NUTRICIONALES

Los productos lácteos que tienen más cantidad de calcio son los quesos duros como el comté y el emmental, a razón de 1 g de calcio por cada 100 g de producto. Para asimilar mejor el calcio, es mejor tenerlos en un lugar lo menos ácido posible. Estos quesos tienen un poder de saciedad elevado. La mayoría de la gente los digiere bastante bien porque apenas tienen lactosa. Tomando 50 g de queso se cubren el 25% de las necesidades diarias de proteínas, el 35% de ácidos grasos saturados, el 70% de vitamina B12, el 12% de vitamina A, el 56% de calcio, el 25% de zinc y el 13% de selenio.

100 g de queso comté o emmental te aportan:

400 kcal

28 g de proteínas

30 g de lípidos

2 g de glúcidos

Índice PRAL: 22

CONSEJOS PRÁCTICOS

¿Cómo elegirlos?

Los sabores del comté son muy diversos y variados, pues dependen de lo que las vacas hayan comido, de si están hechos de leche de verano o de invierno y del tiempo de maduración. En los comercios podemos encontrar comté de 4 meses de maduración (tiempo legal), y de 10, 18, 24 o 36 meses.

El periodo de degustación óptimo del emmental es el verano, después de una maduración de 3 meses, pero también es excelente durante todo el año. Para un gusto más fuerte, el periodo de maduración será de 8 a 12 meses. El emmental es más tierno y suave que el comté.

¿Cómo consumirlos?

Para dejar que se desarrolle todo el aroma de los quesos, hay que sacarlos del frigorífico una hora antes de su consumo. Pueden comerse solos, acompañados de ensaladas y fundidos sobre las pastas, verduras o cereales. La asociación pan-queso engorda y no es recomendable.

¿Cómo conservarlos?

Para conservarlo más tiempo, un comté bien madurado o una porción de emmental se pueden envolver en una tela de algodón y guardar en la parte baja del frigorífico.

Detalles sobre los estudios

La intolerancia a la leche, es decir, la intolerancia a la lactosa, se debe al déficit de una enzima intestinal denominada «lactasa», la cual disminuye con la edad; solamente el 60% de los franceses tienen un buen nivel de esta enzima. Las molestias empiezan con el consumo de leche de vaca, puesto que la lactosa no puede ser totalmente digerida y empieza la fermentación intestinal. Gases, hinchazón y dolores intestinales son los síntomas habituales. La lactosa no digerida tiene el poder de retener el agua y dirigirla hacia los intestinos, lo que provoca las diarreas.

~ EL QUESO DE CABRA ~

El queso de cabra es el cuarto queso que más se consume en Francia después del gruyere, el emmental y el camembert. Existen más de cuatrocientas variedades repartidas en el mundo entero.

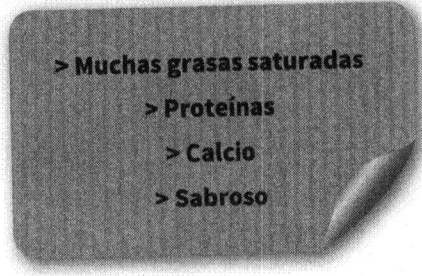

> Muchas grasas saturadas

> Proteínas

> Calcio

> Sabroso

Algunos detalles: un «queso de leche de vaca y de cabra» contiene por lo menos un 20% de leche de cabra; un queso «totalmente de cabra» contiene por lo menos un 50% de leche de cabra. El Banon es una pasta cremosa recubierta de una hoja de castaño. Es un queso DOC. El Crottin de Chavignol está hecho a partir de la leche de cabra entera y contiene más de un 45% de materias grasas. También es un queso DOC. En cuanto al Rocamadour, es un queso hecho de leche de cabra cruda y entera. Contiene alrededor del 45% de materias grasas.

LO MÁS SANO

La composición del queso de cabra fresco: encontramos vitaminas A, B1, B2, B3, B5, B6, B9, B12, D, E y K, minerales, cobre, fósforo, sodio, calcio, zinc, hierro, potasio, selenio y manganeso.

¿Y las grasas?: están bien presentes: 70% de ácidos grasos saturados (ácido palmítico, mirístico, cáprico, esteárico, butírico), 23% de monoinsaturados, 2,5% de poliinsaturados. La cantidad de proteínas de la leche de cabra es similar a la de la leche de vaca, la de lactosa, calcio y fósforo es idéntica, la de potasio y vitamina B3 es superior, y la de vitaminas B9 y B12 es inferior.

Detalles sobre los estudios

Los centenarios de Cerdeña son principalmente los pastores que viven en las colinas y en las montañas. Consumen regularmente leche y queso de cabra. Los buscadores del programa Zona azul (zonas de longevidad excepcional) han descubierto que la leche producida por estas cabras, alimentadas únicamente de los pastos verdes de las montañas, es particularmente rica en omega-3.

SUS BENEFICIOS NUTRICIONALES

El queso de cabra fresco tiene un poder de saciedad elevado: 30 g de queso de cabra aportan tanto calcio como 30 g de almendras o de yogur de leche de vaca; 50 g de queso de cabra fresco aportan el 15% de la ración diaria recomendada de proteínas. Los quesos de cabra contienen nutrientes beneficiosos: minerales variados, vitaminas A, B2, B3, B9 y proteínas. El aporte energético es muy variado según la maduración del queso: entre 160 y 450 kcal cada 100 g.

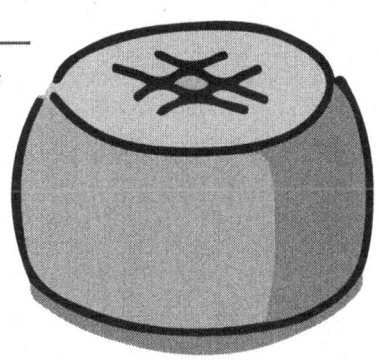

CONSEJOS PRÁCTICOS

¿Cómo elegirlo?

Encontramos excelentes quesos de cabra todo el año, frescos o curados, de leche cruda o pasteurizada, DOC o no... En los mercados son muchos los productores que te informan de cómo alimentan a sus cabras (con pasto exclusivamente o no, por ejemplo).

¿Cómo consumirlo?

El queso de cabra fresco a taquitos acompañado de ensaladas compuestas (especialmente con pepino, tomate, aceitunas verdes). También es muy bueno con frutos secos como el albaricoque o con especias (comino, pimienta), cebollino fresco o nueces, o simplemente sobre una rebanada de pan tostado. El queso de cabra seco se combina bien con el higo fresco. Para ablandarlo un poco se puede dejar marinar en aceite de oliva.

¿Cómo conservarlo?

El queso de cabra fresco se conserva durante una semana en el frigorífico, envuelto en papel o dentro de un bote hermético. El queso de cabra seco se conserva varias semanas en el frigorífico envuelto en papel para alimentos.

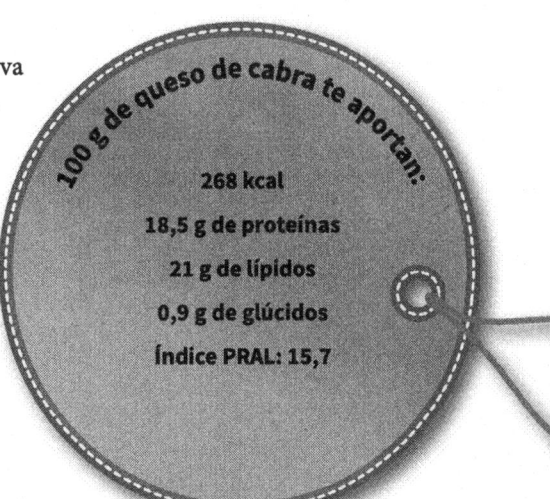

100 g de queso de cabra te aportan:

268 kcal

18,5 g de proteínas

21 g de lípidos

0,9 g de glúcidos

Índice PRAL: 15,7

~ EL QUESO PARMESANO ~

Hace mil años que el parmesano reggiano se fabrica de la misma manera que hacían los monjes que lo crearon en el sur del río Po, en la región de Parma, Italia.

La tradición italiana de espolvorear las pastas con el parmesano es secular. Este queso siempre ha sido reconocido por sus cualidades nutritivas: calcio, fósforo y fácil digestión, por ello se suele recomendar a las mujeres embarazadas. Duro, desmenuzable y de consistencia granulosa, el parmesano es un queso italiano semigraso, a base de leche de vaca cruda calentada a 40 °C como máximo, compuesto de leche, cuajo y sal, y después madurado durante un tiempo bastante largo, entre uno y cuatro años. Su gusto afrutado y picante inimitable se debe a la leche de las vacas reggianas.

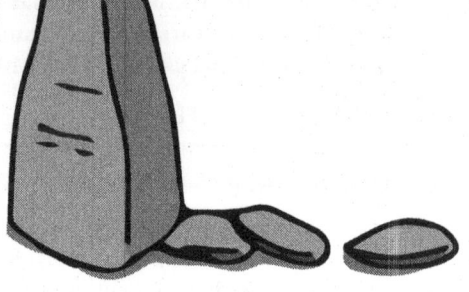

No hay que confundirlo con otro queso italiano, el grana padano, que tiene una zona y un proceso de producción diferentes. Mientras que el parmesano es afrutado, salado y picante, el grana padano tiene un gusto que tira más a ahumado.

LO MÁS SANO

Una fabricación de calidad: se fabrica con el 32% de materias grasas, leche cruda desnatada de vacas que se alimentan de hierba y heno, sin aditivos de fermentación ni conservantes, a partir de la levadura, del cultivo de fermentos lácticos autóctonos obtenidos de la fabricación del queso del día anterior (los fermentos acidifican así la leche) y también del cuajo de la ternera (enzimas digestivas). El hecho de que se fabrique a partir de leche parcialmente desnatada permite una maduración lenta y una conservación larga.

> Un gusto original
> Calcio
> Proteínas
> Ni aditivos ni conservantes

Proteínas y lípidos bien asimilados: sus proteínas y sus lípidos son digestivos por el proceso de producción totalmente natural y sobre todo por la larga maduración.

Sus componentes, por orden decreciente de proporción, son: cloruro de sodio, calcio, fósforo, sodio, potasio, magnesio, colina, zinc y vitaminas B2, B5, A, B6, B3, B1 y B12.

Detalles sobre los estudios

El parmesano, el cheddar viejo (más generalmente los quesos envejecidos o fermentados), los pescados ahumados, la charcutería o la cerveza contienen tiramina, un compuesto químico que puede provocar crisis de urticaria, hipertensión y migrañas, y cuya interacción con determinados antidepresivos como los inhibidores de la monoaminooxidasa (IMAO) puede producir reacciones peligrosas.

El parmesano, pasta prensada cruda, igual que el comté y el emmental, se recomienda a personas con intolerancia a la lactosa.

SUS BENEFICIOS NUTRICIONALES

Con 100 g de parmesano se cubren las necesidades diarias de fósforo, así como de calcio y de vitamina B2. Es, sin duda, uno de los quesos más rico en calcio. Como es más sabroso que ningún otro, los que quieren cuidar la línea tendrán que tomarlo en pequeñas cantidades para satisfacer su gula.

CONSEJOS PRÁCTICOS

¿Cómo elegirlo?

Hay que escoger el que tenga la etiqueta de calidad DOP (Denominación de Origen Protegida) para evitar las falsificaciones: la etiqueta roja indica que cuenta con 18 meses de maduración, la plateada con 22 meses, y la dorada con 30 meses. Se puede comprar directamente rallado embolsado.

¿Cómo consumirlo?

El parmesano se degusta tal cual, pero también sobre un pesto de calabacines, una ensalada de rúcula, en una tarta de algas, un pastel salado, una salsa, sobre las pastas o sobre las verduras con aceite de oliva. También se pueden preparar unas galletas finas mezclando a partes iguales queso y harina, y pasando la mezcla por la sartén unos segundos hasta que se dore.

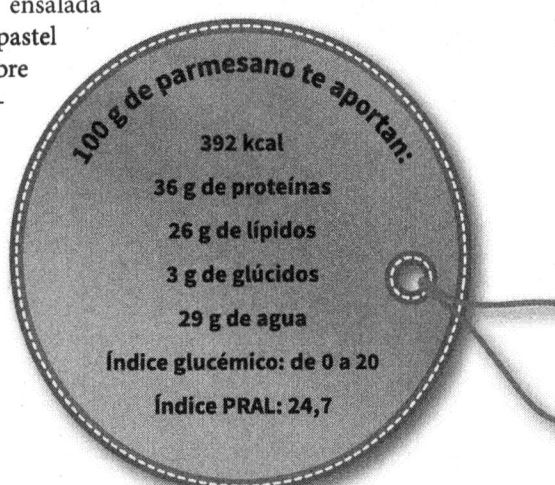

100 g de parmesano te aportan:

392 kcal

36 g de proteínas

26 g de lípidos

3 g de glúcidos

29 g de agua

Índice glucémico: de 0 a 20

Índice PRAL: 24,7

¿Cómo conservarlo?

Se guarda en el frigorífico en el cajón de las verduras. Para conservar su sabor hay que envolverlo preferentemente en una tela de algodón.

~ EL YOGUR ~

El yogur es ácido y fermentado ya que procede de la fermentación de la leche. Se presentó en Francia al rey Francisco I, que se curó de sus dolores intestinales gracias a un pote de yogur que le ofreció el sultán Solimán el Magnífico.

El yogur se fabrica a partir de la leche desnatada, semidesnatada o entera, homogeneizada (la nata se mezcla) y calentada a 90 °C unos minutos para destruir los gérmenes patógenos. Se puede añadir polvo de leche para darle una fermentación mayor. La leche entonces se calienta a 45 °C (temperatura óptima de fermentación). Después se añaden dos bacterias, *Streptococcus thermophilus* y *Lactobacillus bulgaricus*, que se reproducen por millones, transformando el azúcar de la leche en ácido láctico, lo cual provoca su coagulación y el desarrollo de los aromas. Después, se trata para que sea «firme», «cremoso» o «líquido». Las bacterias lácticas del yogur tienen un impacto favorable en las enfermedades inflamatorias y en las úlceras intestinales: es el principio de los probióticos.

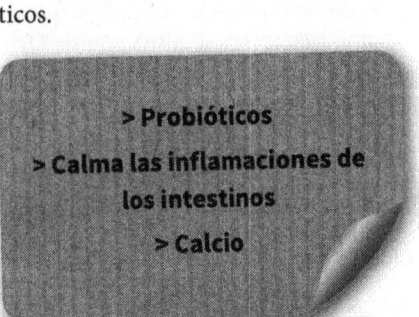

> Probióticos
> Calma las inflamaciones de los intestinos
> Calcio

LO MÁS SANO

Los beneficios de sus bacterias: las bacterias presentes sirven para digerir el azúcar de la leche (lactosa) y para disminuir las inflamaciones de los intestinos (diarreas, por ejemplo, o las producidas por el consumo de antibióticos).

Los probióticos: calificamos de probióticos y prebióticos a los yogures, kéfires y otras leches fermentadas. Son los productos fermentados que contienen microorganismos denominados «útiles» y no contienen productos lácteos, como el chucrut y otros lactofermentados.

Sus principales nutrientes: sus aportes son parecidos a los de la leche, en especial en lo que se refiere a los minerales, calcio, fósforo, cobre y zinc. Contiene también vitaminas B2, B5 y B12.

SUS BENEFICIOS NUTRICIONALES

Tomando100 g de yogur de leche entera se cubre el 10% de las necesidades diarias de proteínas. Gracias a su proceso de fermentación, el yogur contiene poca lactosa, que a veces se digiere mal. Además, tiene un aporte energético relativamente bajo.

CONSEJOS PRÁCTICOS

¿Cómo elegirlo?

Se tiene que comer lo más fresco posible, porque al envejecer pierde sus buenas bacterias lácteas tan famosas. Es mejor comprarlo natural sin azúcar y aromatizarlo uno mismo. Existen yogures deliciosos elaborados por productores locales o granjeros, y es muy fácil de hacer en casa, incluso sin yogurtera, obteniendo un producto sin conservantes, espesantes, emulsionantes, aromas artificiales, gelatina o colorantes. Si un yogur es fabricado con leche UHT o esterilizada (indicado en la etiqueta) no tiene bacterias, pues ha sido calentado después de la fermentación.

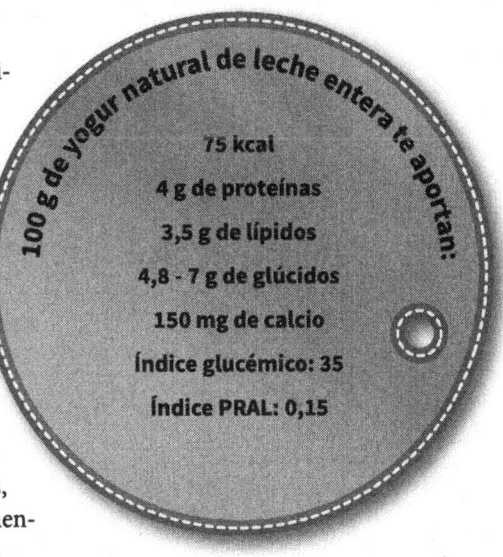

100 g de yogur natural de leche entera te aportan:

75 kcal

4 g de proteínas

3,5 g de lípidos

4,8 - 7 g de glúcidos

150 mg de calcio

Índice glucémico: 35

Índice PRAL: 0,15

¿Cómo consumirlo?

Se le puede añadir sirope de ágave, azúcar de caña, frutos oleaginosos molidos, plátano chafado. Se utiliza en la preparación de vinagretas, pasteles, dulces, salsas y para remojar trozos de verduras crudas en el aperitivo, por ejemplo.

¿Cómo conservarlo?

Se guarda en el frigorífico hasta la fecha límite de caducidad. Los de fabricación casera se han de consumir preferentemente en una semana.

Detalles sobre los estudios

Actualmente se están estudiando muchas bacterias lácteas para valorar su utilidad en la lucha contra algunas enfermedades, ya que tienen, entre otros, efectos beneficiosos sobre la digestión de la lactosa, la diarrea, la inmunidad (es en los intestinos que se fabrica), las enfermedades inflamatorias del intestino, las úlceras gástricas, el cáncer de colon (una úlcera crónica evoluciona muchas veces en cáncer).

Los estudios in vitro y en los animales han demostrado que el consumo de yogur estimula la función inmunitaria por la fabricación de anticuerpos y citosinas, protegiendo de los agentes patógenos del tubo digestivo (cuyos efectos se suelen denominar «alergias»). En un estudio clínico, se demostró que el consumo cotidiano de 200 g de yogur disminuía este tipo de alergias.

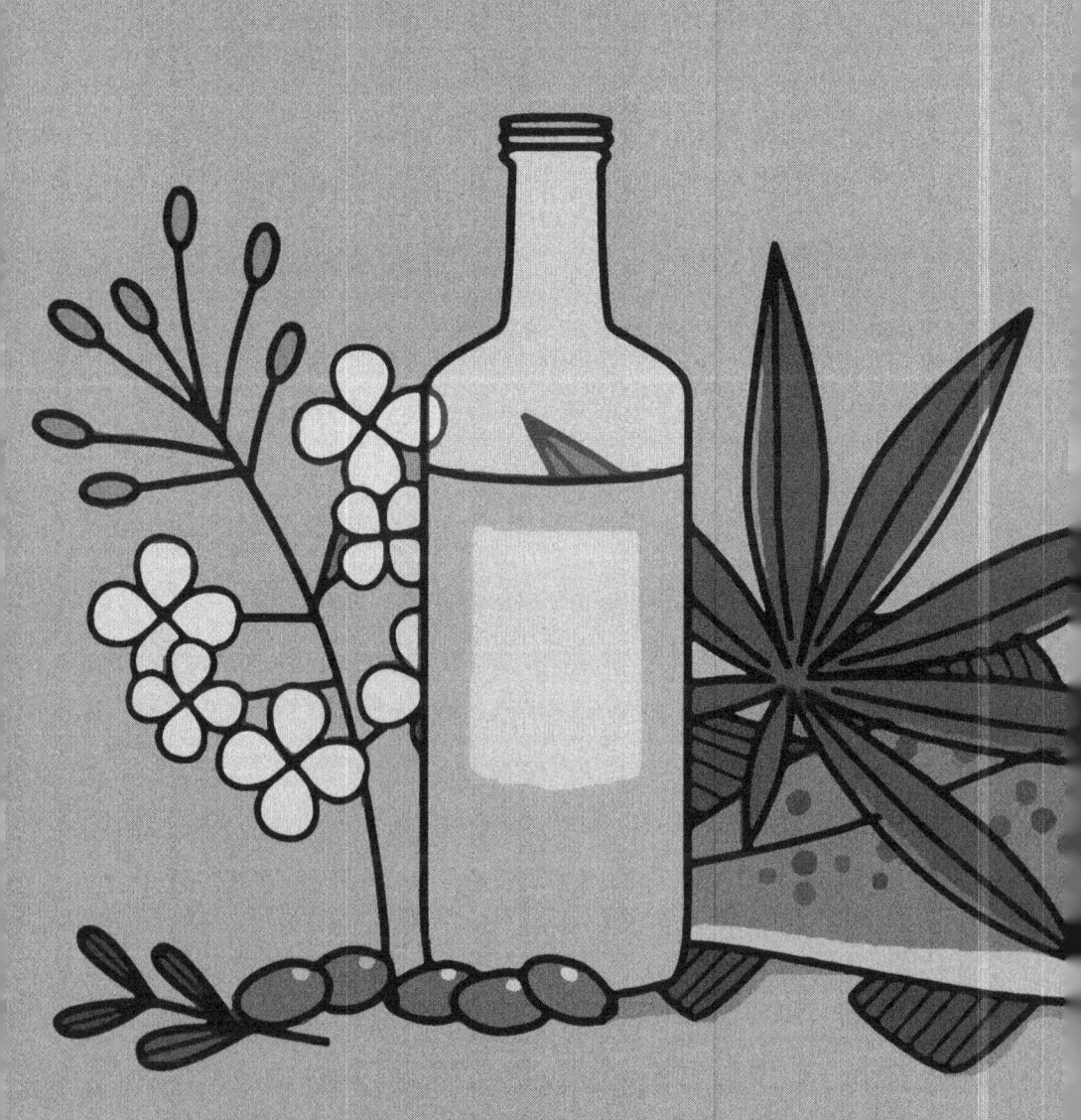

MATERIAS
~ GRASAS ~

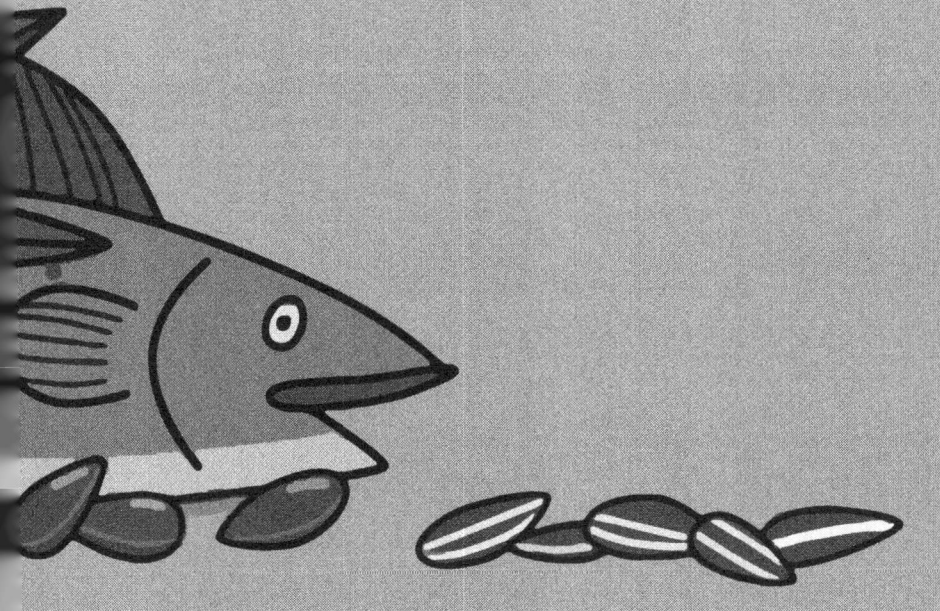

~ EL ACEITE DE ARGÁN ~

Actualmente está muy de moda utilizar en cosmética este aceite bastante caro, pero con fama de ser muy rico.

La *Argania spinosa*, que es el árbol de donde se extrae este aceite, crece en el sur de Marruecos. El aceite se obtiene a partir de la almendra que se encuentra en el núcleo de su fruto. El aceite que se usa para la alimentación deriva de las almendras tostadas, que son las que le dan su bonito color oscuro y su sabor fuerte. Los bereberes de Marruecos usan este aceite para preparar una pasta mezclándolo con almendras tostadas y miel. Se trata de una pasta reconstituyente que se come para desayunar untada en pan y con queso blanco. También la utilizan para elaborar algunos postres.

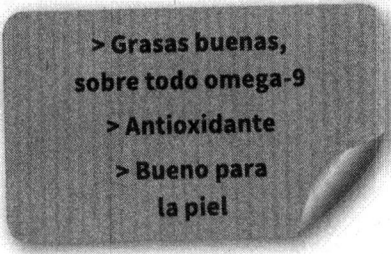

> Grasas buenas, sobre todo omega-9
> Antioxidante
> Bueno para la piel

LO MÁS SANO

Un puñado de antioxidantes: sus tocoferoles (vitamina E), polifenoles (taninos), escualenos, esteroles y carotenos lo convierten en un producto especialmente antioxidante.

Los omega: el aceite de argán rebosa de omega-9 y omega-6. Contiene una proporción elevada (80%) de ácidos grasos insaturados buenos para la salud de la piel, el cerebro y el corazón en particular.

Amigo de la belleza: combate los radicales libres y, por tanto, el envejecimiento prematuro. Es muy apreciado para la piel porque contribuye a atenuar la sequedad de la epidermis y las arrugas. Ayuda a regular el índice de colesterol, protege el sistema cardiovascular y previene la arteriosclerosis. Debido a sus virtudes regeneradoras, se utiliza también para el pelo dañado. Ayuda igualmente a luchar contra el reuma y calma los efectos de la menopausia.

Detalles sobre los estudios

Actualmente disponemos de pocos datos sobre el aceite de argán. Dos estudios marroquíes incitan, sin embargo, a considerar el beneficio real del consumo de este aceite para la salud. Estos estudios indican que los consumidores habituales del aceite de argán han conseguido reducir su índice de colesterol malo y enriquecer su sangre de vitamina E. Por el momento, algunos estudios han demostrado otros efectos interesantes en células testadas in vitro y en ratones.

¿Y el cáncer?: el aceite de argán es rico en antioxidantes, pero también en gamma tocoferol, una forma natural de vitamina E que le confiere la propiedad de detener la proliferación de células cancerosas. El aceite de argán también podría actuar en la prevención del cáncer de próstata.

SUS BENEFICIOS NUTRICIONALES

Aunque este aceite contiene muchas grasas insaturadas, las mejores son las omega-3, que no tiene. Las omega-6, grasas buenas, afectan a las omega-3 presentes en las células y su proporción en el aceite de argán es del 37%, lo cual es mucho; las omega-9 representan el 46%, una proporción muy inferior a la del aceite de cacahuete (55%), colza (60%), oliva (73%) y avellana (80%).

CONSEJOS PRÁCTICOS

¿Cómo elegirlo?

Hay que verificar la procedencia y la composición del aceite de argán antes de comprarlo para evitar falsificaciones, que son muchas debido a su precio y a su popularidad. Es preferible comprar el aceite biológico de primera prensada en frío. Su precio se debe a que para elaborar un litro de aceite se necesitan 38 kg de frutos. Su gusto, muy parecido al de la avellana, pero quizás un poco más fuerte, varía en función de su procedencia y de su fabricación. La botella es siempre una obra de arte.

¿Cómo consumirlo?

Combina bien con el tajín y el cuscús; y se añade en crudo una vez cocinados los platos. Tampoco podemos olvidarnos de las ensaladas, los pimientos y los tomates a la parrilla, y también al natural sobre el pan o con un carpacho de buey. Es mejor comerlo crudo que frito.

¿Cómo conservarlo?

Se tiene que guardar en un lugar fresco donde no le dé la luz para evitar su oxidación; si es artesanal dura unos 3 meses una vez abierto y, si no, mucho más tiempo.

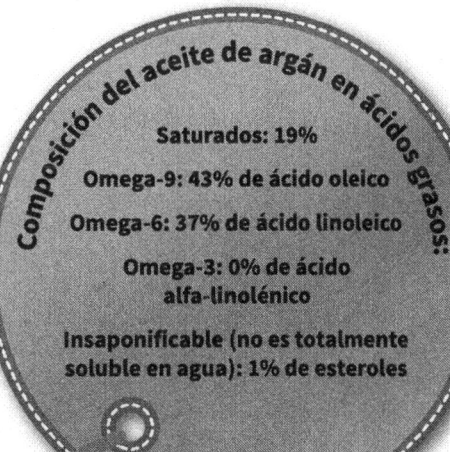

Composición del aceite de argán en ácidos grasos:

Saturados: 19%

Omega-9: 43% de ácido oleico

Omega-6: 37% de ácido linoleico

Omega-3: 0% de ácido alfa-linolénico

Insaponificable (no es totalmente soluble en agua): 1% de esteroles

EL CACAHUETE Y
~ EL ACEITE DE CACAHUETE ~

El cacahuete y el maní son el mismo fruto. El cacahuete suele ser muy apreciado como aperitivo. Sirve también para fabricar mantequilla y aceite de cacahuete.

> Nutritivo, energético

> Proteínas, grasas buenas, vitaminas y minerales

La planta del cacahuete, como la patata, esconde sus frutos bajo tierra, por ello hay quien llama al cacahuete «pistacho de tierra». Contrariamente a su leyenda, el cacahuete no engorda y aporta una cantidad muy importante de buenos nutrientes. Desde que se ha sabido esto, ha pasado a considerarse un alimento maravilloso. Pero cuidado porque hay mucha gente alérgica a los cacahuetes.

LO MÁS SANO

Proteico: el cacahuete es una leguminosa y no una nuez. Contiene como mínimo un 23% de proteínas, de las cuales cerca de un 7% de nitrógeno básico entra en la fabricación del ADN. Este porcentaje es muy elevado para una proteína vegetal. En cantidades iguales, el cacahuete contiene más proteínas que la carne. Además, sorprendentemente para una leguminosa, contiene más lípidos que glúcidos.

Las virtudes ignoradas: se utiliza en caso de fatiga y estrés. La medicina china lo emplea para combatir enfermedades pulmonares y para detener hemorragias.

Bueno para el corazón: contiene grasas buenas, minerales, oligoelementos, vitaminas, fitoesteroles y resveratrol, saludables también para combatir el cáncer.

Y para la vesícula biliar: el cacahuete ayuda a la vesícula biliar gracias a sus grasas buenas, su magnesio, sus fibras y sus fitoesteroles.

El aceite de cacahuete: este aceite de mesa barato se utiliza exclusivamente para freír. Es uno de los aceites comerciales más desnaturalizado que existe y, por lo tanto, no tiene otro interés nutritivo que para cocinar. Además, el punto crítico de

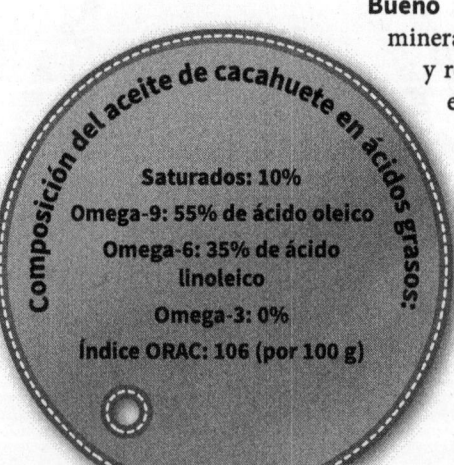

Composición del aceite de cacahuete en ácidos grasos:

Saturados: 10%

Omega-9: 55% de ácido oleico

Omega-6: 35% de ácido linoleico

Omega-3: 0%

Índice ORAC: 106 (por 100 g)

cocción no ha de superar los 220 °C, lejos de los 170°-180 °C de los aceites de freír.

SUS BENEFICIOS NUTRICIONALES

El cacahuete se utiliza mucho en la gastronomía de América Central. Tomando 100 g de cacahuetes se cubre el 50% de las necesidades diarias de proteínas. El cacahuete contiene mucho zinc, manganeso, cobre, fósforo, magnesio, potasio, hierro, selenio y calcio. Pero también vitaminas B1, B3, B5, B6, B9, E y fibra.

CONSEJOS PRÁCTICOS

100 g de cacahuetes salados te aportan:
585 kcal
23-29 g de proteínas
49-51 g de lípidos
4,5-21 g de glúcidos
8-11 g de fibras
0,3 g de sodio
Índice glucémico: 15
Índice PRAL: 5,7
Índice ORAC: 3.166
(cacahuetes no salados)

¿Cómo elegirlos?

Mejor elegir los cacahuetes enteros con su cáscara para que no tengan tanta sal. Antes de comprar mantequilla de cacahuete, hay que mirar bien la composición para evitar las que tienen azúcares y aceites de mala calidad.

¿Cómo consumirlos?

Los cacahuetes pueden añadirse a las ensaladas mixtas, combinarlos con verduras (triturados en un pisto) o comerlos con nata.

¿Cómo conservarlos?

La mantequilla de cacahuete se conserva dos meses en el frigorífico.

Detalles sobre los estudios

Un estudio clínico sobre el consumo regular de cacahuetes ha demostrado que resulta beneficioso para la salud cardiovascular y que mejora la concentración en la sangre de magnesio, cobre, vitaminas B9 y E, además de arginina. Se sabe también que las materias grasas de los cacahuetes son sobre todo grasas buenas (monoinsaturadas y poliinsaturadas) favorables para la salud cardiovascular. No contienen más que el 10% de grasas saturadas, lo cual es muy poco. Además, el cacahuete posee fitoesteroles, de una estructura similar al colesterol animal, pero se ha comprobado que son beneficiosos para la salud cardiovascular.

Estudios epidemiológicos destacan la relación entre el consumo regular de cacahuetes y la reducción de cálculos y del número de intervenciones para extraer la vesícula biliar.

Un estudio más general ha comprobado que el consumo de mantequilla de cacahuete reduce el riesgo de contraer diabetes tipo 2 y cáncer de colon.

~ EL ACEITE DE CÁÑAMO ~

Después del aceite de lino, es el aceite más interesante. Se puede consumir sin moderación por su gran contenido en omega-3, que reequilibra el exceso de otras grasas de nuestra alimentación cotidiana.

El cáñamo y la marihuana pertenecen a la familia de las cannabáceas, pero las variedades utilizadas para el aceite son muy pobres en THC, la sustancia activa del cannabis. El grano de cáñamo es apreciado por su riqueza y por la calidad de sus proteínas, así como por su proporción de vitamina B1, hierro y calcio, pero también por sus glúcidos y fibras. Además, no contiene gluten. El aceite es reconocido por su concentración de ácidos grasos esenciales, entre ellos el omega-3 (20%). Las grasas saturadas no representan más que el 10%, lo cual está bien.

> > Ácidos grasos esenciales: buena proporción de omega-3 y de omega-6
> > Proteínas vegetales
> > Buena digestión

LO MÁS SANO

El grano: las proteínas de los granos de cáñamo son de mejor calidad que la mayoría de los otros granos. Contienen cantidades importantes de aminoácidos azufrados (metionina y cistina), pero también arginina, un aminoácido que favorece la buena salud cardiovascular.

El beneficioso omega-3: la gran mayoría de los alimentos modernos aporta demasiados ácidos grasos saturados o demasiado omega-6 y muy poco omega-3. Este desequilibrio, que ronda una proporción de 10-30 omega-6 por un omega-3, provoca condiciones favorables para los problemas cardiovasculares e inflamatorios. En los granos del cáñamo, la proporción de omega-6/omega-3 es de 2/3, por lo que está mucho más cerca de la proporción ideal que es de 1/1. El aceite de cáñamo, cuya proporción de omega-6/omega-3 es de 3/1, aumenta la fluidez de la sangre, evitando así la formación

Detalles sobre los estudios

No se trata de desterrar las grasas con el pretexto de que engordan. Su función es primordial para nuestra salud: son indispensables para el funcionamiento de nuestras células, aportan energía al organismo, aseguran una protección contra el frío...

Composición del aceite de cáñamo en ácidos grasos:

Saturados: 10%, de ellos un 6% es ácido palmítico y un 3% ácido esteárico

Omega-0: 12% de ácido oleico

Omega-6: 58%, de ellos un 55% es ácido gama-linolénico y un 1% es ácido araquidónico

Omega-3: 20% de ácido alfa-linolénico

de coágulos y las complicaciones que derivan de ello. El aceite también se utiliza para problemas de la piel, en especial para la sequedad, el envejecimiento y las arrugas.

¡Viva la mayonesa!: para asimilar mejor el omega-3 y el omega-6 de los aceites vegetales, hay que emulsionarlos con los alimentos ricos en proteínas como la yema de huevo: éste es el principio de la mayonesa…

SUS BENEFICIOS NUTRICIONALES

Los granos de cáñamo no son inhibidores de la tripsina, una enzima que digiere las proteínas, por lo que las proteínas del cáñamo son bien digeridas por el organismo, algo que no ocurre con los granos de soja.

CONSEJOS PRÁCTICOS

¿Cómo elegirlo?

Es mejor elegir aceites biológicos de primera presión en frío y en pequeñas cantidades.

¿Cómo consumirlo?

Su gusto a avellana encaja muchas veces mejor con la alimentación diaria que el aceite de lino, con un gusto más delicado.

Se utiliza fácilmente en las vinagretas o para aderezar los carpachos. Es conveniente emplearlo únicamente en crudo, porque la cocción destruye el omega-3. Lo mismo ocurre con el aceite de nuez, también recomendado por sus omega-3 y por su delicioso sabor. Los granos de cáñamo, muy crujientes, complementan muy bien las ensaladas variadas y las ensaladas de frutas. También se pueden moler en el último momento para añadirlos a los potajes, pestos e incluso a las crepes.

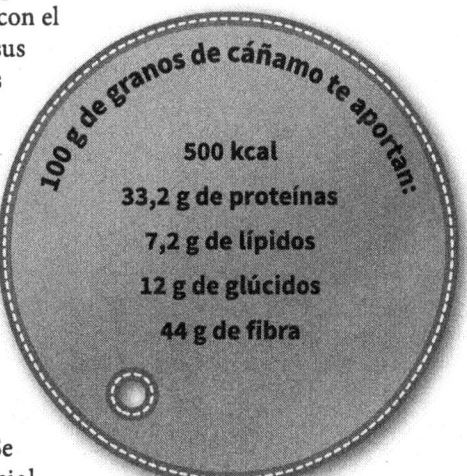

100 g de granos de cáñamo te aportan:

500 kcal

33,2 g de proteínas

7,2 g de lípidos

12 g de glúcidos

44 g de fibra

¿Cómo conservarlo?

El aceite y los granos se conservan en un lugar fresco. Una vez abierto, el aceite se tendrá que poner en el frigorífico y consumirse antes de 6 meses como máximo. Se puede añadir una gota de algún aceite esencial, de limón por ejemplo, para retrasar su oxidación.

~ EL ACEITE DE LINAZA ~

Hipócrates o Plinio el Viejo ya recomendaban vivamente el aceite de lino (y el lino en todas sus formas), que está presente desde hace tiempo en nuestra alimentación.

El lino ha dado su nombre a los prefijos de los célebres: ácido linoleico (omega-6) y ácido alfa-linoleico (omega-3). ¡Imagínate si es importante para nuestro organismo! El grano, además de tener grasas buenas, es rico en fibras y en fitoestrógenos antioxidantes. Contiene también minerales como el cobre, hierro, calcio, fósforo y magnesio, pero también yodo y vitaminas E y K. No obstante, destaca sobre todo por su poder laxante y por que facilita la digestión.

> **> Mucho omega-3 y...**
>
> **> ... no demasiado omega-6:**
> **¡una muy buena proporción!**

El aceite de linaza es uno de los más ricos en omega-3 puesto que el 50% es ácido alfa-linolénico. Tiene una proporción excepcional de omega-3/omega-6: 18/50.

LO MÁS SANO

Los beneficios del aceite: combate los problemas de la piel: acné, eccemas, deshidratación, psoriasis, sabañones, quemaduras y picores. Cura las mucosas y las úlceras, fortalece el sistema inmunitario y ayuda a combatir ciertas enfermedades autoinmunes como la esclerosis en placas. El aceite de lino participa también en la regulación del sistema hormonal y ayuda a aliviar los problemas de la menopausia, así como los relacionados con la diabetes, los problemas hepáticos, la artritis reumatoide, las enfermedades cardíacas, el estreñimiento, los tumores y algunos cánceres, especialmente hormonales (mama, próstata). También ayuda a combatir el estrés, la depresión y el insomnio.

Una asociación perfecta: el aceite de lino, con una buena proporción de omega-3/omega-6, y el aceite de oliva, rico en omega-9.

¿Hay que consumir los granos de lino o el aceite de lino?: el aceite se oxida rápidamente y su calidad es variable. No contiene ni fitoestrógenos ni fibra, a diferencia de los granos. En cambio, el ácido alfa-linolénico (omega-3) es mucho más abundante (50%).

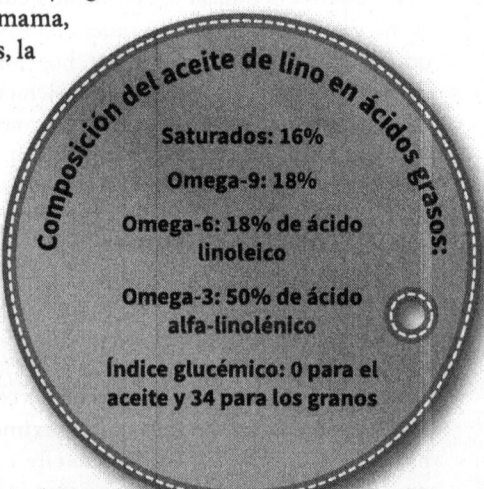

Composición del aceite de lino en ácidos grasos:

Saturados: 16%

Omega-9: 18%

Omega-6: 18% de ácido linoleico

Omega-3: 50% de ácido alfa-linolénico

Índice glucémico: 0 para el aceite y 34 para los granos

SUS BENEFICIOS NUTRICIONALES

Encontramos la misma cantidad de ácido alfa-linolénico (un ácido graso esencial que pertenece a la familia de los omega-3) en una cucharada de café de aceite de lino que en cuatro gramos de lino triturados.

CONSEJOS PRÁCTICOS

¿Cómo elegirlo?

El gusto del aceite de lino no es del agrado de todos. Hay que comprarlo de muy buena calidad y de primera presión en frío, biológico y de fabricación reciente. Es importante también verificar su procedencia y sobre todo no consumirlo si tiene un gusto rancio. Sus granos se encuentran fácilmente en las tiendas de productos biológicos.

¿Cómo consumirlo?

En la cocina, el aceite de lino se utiliza siempre en frío, jamás caliente. Se puede emplear para condimentar las verduras. Existen en el mercado unas cápsulas de aceite de lino muy beneficiosas. Los granos se pueden moler en un molinillo de café o en una batidora, pero con cuidado de no convertirlo en pasta porque anularíamos una parte de sus beneficios. También se pueden comer crudos con alimentos dulces o salados: cereales, verduras cocidas o crudas, yogures o ensaladas de frutas.

¿Cómo conservarlo?

Una vez abierta la botella, el aceite de lino no se conserva más de dos semanas y siempre en el frigorífico. Se puede añadir una gota de aceite esencial (de limón, por ejemplo) para conservarlo mejor. Los granos deben guardarse en un lugar fresco y mejor dentro de un recipiente hermético, de esta forma se pueden conservar varios meses (su cáscara les protege de la oxidación).

Detalles sobre los estudios

La Comisión E (Alemania) y la ESCOP (Europa), dos organismos de evaluación de plantas, reconocen el interés de los granos de lino en caso de estreñimiento, síndrome del intestino irritable, inflamaciones intestinales, divertículos y gastritis. Los investigadores están particularmente interesados en los aceites vegetales ricos en ácido alfa-linolénico: el de lino, el de soja y el de colza. Un estudio que ha durado diez años y se ha realizado sobre cuatro mil enfermos de corazón ha permitido constatar un descenso importante de riesgo de infarto cuando se consumen estos aceites.

Podemos resumir así las recomendaciones, a veces contradictorias, de los expertos: hay que consumir aceite de oliva, de lino y pescados de mares fríos para obtener las raciones óptimas.

EL ACEITE DE HÍGADO
~ DE BACALAO ~

No es del todo un aceite de mesa, pero rebosa de vitaminas A, D y E, y de ácidos omega-3 y omega-9.

No tiene demasiada buena reputación en cuanto a su gusto: a muchos niños se lo dan para beber por la cantidad de vitaminas que posee. No contiene ácido alfa-linolénico, un omega-3 esencial que no puede ser fabricado por el organismo, pero sí aporta otros ácidos omega-3 no esenciales como los EPA y los DHA.

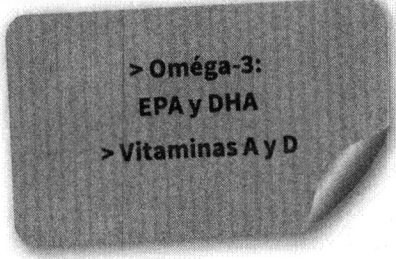

> Oméga-3:
EPA y DHA
> Vitaminas A y D

LO MÁS SANO

Sus vitaminas A y D: el aceite de hígado de bacalao es útil en caso de carencia de vitamina A o D, también en caso de osteoporosis o fractura y durante el crecimiento. Contribuye también al desarrollo intelectual de los niños, combate el raquitismo y los problemas de desarrollo óseo o de fijación del calcio. Está presente en los pescados grasos y se puede consumir en invierno cuando el sol es escaso y se sintetiza menos la vitamina D por la piel (el sol aporta el 90% de esta famosa vitamina si uno expone sus manos, sus brazos y su rostro al sol 15 minutos, tres veces por semana). Esta vitamina es especialmente útil en caso de cáncer, diabetes o enfermedades cardiovasculares. Es vital para la salud de los huesos, ya que ayuda a la absorción del calcio. La vitamina A se presenta en el organismo bajo la forma de retinol, que no se encuentra más

Detalles sobre los estudios

Algunos investigadores afirman que el aceite de hígado de bacalao aumenta demasiado las vitaminas A y D presentes en nuestro organismo y que en dosis elevadas son nocivas.

El aceite de hígado de bacalao puede contribuir a disminuir la depresión según una encuesta realizada a unos 22.000 noruegos de más de 40 años.

Investigadores escoceses afirman que el aceite de hígado de bacalao ha ayudado al 30% de los pacientes artríticos a reducir sus medicamentos antiinflamatorios en un 40%.

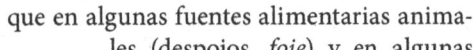

que en algunas fuentes alimentarias animales (despojos, *foie*) y en algunas fuentes vegetales que contienen betacaroteno (zanahoria) que puede ser transformado por el organismo en vitamina A. Desempeña un papel importante en la visión, sobre todo en la adaptación del ojo a la oscuridad y favorece la absorción del hierro.

El ácido docosahexaenoico (DHA): es un ácido omega-3 muy importante para el cerebro, la retina y los espermatozoides. Se le denomina también «ácido cerebral» porque es uno de los principales constituyentes del cerebro y de las neuronas. Se encuentra en los siguientes pescados (por orden descendente): bacalao, atún, salmón, caballa, sardina, arenque, anguila, trucha y fletán.

SUS BENEFICIOS NUTRICIONALES

Se recomienda especialmente en otoño e invierno para reforzar el organismo y ayudarle a resistir el frío.

CONSEJOS PRÁCTICOS

¿Cómo elegirlo?

Se encuentra en las tiendas dietéticas. Actualmente se le añaden aromas para que el sabor guste más a los niños.

¿Cómo consumirlo?

No es un aceite de mesa. Algunas cápsulas o cucharadas de aceite con el gusto «mejorado» pueden ayudar al crecimiento de los niños y a resistir mejor el frío en invierno.

¿Cómo conservarlo?

Como es rico en omega-3, que es un ácido que se oxida, conviene consumirlo rápidamente y conservarlo en el frigorífico.

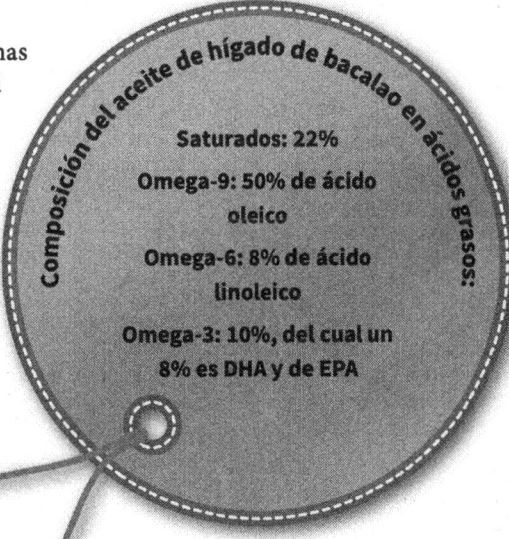

Composición del aceite de hígado de bacalao en ácidos grasos:

Saturados: 22%

Omega-9: 50% de ácido oleico

Omega-6: 8% de ácido linoleico

Omega-3: 10%, del cual un 8% es DHA y de EPA

~ EL ACEITE DE OLIVA ~

El aceite de oliva, nutritivo y beneficioso, está catalogado como uno de los alimentos más sanos por excelencia. El 70% de las familias lo consume diariamente en Francia.

> > Omega-9: regulador del colesterol
> > Rehabilita el hígado
> > Bueno para el corazón, etc.

Las olivas negras son olivas verdes que se recogen cuando están maduras. Contienen más lípidos que las verdes. Combinan muy bien en ensaladas y verduras cocidas. La oliva negra contiene tres o cuatro veces más compuestos fenólicos antioxidantes que las verdes. Estos compuestos disminuyen el estrés oxidativo de las células.

El aceite de oliva es el que más omega-9 aporta. Pertenece a los ácidos grasos «buenos» que son los constituyentes esenciales de nuestro organismo. Se fabrica a partir de las olivas negras y se puede consumir regularmente porque se digiere muy bien. Sin embargo, como apenas contiene un 1% de ácido alfa-linolénico (omega-3), hay que añadirle aceite de lino, cáñamo, nueces o colza, aunque su 73% de omega-9 sea de por sí bastante interesante.

LO MÁS SANO

Múltiples beneficios: rico en antioxidantes que combaten el envejecimiento celular, el aceite de oliva aumenta la secreción de la bilis, es purgativo y regula el tránsito intestinal. Pero además es sedativo, tranquilizante, calmante y refrescante. Da vigor a la piel y al cabello seco y estropeado.

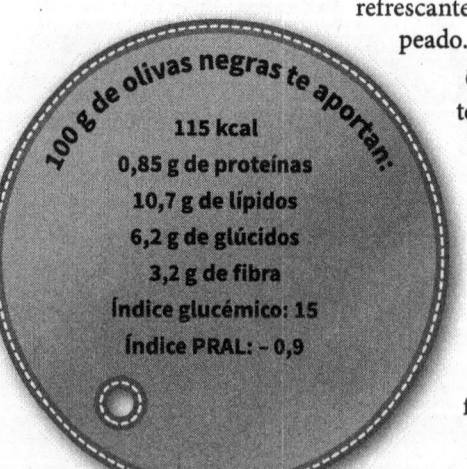

100 g de olivas negras te aportan:

115 kcal
0,85 g de proteínas
10,7 g de lípidos
6,2 g de glúcidos
3,2 g de fibra
Índice glucémico: 15
Índice PRAL: – 0,9

Combate el colesterol: es uno de los aceites que rehabilita y tonifica mejor el hígado, el órgano predilecto en el metabolismo del colesterol. El consumo de omega-9 está asociado a una disminución del riesgo de problemas cardiovasculares (al mejorar la flexibilidad de las arterias), del colesterol total y del malo, sobre todo si se evitan al mismo tiempo las grasas saturadas.

Vitaminado: el aceite de oliva es una fuente de vitaminas E y K.

SUS BENEFICIOS NUTRICIONALES

El aceite de oliva es neutro en términos de acidez o alcalinidad. Pero atención, tonificar el hígado desemboca en una alcalinización mayor. Los mediterráneos que utilizan normalmente el aceite de oliva consumen entre cuatro y cinco cucharadas soperas al día.

Composición del aceite de oliva en ácidos grasos:

Saturados: 13%

Omega-9: 73%, de ellos un 72% es ácido linoleico

Omega-3: 1%, del cual un 0,6% es ácido alfalinolénico

Omega-3: 1%, de ellos un 0,6% es ácido alfa-linolénico

Índice glucémico: 0

Índice ORAC: 372

Índice PRAL: 0

CONSEJOS PRÁCTICOS

¿Cómo elegirlo?

Es bueno seleccionar al productor. El aceite **debe** ser biológico, virgen extra y de primera presión en frío. Su origen tiene que estar indicado en la etiqueta.

¿Cómo consumirlo?

El aceite de oliva se come sobre todo crudo, en los crudités, las verduras cocidas o los cereales. También se puede freír (pero no es conveniente). En la elaboración de los pasteles y galletas, se puede sustituir la mantequilla por aceite de oliva. En los fritos, mejor optar por un aceite de oliva refinado que soporta una temperatura de calentamiento máxima de 210 °C, o un aceite de cacahuete refinado, cuya temperatura máxima es de 220 °C.

¿Cómo conservarlo?

Se conserva en un lugar protegido de la luz, en un envase opaco y a temperatura ambiente.

Detalles sobre los estudios

Los aceites biológicos son siempre preferibles a los no biológicos. Los aceites biológicos de oliva virgen extra de primera prensada en frío son los buenos aceites alimentarios.

Hay estudios que demuestran una reducción del riesgo de infarto y de la mortalidad por enfermedades coronarias en personas habituadas a la dieta mediterránea, incluyendo el aceite de oliva. Otros investigadores de Lyon, sirvieron a sus pacientes una dieta cretense a base de aceites de oliva y de nuez combinados con la verdolaga. El riesgo de infarto de estos pacientes se redujo un 70%. ¡Es mucho!

Algunos estudios establecen un vínculo entre el aporte de ácidos grasos monoinsaturados procedentes, entre otros, del aceite de oliva y la prevención del cáncer de colon y de mama. Científicos americanos han descubierto también que el aceite de oliva debilita un gen que transforma las células normales en células tumorales.

~ EL ACEITE DE SOJA ~

E l aceite de soja, fabricado a partir del prensado de las semillas de la soja, es el segundo aceite más consumido en el mundo después del aceite de palma.

Los granos jóvenes que están en las vainas ligeramente peludas son ricos en proteínas y en glúcidos.

LO MÁS SANO

Sus omega-3: su interés está en su contenido de ácidos grasos esenciales, sobre todo el ácido alfa-linolénico (ALA) que pertenece a la familia de los omega-3. Los otros omega-3, en especial, el ácido eicosapentaenico (EPA) y el ácido docosahexaenoico (DHA), son fabricados por nuestro organismo a partir de este ácido alfa-linolénico. Las vitaminas y los minerales transforman estos dos ácidos grasos indispensables en otros ácidos grasos.

> Omega-3: esenciales
> Anticolesterol
> Bueno para la piel

Vitaminas y otros componentes: el aceite de soja contiene vitaminas A, D, E y lecitina, esencial para el buen funcionamiento del cerebro, del sistema cardiovascular y del sistema nervioso, y contribuye a reducir el colesterol.

Beneficioso para la piel: la composición del aceite de soja hace que sea beneficioso para la piel que lo absorbe bien: la suaviza, la protege, mejora su aspecto y reduce los eccemas. Además se utiliza en la fabricación de los aceites de masaje y de muchos cosméticos.

Uso externo: el aceite de soja se puede aplicar sobre el cabello seco o castigado para fortalecerlo.

SUS BENEFICIOS NUTRICIONALES

El aporte de vitamina E que protege los glóbulos rojos se ve reforzado por la acción antioxidante de las lecitinas.

CONSEJOS PRÁCTICOS

¿Cómo elegirlo?

Escoge un aceite de calidad. Las industrias agroalimentarias intentan extraer el máximo aceite posible de los granos. Por esto, lo calientan y le añaden productos químicos. Por desgracia, lo que consiguen con esto es que los ácidos grasos esenciales se conviertan en «trans», que tienen las mismas pro-

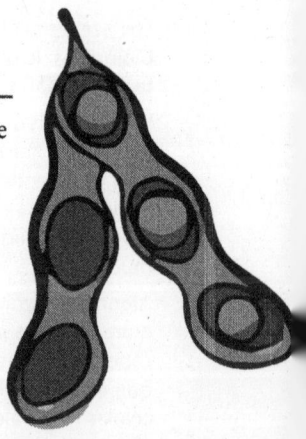

Detalles sobre los estudios

Para asimilar mejor los omega de los aceites vegetales, hay que mezclarlos con alimentos ricos en proteínas: queso blanco, yema de huevo…, ¡como la mayonesa!

Algunos aceites son demasiado ricos en omega-6: girasol (64%), nuez (64%), cáñamo (58%), niguela (58%), soja (55%), cacahuete (35%), colza (22%). Otros tienen un buen nivel de omega-3: cáñamo, nuez, colza y soja.

Según un estudio realizado en 2008, el consumo regular de aceite de soja tiene un efecto beneficioso sobre el cáncer de mama. Otro estudio ha demostrado que reduce el riesgo de crisis cardíacas.

Estos datos se tienen que acabar de comprobar, porque algunos se contradicen. Los aceites ricos en ácidos grasos polisaturados se oxidan y se ponen rancios más rápidamente, con lo que pasan a tener más radicales libres que crean desgaste arterial, cáncer, inflamaciones y envejecimiento prematuro de las células y de los tejidos. Los aceites ricos en ácidos grasos poliinsaturados no deben calentarse.

En la medicina tradicional china, el aceite en general sirve para reforzar el *yin* (estructura).

piedades que los saturados. Por esto es mejor elegir siempre un aceite que no haya sido calentado y no contenga aditivos químicos. Ha de ser biológico y de primera presión en frío.

¿Cómo consumirlo?

Se consume crudo y no frito porque así se conservan mejor sus omega-3 y también porque al calentarlo adquiere un olor desagradable. En crudo, su gusto, es relativamente neutro, lo que le permite ser un buen condimento para los crudités, las verduras **cocidas**, los cereales…

¿Cómo conservarlo?

Hay que conservarlo en el frigorífico y consumirlo lo más rápidamente posible una vez abierto. Los granos jóvenes, que se encuentran en las vainas ligeramente peludas, son ricos en proteínas y en glúcidos.

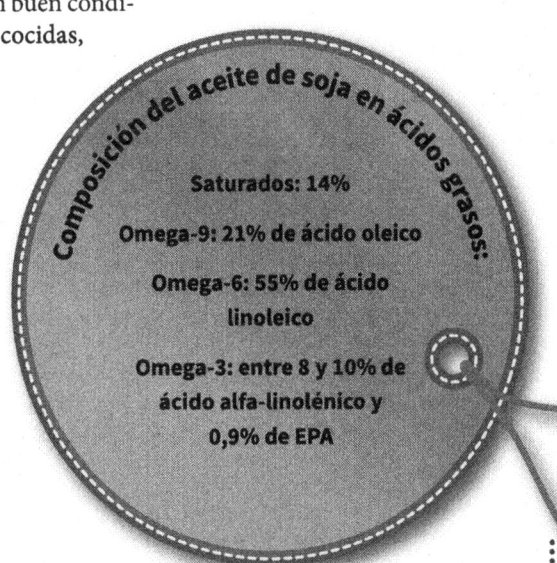

Composición del aceite de soja en ácidos grasos:

Saturados: 14%

Omega-9: 21% de ácido oleico

Omega-6: 55% de ácido linoleico

Omega-3: entre 8 y 10% de ácido alfa-linolénico y 0,9% de EPA

~ EL ACEITE DE GIRASOL ~

El aceite de girasol es el tercer aceite más consumido en Francia después del de colza y del de soja.

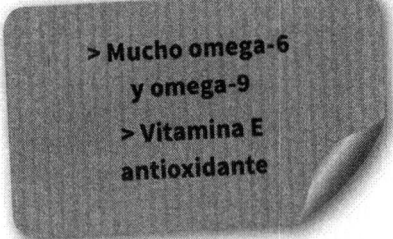

> Mucho omega-6
> y omega-9
> Vitamina E
> antioxidante

¿La razón de su éxito? Esta planta, cuya maravillosa flor está siempre mirando al sol, tiene un poder de seducción indiscutible que ha sido fomentado por un *marketing* muy poderoso. Sus ácidos grasos esenciales son muy desequilibrados: 64% de omega-6, 24% de omega-9, 0,2% de omega-3 (casi nulo), 12% de ácidos grasos saturados. No contiene ácido alfa-linolénico, por lo que es inútil para cubrir las carencias de omega-3, su concentración de omega-6 es además desmesurada. Sin embargo, es un aceite que se vende y se utiliza mucho, pero no es un aceite de mesa recomendable.

LO MÁS SANO

El ácido linoleico: es el único ácido graso esencial de los omega-6. A partir de él, el organismo puede fabricar otros ácidos grasos. Se encuentra en los aceites de alimentación habituales.

Antioxidante: el aceite y los granos son ricos en vitamina E, un antioxidante importante. El contenido de esta vitamina varía de un aceite a otro en función de sus granos, lugar, condiciones de cultivo, extracción, almacenamiento… En general, cuanto más elevado sea el contenido de ácidos grasos poliinsaturados de los aceites, más vitamina E contienen.

Detalles sobre los estudios

El ácido linoleico omega-6 está omnipresente en nuestra alimentación moderna y el aceite de girasol es un gran proveedor: 60 ml contienen 12 g. Esta grasa poliinsaturada disminuye el colesterol, especialmente el malo LDL, con una protección cardiovascular asociada, pero un exceso de ácido linoleico oxida el colesterol LDL, lo cual es un factor de riesgo de arterioesclerosis. Los ácidos grasos monoinsaturados omega-9 hacen bajar el índice de colesterol total y del malo, sobre todo si se eligen como sustitutos de las grasas saturadas.

Se ha comprobado que añadiendo aceite de girasol en la alimentación de las ratas ha aumentado la capacidad antioxidante en su sangre. Un estudio ha demostrado que la capacidad antioxidante del aceite de girasol es parecida a la del aceite de oliva virgen y cinco veces superior a la del aceite de oliva tradicional.

Información general: el aceite de girasol nutre la piel, la hace más flexible, es útil contra el colesterol malo (fitoesteroles), la esterilidad y la impotencia, protege el sistema nervioso y actúa contra el dolor de cabeza y la hipertensión.

El grano germinado: es muy fácil hacer germinar el grano de girasol, incluso para los que se inician en ello. Hay que quitar la cascarilla externa (tegumento), ya que no es digestiva. Los granos germinados no se conservan demasiado tiempo, por lo que hay que consumirlos enseguida. Estos granos germinados aportan vitaminas y minerales en abundancia, los mismos que el aceite, así como una gran cantidad de proteínas.

SUS BENEFICIOS NUTRICIONALES

El aceite de girasol, de un amarillo muy bonito, tiene un sabor neutro, por lo que puede sustituir fácilmente a la mantequilla de origen animal para aportar más minerales y vitaminas.

CONSEJOS PRÁCTICOS

¿Cómo elegirlo?

Es preferible comprar un aceite de girasol virgen de primera presión en frío, biológico.

¿Cómo consumirlo?

Se puede utilizar para condimentar los platos fríos. Es mejor no calentarlo. También se emplea como aceite de masaje. Los granos germinados quedan muy bien en las ensaladas mixtas, pero también se pueden comer solos, por ejemplo, como aperitivo.

¿Cómo conservarlo?

Una vez abierto, es recomendable guardar el aceite en el frigorífico.

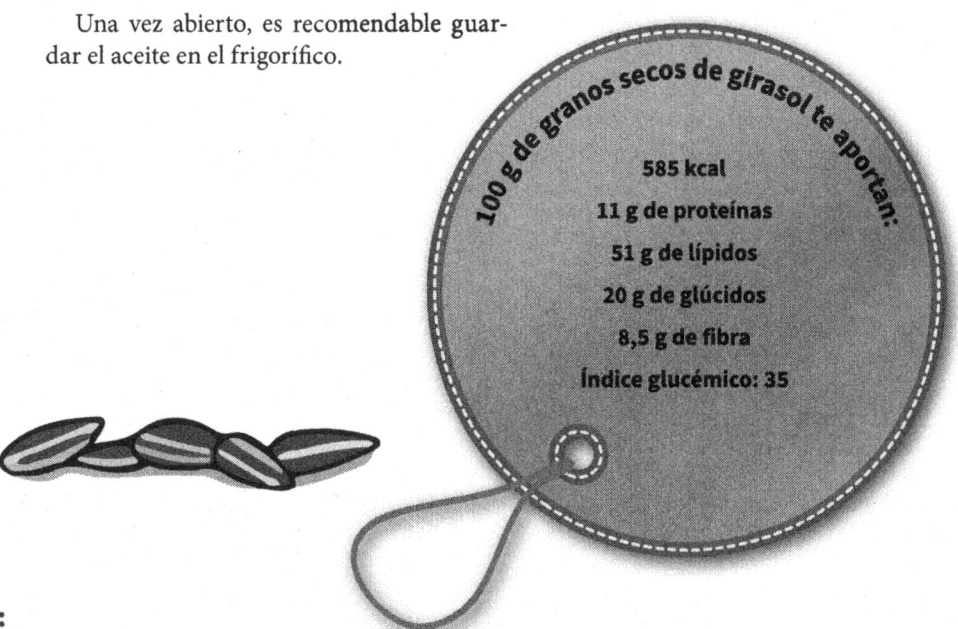

100 g de granos secos de girasol te aportan:

585 kcal

11 g de proteínas

51 g de lípidos

20 g de glúcidos

8,5 g de fibra

Índice glucémico: 35

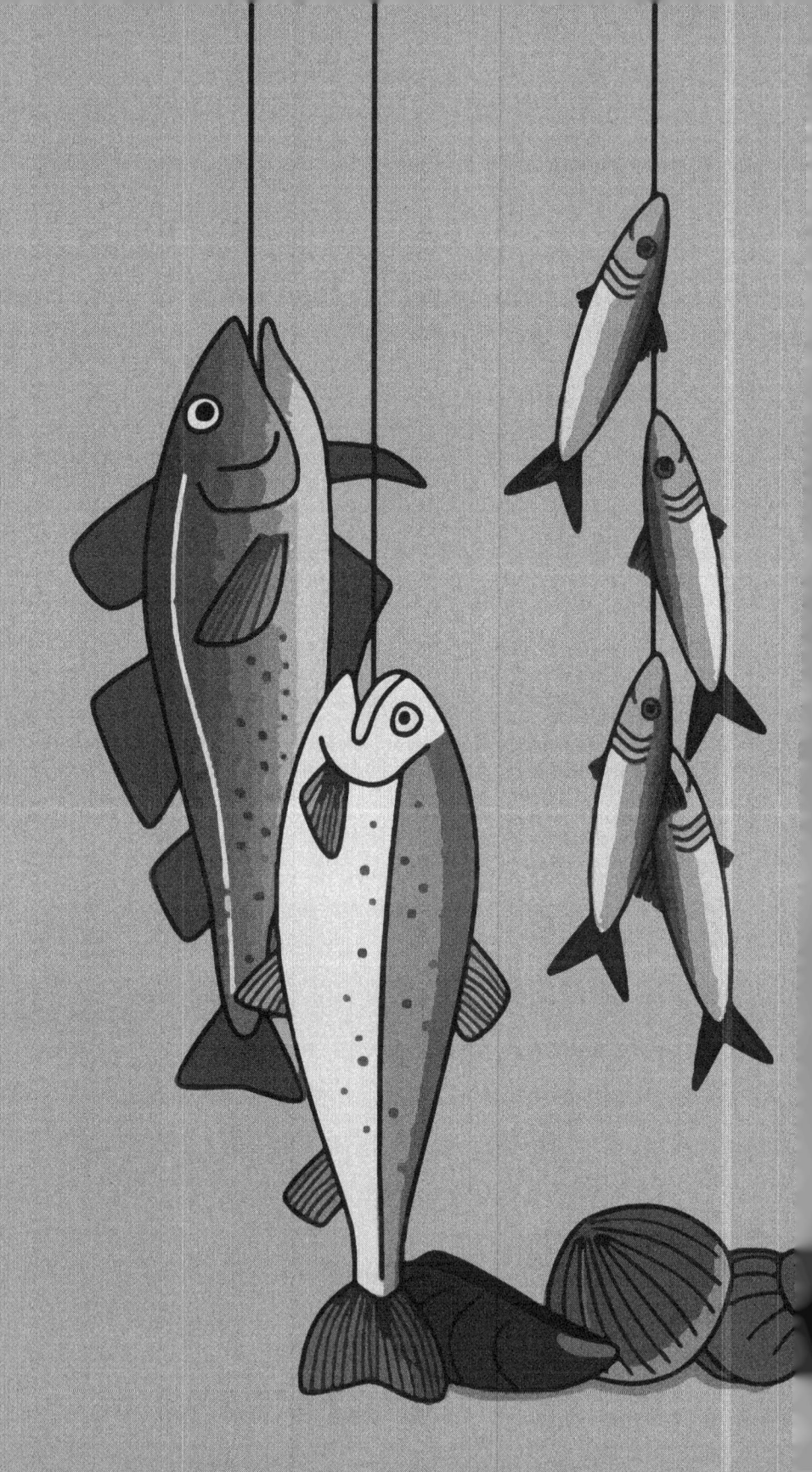

LOS PRODUCTOS
~ DEL MAR ~

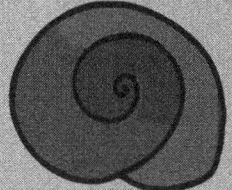

~ EL AGAR ~

Esta alga marina es muy apreciada por los japoneses desde hace siglos.

Se utiliza para dar sabor a los flanes con pocas calorías. Rico en fibras, el agar es sobre todo conocido por sus cualidades espesantes y gelificantes 100% vegetal. Se obtiene a partir de tres pequeñas algas rojas (*Gelidium*, *Pterocladia* y *Gracilaria*) de las que se extraen dos polisacáridos. El agar está presente desde hace tiempo en nuestra alimentación, ya que entra en la composición de muchos aditivos alimentarios como el E-400, 401, 405, 406 y 407.

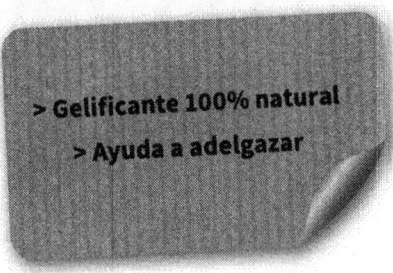

> Gelificante 100% natural

> Ayuda a adelgazar

LO MÁS SANO

La fibra: el agar es rico en fibras solubles como las que tienen las manzanas o la avena. Una vez tragado se infla en el agua del estómago y forma un gel que comprime las grasas y los azúcares antes de ser directamente eliminado: es imposible digerirlo, no se almacena en el organismo.

Adelgazante especial: son los mucílagos del agar, sus fibras solubles, los que aportan una sensación de saciedad rápida al hincharse en el estómago. Además, no proporcionan ninguna caloría, lo cual es recomendable para la gente que hace dieta.

Sus componentes: el polvo de agar contiene calcio, fósforo, hierro y vitaminas (a diferencia de los gelificantes animales), además de proteínas.

Una buena alternativa: la gelatina animal está hecha a base de cerdo y de buey, lo que la hace mejor que las derivadas del petróleo. Pero estas gelatinas animales contienen purines nocivos, mientras que el agar es antimicrobiótico y permite conservar más tiempo las preparaciones. Es ideal para cocinar y sustituir estas gelatinas en los

Detalles sobre los estudios

Se realizó un estudio para verificar que el agar es eficaz en una dieta para perder peso. Se cogió una muestra formada por personas obesas con intolerancia a la glucosa y con diabetes tipo 2 y se las dividió en dos grupos: uno seguía con los consejos dietéticos habituales y al otro se le añadió el agar a su dieta habitual. Después de dos semanas de observación, no solo se dieron cuenta de que este segundo grupo había perdido peso, sino que además había mejorado otros parámetros como la tasa de colesterol.

flanes, los áspics, los helados, las salsas, las confituras y los postres. Su gusto es neutro. El agar espesa también el chocolate caliente o cualquier otra creación culinaria.

SUS BENEFICIOS NUTRICIONALES

El agar combate el estreñimiento gracias a sus mucílagos.

CONSEJOS PRÁCTICOS

¿Cómo elegirlo?

El agar está hoy en día disponible en todos sitios en barra, en polvo o en láminas. Hay que procurar elegir un producto de calidad y evitar los «blanqueados», ya que para el proceso de blanqueo se utiliza el ácido sulfúrico.

¿Cómo consumirlo?

El agar se mezcla en frío con la preparación que se ha de gelificar y después hay que llevar a ebullición la mezcla para que espese cuando se enfríe.

El agar comienza a gelificarse a una temperatura más baja que el caraguín, otro gelificante vegetal, y se comporta mejor cuando la mezcla contiene agua. Contrariamente al agar, la gelatina animal no necesita forzosamente ser calentada.

Una deliciosa receta de flan de chocolate con textura de *mousse*: mezclar 200 g de chocolate negro en trozos y un litro de leche de soja en una cazuela con una batidora y dejar que hierva hasta obtener una mezcla homogénea. Añadir entonces 4 g de agar en polvo (2 cucharadas rasas de café), después polvo de jengibre o de canela, o una gota de aceite esencial de canela de China, y 2 cucharadas soperas de fructosa. Llevarlo a ebullición. Verter la mezcla en pequeños moldes y dejarla enfriar, después ponerla en el refrigerador por lo menos 5 horas. Servir con una salsa de vainilla.

Flan de vainilla: 2 g de agar por un litro de leche de soja, un poco de azúcar y una barrita de vainilla. Después, seguir las mismas instrucciones que las del flan de chocolate.

Sobre una tarta azucarada: preparar una mezcla de agar, de fructosa y de agua para crear la gelatina y extenderla sobre la tarta de frutas como las tartas tradicionales. Esta gelatina le dará un brillo bonito y preservará su frescor.

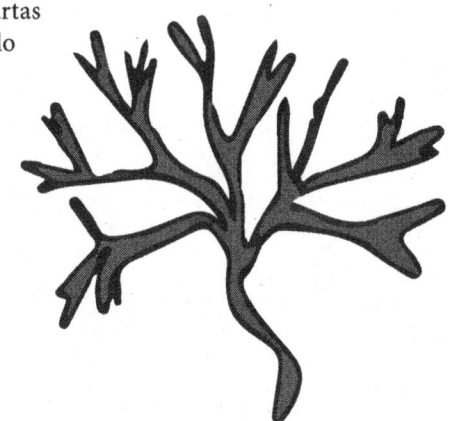

¿Cómo conservarlo?

Vigilar bien la fecha de caducidad y mantenerlo en un lugar seco, protegido del calor y de la humedad.

~ EL BACALAO ~

E l bacalao, que puede comprarse seco o salado, es uno de los pescados que tienen poca materia grasa.

Su riqueza en proteínas, vitaminas y minerales le convierte en un plato que no hay que olvidar. El bacalao tiene la ventaja, sobre otros pescados, de que no contiene demasiado mercurio porque no es considerado un pez depredador, a diferencia del atún, por ejemplo, que puede absorber mucho mercurio por el hecho de que está en uno de los últimos puestos de la cadena alimentaria, al igual que ocurre con la dorada, el emperador, el tiburón y el atún; es pues aconsejable diversificar el consumo de pescado.

LO MÁS SANO

Sus vitaminas y minerales: el bacalao contiene proteínas de buena calidad. Aporta vitaminas A, B1, B2, B3, B5, B6 y B9, muchas vitaminas B12 y E, como también minerales, calcio, cobre, hierro, mucho yodo, magnesio, manganeso, fósforo, potasio, sodio, y mucho selenio y zinc.

El yodo: éste es un oligoelemento indispensable para la fabricación de las hormonas tiroideas. Estas hormonas son de suma importancia para la formación del sistema nervioso del feto, pero también lo son en la pubertad, y de una manera general, durante toda nuestra vida. La carencia de yodo genera problemas de crecimiento y disfunción de la tiroides, que es la glándula que participa en la regulación de la tasa de calcio y de yodo en la sangre. Cuando la alimentación aporta muy poco yodo, la tiroides crece y se forma el bocio. La carencia de yodo provoca el hipotiroidismo (fatiga, depresión, pérdida de memoria, obesidad…). Y a la inversa, se ha constatado que el hipertiroi-

Detalles sobre los estudios

Los científicos han concluido que dos raciones de pescado a la semana disminuyen la mortalidad por enfermedades coronarias. Otros estudios sobre el animal, revelan que la proteína del bacalao mejora la sensibilidad por la insulina y aumenta la absorción de glucosa por el organismo.

Hay personas que son alérgicas a algunos pescados. La medicina china considera que, en caso de alergia, las personas tienen que trabajar el hígado, porque una alergia no es forzosamente ineludible.

dismo va asociado al consumo excesivo de yodo. En este caso, los problemas son irritabilidad, adelgazamiento, insomnio… Las algas marinas contienen mucho yodo, también los peces de mar, los crustáceos, la soja y las judías verdes.

Un poco de omega-3: el ácido DHA, también denominado «ácido docosahexaenoico», es de la familia de los omega-3. Es un constituyente muy importante de nuestro organismo y se encuentra en los pescados de mar. Su papel es fundamental para el cerebro, la retina y los espermatozoides. Se le denomina también «ácido del cerebro», puesto que entra en la composición de las neuronas y del cerebro. Está presente en concentraciones diferentes según el pescado: atún 2,1%, salmón: 1,9%, caballa: 1,1%, sardina: 0,8%, arenque: 0,7%, camarón: 0,2%, lenguado: 0,15% y carpa: 0,1%.

100 g de bacalao cocido al horno te aportan:

98 kcal

22 g de proteínas

1,2 g de lípidos: de ellos 0,2 g son monoinsaturados, 0,4 g poliinsaturados y 0,3 g saturados

Índice PRAL: 7

SUS BENEFICIOS NUTRICIONALES

Tomando 100 g de bacalao se cubre el 80% de las necesidades diarias de vitamina B12, el 85% de yodo y el 40% de selenio.

CONSEJOS PRÁCTICOS

¿Cómo elegirlo?

Se encuentra fácilmente en lomos, que son muy prácticos en la cocina porque tienen muy pocas espinas. También se puede comprar el bacalao salado, que se conserva mucho tiempo y se ha de desalar 24 horas antes de cocinarlo.

¿Cómo consumirlo?

Fresco, descongelado, desalado… El bacalao se presta a todo tipo de preparaciones culinarias. Cocido al vapor, al horno o en la sartén con un poco de aceite de oliva, su gusto discreto, fino y sutil le permite acompañar a todo tipo de verduras. Hay que procurar no cocinarlo demasiado, es un pescado delicado. Si prefieres hacerlo a la parrilla, vigila que la carne no quede demasiado blanda. La famosa brandada de bacalao, compuesta de bacalao seco, aceite de oliva, patatas, ajo y leche, es un plato muy apreciado.

Que no falte el bacalao en tu cocina: puedes optar por el aceite de hígado de bacalao, rico en omega-3, vitaminas A y D, por la taramosalata, una pasta hecha a base de huevas de bacalao, etc.

> Pescado magro

> Proteínas

> Yodo, selenio y vitamina B12

¿Cómo conservarlo?

Si es fresco, se ha de cocinar el mismo día que se compra o como máximo al día siguiente, pero siempre guardándolo en el frigorífico.

~ LOS CRUSTÁCEOS ~

Tanto los crustáceos de agua salada como los de agua dulce son ricos en yodo, selenio, fósforo y vitamina B12.

Se pescan de mayo a octubre, sobre todo en las costas bretonas, normandas y mediterráneas. En la familia de los cangrejos se encuentran, entre otros, la araña de mar, la nécora (de tamaño pequeño) y el buey de mar (de tamaño grande). De los crustáceos cabe mencionar también el bogavante y la langosta.

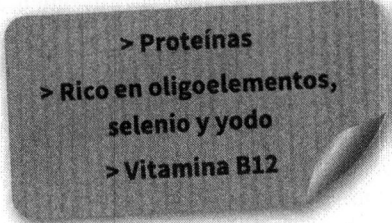

> Proteínas
> Rico en oligoelementos, selenio y yodo
> Vitamina B12

LO MÁS SANO

Los minerales: los crustáceos aportan buenas dosis de oligoelementos como el cobre, zinc y selenio, pero también minerales (magnesio).

¡Viva el bogavante!: es una excelente fuente de selenio. Es el crustáceo más grande y más buscado por sus cualidades gustativas. Rico también en proteínas y minerales, el bogavante es caro, por lo que se reserva para ocasiones especiales.

El cangrejo de mar, ¡ideal!: su gran contenido en proteínas y pocas materias grasas (y de las buenas: ácidos grasos poliinsaturados) hace de él un alimento sano de referencia. Contiene una cantidad elevada de lípidos malos para el colesterol, sobre todo en la cabeza, pero no en la carne. Encontramos gran cantidad de vitaminas A y B2, y en menor cantidad vitaminas B3, B5, B6, B9 y E. Por lo que respecta a los minerales y oligoelementos, el cangrejo es rico en yodo, selenio, fósforo y zinc. También aporta hierro y magnesio. Todo esto le convierte en un alimento más que interesante.

La dietética china: considera que el cangrejo es de naturaleza fría y que, por tanto, las personas frioleras deben consumirlo con moderación.

SUS BENEFICIOS NUTRICIONALES

Comiendo 100 g de cangrejo cocido obtenemos el 25% de la cantidad diaria recomendada de proteínas para un adulto, el 50% de fósforo, el 65% de yodo, el 110% de selenio, el 45% de zinc, el 200% de vitamina B12, el 40% de vitamina A, el 35% de vitamina B2 y el 10% de vitamina E (25% si se come crudo).

CONSEJOS PRÁCTICOS

¿Cómo elegirlo?

Los más pesados son los mejores. Su color ha de ser vivo, no ha de estar descolorido. Debemos tener en cuenta que de un peso total de 500 g de cangrejo, por ejemplo, sólo se consumen unos 160 g

Detalles sobre los estudios

Un estudio realizado a más de 14.000 mujeres ha demostrado que el consumo de pescado y de marisco disminuye el riesgo de cáncer rectal. Otro estudio llevado a cabo en hombres chinos destaca que el pescado y el marisco disminuyen el riesgo de infarto de miocardio gracias a sus ácidos grasos omega-3.

Se encuentran a la venta vivos, cocinados o congelados. Si están vivos, han de ser bien frescos (tienen que moverse). También se pueden comprar en conserva.

¿Cómo consumirlo?

Se consume sobre todo la carne que se encuentra en sus grandes pinzas. Algunas personas se comen también las vísceras. Un cangrejo de 1 kg tiene que hervirse durante 15-20 minutos. Son deliciosos con mayonesa casera. En la zona mediterránea, el cangrejo verde forma parte a menudo de recetas tradicionales como la de la sopa de pescado. En el caso del bogavante y la langosta, se come sobre todo la carne del cuerpo.

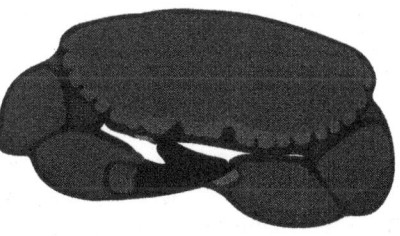

Los crustáceos, a pesar de que no estamos acostumbrados, también se pueden comer crudos. En este caso, hay que vigilar que sean bien frescos. Es una forma de aprovechar todos sus nutrientes, sobre todo su vitamina E y sus omega-3, que se destruyen mayoritariamente durante la cocción.

Gota: cuidado porque los crustáceos son ricos en purines, sustancias que fabrican el ácido úrico. Las personas con gota deben limitar su consumo.

¿Cómo conservarlo?

Si se compran vivos, se tendrán que cocinar el mismo día. Si se compran cocidos, se pueden conservar en el frigorífico hasta dos días.

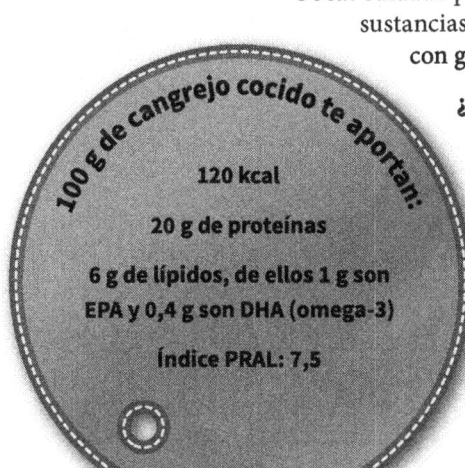

100 g de cangrejo cocido te aportan:

120 kcal

20 g de proteínas

6 g de lípidos, de ellos 1 g son EPA y 0,4 g son DHA (omega-3)

Índice PRAL: 7,5

~ EL ARENQUE ~

El arenque forma parte del grupo de pescados buenos, aconsejado por su aporte de omega-3: atún, salmón, arenque y caballa. Todos ellos son pescados grasos de mares fríos.

Consumir carne una o dos veces por semana es más que suficiente. El pescado es preferible a la carne, sobre todo el salmón, el atún, el arenque, la caballa y el rape. Estos pescados son todavía mejores desde el punto de vista nutricional si se comen crudos, ya que sus omega-3 se destruyen al cocinarlos.

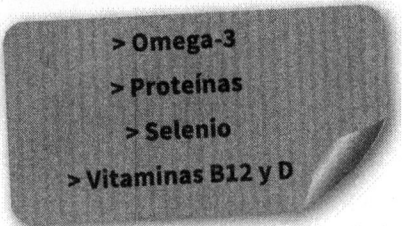

> Omega-3

> Proteínas

> Selenio

> Vitaminas B12 y D

LO MÁS SANO

Sus omega-3. El arenque ocupa la segunda posición después del atún en contenido de omega-3, por lo que es una fuente excelente de DHA y EPA. Estos ácidos esenciales son importantes para la protección del aparato cardiovascular, la agregación plaquetaria y el cerebro, así como para favorecer la elasticidad de las venas y arterias. Nos ayudan a combatir el estrés y la depresión, y son especialmente efectivos para ayudar a los maniacodepresivos. Los omega-3 combaten la tristeza, el insomnio, la falta de libido y la ansiedad, e intervienen en el gusto, la visión, el oído... ¡He aquí un producto bien sano!

Vitaminas y minerales: el arenque aporta un poco de colesterol, pero también vitaminas: muchísima vitamina B12 y D, mucha vitamina B3 y B6, un poco de B2 y B5. Sin olvidar los minerales: mucho selenio, fósforo, yodo, un poco de calcio, hierro, magnesio y zinc.

Detalles sobre los estudios

Los estudios demuestran que consumir más pescado reduce la depresión, el Alzheimer y la artritis.

Un instituto italiano estudió durante cuatro años a 11.000 pacientes que habían tenido un infarto en los últimos tres meses. Se les recetó omega-3. Su riesgo de mortalidad por problemas cardiovasculares se redujo un 20% y por enfermedades coronarias un 35%. ¡No está nada mal! Hay 100.000 casos de infarto al año en Francia, de ellos el 20% muere inmediatamente y el 10% al año siguiente.

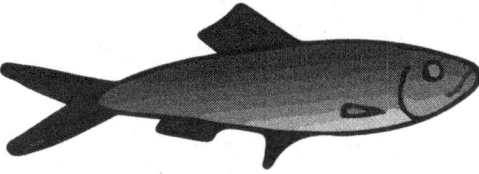

SUS BENEFICIOS NUTRICIONALES

Los ácidos grasos poliinsaturados omega-3 hacen bajar el colesterol total y el colesterol malo LDL y aumentan el colesterol bueno HDL.

Comiendo 100 g de arenque a la plancha se consigue el 45% de la cantidad diaria recomendada de proteínas, el15% de grasas monoinsaturadas, el 20% de grasas poliinsaturadas, el 600% de vitamina B12, más del 300% de vitamina D, más del 80% de selenio y el 25% de yodo.

CONSEJOS PRÁCTICOS

¿Cómo elegirlo?

El arenque se vende fresco en las pescaderías, pero también ahumado o marinado, o escabechado en tarros (cuidado en este caso porque tiene mucho sodio). Tiene la ventaja de que no es caro. Si se compra fresco, se le puede pedir al pescadero que le quite las vísceras. Verifica su firmeza, que las escamas estén brillantes, que los ojos estén rojos. El arenque fresco suele ser más apreciado cuando es graso, esto es, de octubre a enero.

¿Cómo consumirlo?

El arenque fresco se cocina en la sartén (hay que tener cuidado al darle la vuelta), en la parrilla, al vapor o crudo en tartar (siempre que sea realmente fresco). Si es crudo, conserva toda su cantidad de omega-3. También se puede cocinar ligeramente y dejarlo medio crudo. Se le añade una rodaja de limón, un poco de pimienta negra y una pizca de sal y queda delicioso. No hay que tener miedo a consumir el pescado crudo: **unas gotas de limón o pomelo conservarán su sabor y sus aportes nutricionales.**

¿Cómo conservarlo?

Si se compra fresco, se ha de consumir el día de la compra o se puede guardar en el frigorífico durante dos días.

100 g de arenque a la parrilla te aportan:

200 kcal

23 g de proteínas

11,5 g de lípidos, de ellos un 40% son ácidos grasos poliinsaturados (omega-3)

Índice PRAL: 11,5

~ LA OSTRA ~

Suerte tienen los que les gusta este molusco porque es un alimento excepcional desde un punto de vista nutritivo. Esta riqueza es rara en la alimentación habitual.

La ostra es un aporte excelente de proteínas, ácidos grasos buenos, vitaminas y minerales. Es ideal para paliar carencias de todo tipo.

En la familia de los mariscos, se distinguen los crustáceos y los moluscos. Los moluscos son invertebrados y tienen el cuerpo protegido por una cáscara. La ostra, que se encuentra en todos los mares, pertenece a esta familia, igual que la vieira, el calamar (su caparazón

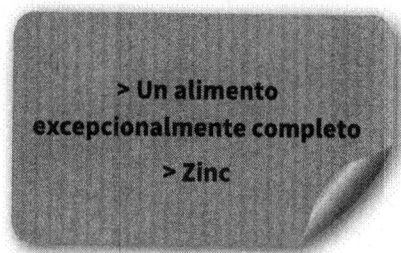

> Un alimento excepcionalmente completo

> Zinc

es interno) y el mejillón. El mejillón crudo es reconocido por ser fortificante para el hígado y bueno para los problemas de riñón. El mejillón cocido en agua aporta también gran cantidad de vitamina B12, yodo, hierro y selenio.

LO MÁS SANO

Su grasa: la ostra contiene mucha agua. En cuanto a los lípidos, contiene un poco de colesterol, omega-3, entre otros el ácido alfa-linolénico (ALA), que es un ácido graso esencial muy apreciado, en especial para proteger el sistema cardiovascular.

Vitaminas y minerales: la ostra contiene gran cantidad de vitaminas B5, B12 y D, así como también algo de vitaminas B1, B2 y B3. El estudio de los minerales confirma un aporte considerable de zinc (los alimentos más ricos en zinc son las ostras, el hígado de ternera o de cerdo, el germen de trigo y los granos de calabaza), una gran cantidad de magnesio y de fósforo, mucho hierro que el cuerpo asimila fácilmente, yodo y sal.

Detalles sobre los estudios

A las ostras se les atribuye poderes afrodisíacos, pero no es cierto. Sólo la riqueza excepcional en zinc puede tener algo que ver, puesto que el aporte de zinc tonifica la libido, sobre todo si se carece de ella. En el hombre, el zinc está muy presente en la próstata en grandes cantidades. Se sabe que aumenta la producción de testosterona, una hormona que puede estimular el deseo sexual. Las personas cansadas o desmineralizadas pueden mejorar con el consumo de ostras, porque su organismo se beneficiará de toda una amplia variedad de nutrientes concentrados en un solo alimento.

En la medicina china: la medicina china aprecia la ostra para casos de insomnio o de nervios. La considera de naturaleza fresca y de sabor salado.

SUS BENEFICIOS NUTRICIONALES

Tomando 100 g de ostras se consigue más del 150% de la cantidad recomendada diaria de zinc, el 100% de vitamina D, más del 70% de vitamina B12, más del 25% de vitamina B5, cerca del 20% de hierro y el 10% de calcio. La ostra contiene 10 veces más zinc que el hígado de ternera, bien conocido por sus aportes de minerales.

CONSEJOS PRÁCTICOS

¿Cómo elegirla?

Tanto si son de concha cóncava o como plana, las ostras tienen que estar vivas en el momento de comprarlas. Su concha ha de estar cerrada o cerrarse al tacto. Se preferirán las más pesadas porque quiere decir que contienen agua. Hay que vigilar bien que sean frescas porque se suelen comer crudas.

En el mes de agosto, encontramos las ostras denominadas «lechosas»: están en periodo de reproducción. Son ostras evidentemente comestibles y contienen incluso mayor cantidad de glúcidos.

También se pueden encontrar en los comercios cápsulas de concha de ostra que se venden para aumentar los niveles de calcio.

¿Cómo consumirla?

Las ostras se han de abrir justo antes de comerlas. Utilice un cuchillo especial y tenga cuidado de no cortarse, se necesita algo de técnica. Se han de consumir preferentemente en crudo para aprovechar todos sus excepcionales nutrientes. El zumo de limón sobre las ostras elimina más del 92% de los posibles microbios, sin embargo, puede disminuir su contenido de vitamina E.

¿Cómo conservarla?

Si son bien frescas se pueden guardar en el frigorífico hasta cinco días.

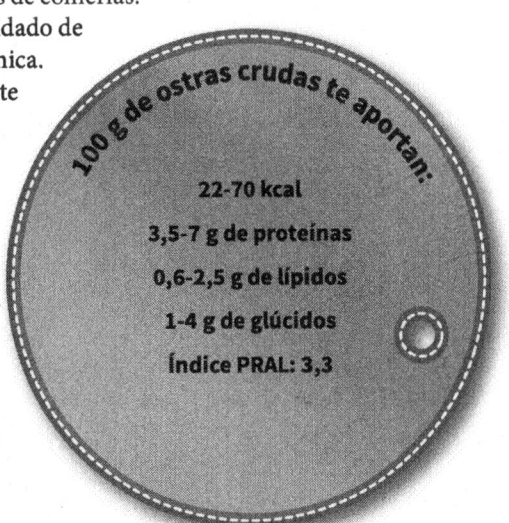

100 g de ostras crudas te aportan:

22-70 kcal

3,5-7 g de proteínas

0,6-2,5 g de lípidos

1-4 g de glúcidos

Índice PRAL: 3,3

~ LA LECHUGA DE MAR ~

La lechuga de mar (o *Ulva lactuca*) es un alga verde de unos 10-30 cm de longitud similar a la ensalada.

Se recolecta con la marea baja en todo el litoral, pero principalmente en el norte de Finisterre entre junio y octubre.

> Una riqueza excepcional de proteínas, vitaminas, minerales y fibras
>
> Vitaminas C y A
>
> Hierro y magnesio

LO MÁS SANO

Sus minerales y sus proteínas: la lechuga de mar aporta muchos minerales: calcio, hierro, magnesio y potasio. Su concentración de hierro es 12 veces mayor que la de las lentejas, 8-10 veces mayor que las espinacas, 3 veces mayor que el hígado y 2 veces mayor que el germen de trigo. Es, pues, ideal para los vegetarianos. Posee también 10 veces más magnesio que el germen de trigo, y también es rica en proteínas, fibra y clorofila, que es la que le da su bonito color verde. ¡Energía de sobra!

Rica en vitaminas C y A: la naranja, que es famosa por su aporte de vitamina C (campeona de la inmunidad y útil para absorber el hierro), tiene menos cantidad que la lechuga de mar, que además tiene una ventaja importante: deja el terreno más alcalino, lo cual ayuda a tener un mejor metabolismo. La lechuga de mar aporta 8 veces más vitamina C que la naranja. Pero esto no es todo: contiene también 2 veces más vitamina A que la col.

Cruda: comerla cruda permite aprovechar mejor sus vitaminas, ya que si la somete a más de 80 °C las vitaminas desaparecen.

SUS BENEFICIOS NUTRICIONALES

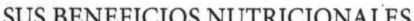

Comiendo 5 g de lechuga de mar seca (o 20 g fresca) se consigue la cantidad diaria recomendada de magnesio. Añadir la lechuga de mar a las recetas diarias es una buena forma de dar al organismo el magnesio metabolizado.

CONSEJOS PRÁCTICOS

¿Cómo elegirla?

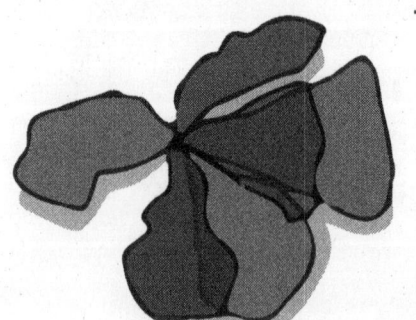

La lechuga de mar es fácil de encontrar seca o en bolsa en las tiendas dietéticas, o fresca conservada en sal. Si tienes opción, elige la que haya sido recogida en zonas alejadas de la polución. Normalmente, forma **parte** de las mezclas en seco que se encuentran en los comercios con el nombre de «ensaladas de pesca» (nori, lechuga de mar...). También puedes elegir las algas jóvenes de lechuga de mar recogidas durante las grandes mareas. Pide consejo a los que saben del tema para asegurarte de su calidad.

100 g de lechuda de mar seca te aportan:

7-34 g
de proteínas

1-3,5 g
de lípidos

41-63 g
de glúcidos

¿Cómo consumirla?

Se puede comer cruda, cocida, fresca, seca..., ¡como tú quieras! La lechuga de mar seca puede comerse cruda, dejándola rehidratar durante 5 o 10 minutos, o cruda, mezclada con platos cocinados, purés u otras pastas. Hay que desalarla en tres aguas diferentes durante un minuto cada vez si es fresca o salada. Sirve de envoltorio para hacer el pescado en papillote, lo cual es mucho mejor que el aluminio. Cruda, se come cortada en trocitos, puesto que su sabor es algo fuerte, casi como la espinaca o la acedera. En bolsas, la lechuga de mar aromatiza una sopa o un gratén de verduras.

Una buena ensalada mixta: lechuga de mar, hojas de espinacas, escarola, una pizca de perifollo, perejil y verduras cocidas al punto y listo.

¿Cómo conservarla?

Si la recoge uno mismo, se puede consumir enseguida o dejarla secar durante dos días al sol y después conservarla en un lugar protegido de la humedad y de la luz.

Si se compra en bolsa con otras algas secas, hay que mantenerla protegida de la luz y de la humedad, y si son algas frescas saladas, ponerlas en el frigorífico (0-4 °C).

Detalles sobre los estudios

La lechuga de mar es una de las algas que aporta menos yodo. Es pues adecuada para aquellos que quieren consumir muchas algas sin sufrir un exceso de yodo que podría ser perjudicial para la tiroides.

Su contenido de hierro es impresionante (200 mg por cada 100 g): las mujeres embarazadas o lactantes y las personas anémicas no deberían olvidarse de ella en su compra.

Todas las algas marinas alimentarias son ricas en fibras solubles e insolubles, ideales para facilitar la digestión, ralentizar la absorción de azúcar (útil para los diabéticos) y proporcionar una sensación de saciedad.

~ LA CABALLA ~

La caballa forma parte del grupo de pescados buenos aconsejados por su aporte de omega-3, en el que también se encuentran el atún, el salmón y el arenque, siendo todos ellos peces grandes de mares fríos.

La caballa es un pescado bastante olvidado. Es, sin embargo, uno de los mejores porque concentra menos desechos tóxicos que los otros tres.

> > Omega-3
> > Proteínas
> > Vitaminas B1, B2 y D
> > Minerales: selenio, yodo y magnesio

LO MÁS SANO

Rebosa omega-3: la caballa contiene un 1,1% de ácido DHA, el ácido docosahexaenico de la familia de los omega-3, muy importante para el cerebro, la retina, el corazón y los espermatozoides. Por lo que al aporte de DHA se refiere, se sitúa justo detrás del salmón y del atún. El EPA, o ácido eicosapentaenoico, es también de la familia de los omega-3. La caballa contiene un 0,6% de este ácido, lo que la lleva al cuarto lugar por detrás del arenque, el atún y el salmón. La presencia de EPA y de DHA juntos coloca al atún a la cabeza, seguido del arenque, el salmón, la caballa y, por último, la sardina. Juntos, estos ácidos aseguran el buen funcionamiento inmunitario, circulatorio y hormonal. Gracias a sus omega-3, la caballa es muy apreciada en caso de problemas cardiovasculares: mala circulación de la sangre, presencia de placas arteriales, prevención de infartos e inflamación (siendo la inflamación el primer estadio de la evolución de las enfermedades modernas). Tomando 100 g de caballa se cubre casi el 35% de las necesidades diarias de ácidos grasos poliinsaturados (omega-3 y omega-6) para un adulto, de ellos 1,2 g son EPA y DHA. Una excelente combinación, según los expertos. Cabe señalar que el EPA y el DHA pueden fabricarse a partir del ácido alfa-linolénico (ALA), un ácido graso esencial que el organismo no puede producir y que también se encuentra en los aceites vegetales.

Un pescado con mucha proteína: la caballa aporta una gran cantidad de proteínas de buena calidad gracias a un reparto favorable de aminoácidos esenciales. La ingesta de 100 g de caballa cubre el 45% de las

100 g de caballa al horno te aportan:

250 kcal

24 g de proteínas

17,8 g de lípidos, de ellos
1,3 g son omega-3, 3,3 g omega-6,
7 g monoinsaturados (de ellos
omega-9) y 4,2 g grasas saturadas

Índice PRAL: 10

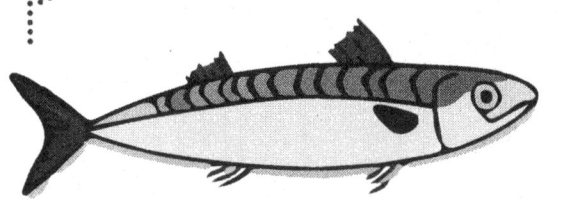

necesidades diarias de proteínas de un adulto. Las proteínas fabrican las enzimas digestivas, fabrican y reparan los tejidos, la piel, los músculos y los huesos.

Vitaminas y minerales: la caballa aporta una importante cantidad de vitaminas B12 (que no está presente en la carne) y D, así como de B2, B3 y B6, y B1, B5 y E aunque en menores cantidades. También minerales como yodo, selenio, fósforo, magnesio y un poco de hierro.

En la medicina china tradicional: la caballa se recomienda en caso de problemas relacionados con la humedad, por ejemplo los reumatismos.

SUS BENEFICIOS NUTRICIONALES

Comer 100 g de caballa al horno aporta más del 700% de las necesidades básicas diarias de vitamina B12, el 150% de vitamina D, el 43% de vitamina B3, más del 30% del vitamina B6, cerca del 30% de la vitamina B2, más del 90% de selenio, más del 65% de yodo, el 40% de fósforo y más del 25% de magnesio.

CONSEJOS PRÁCTICOS

¿Cómo elegirla?

Vigila que sea fresca. También se puede encontrar en conserva.

¿Cómo consumirla?

Cruda en tartar, la caballa aporta todos sus omega-3, que se deterioran si se cocina. También se puede comer a la parrilla, al horno, al vapor o en papillote.

Sus deliciosos patés: mezclar con un tenedor un ramito de cilantro y de cebolleta fresca, una cucharadita de comino, una cebolla bien picada, 10 cl de zumo de limón, una pizca de pimienta negra y otra de sal, dos latas de filetes de caballa y una cucharada de crema de soja.

¿Cómo conservarla?

Es conveniente consumirla el mismo día de la compra; si no, se puede guardar en el frigorífico uno o dos días.

Detalles sobre los estudios

Si hay algo en lo que coincide toda la comunidad científica, es en que el consumo de pescado con omega-3 como la caballa disminuye el riesgo de problemas cardiovasculares, ayuda a luchar contra las depresiones, el Alzheimer y la artritis. Las mujeres embarazadas necesitan un mayor aporte de estos ácidos esenciales y, por tanto, deberían evitar su carencia.

~ LA SARDINA ~

La sardina es un alimento rico en omega-3, va justo después de los cinco pescados estrella por su aporte en estos ácidos grasos esenciales.

> Omega-3

> Calcio (sardina entera)

> Proteínas, vitaminas y minerales

Los pescados grasos, y especialmente la sardina, son nuestros aliados en caso de enfermedades cardiovasculares (arritmias, bajada de tensión, triglicéridos o formación de coágulos), estrés, depresión, cáncer, Alzheimer, artritis e inflamaciones en general. Como la sardina no es un depredador, no tiene mercurio.

LO MÁS SANO

Su excelente grasa: la sardina contiene muchas grasas de los famosos omega-3. Figura en el pelotón de cabeza de los 10 pescados más ricos en EPA y DHA (omega-3). Los más ricos en EPA son los siguientes: arenque (2% de sus grasas), atún (1,4%), salmón (0,8%), caballa (0,6%), sardina (0,6%) y anguila (0,3%). En cuanto al DHA, los que contienen más son el atún (2,1%), el salmón (1,9%), la caballa (1,1%) y la sardina (0,8%).

Vitaminas y minerales: este buen alimento es muy aconsejable por su aporte considerable de vitaminas (por orden decreciente) B12, D, B3, B2, B6 y B5. La sardina es también una buena fuente de minerales, también por orden decreciente: selenio (antioxidante importante), fósforo, yodo, calcio, hierro, sal y zinc. El fósforo, del que se habla mucho menos que del calcio, es el segundo mineral más abundante en el organismo después del calcio. Es muy útil para la salud de los huesos, y la sardina contiene una gran cantidad de él. El hierro, amigo de los glóbulos rojos, también está

Detalles sobre los estudios

Los investigadores han comprobado que, después de dar a un grupo de ratas durante un año un régimen que contenía aceite de sardina, presentaron una facilidad mayor de aprendizaje que las que recibieron aceite de palma.

Para vencer un estado depresivo, puede ser necesario completar nuestro consumo de alimentos ricos en omega-3 (nueces, granos de lino, aceite de lino, pescados grasos...) con un suplemento de aceite de pescado que encontramos en las tiendas dietéticas.

Las sardinas son, por desgracia, ricas en purines como la mayor parte de los pescados y frutos de mar. Así, las personas que tienen gota deberían evitarlos, sobre todo durante una crisis.

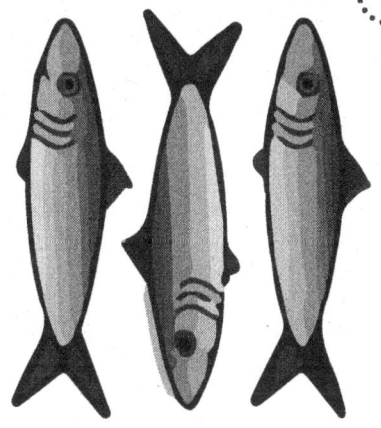

presente en la sardina. Además se metaboliza muy fácilmente.

Siempre más calcio: si se come la sardina entera, es decir, con su estructura ósea, se aprovecha todo su calcio. Normalmente, esto lo hacemos cuando las comemos de lata, ya que su esqueleto ha estado en remojo. Recuerda que el calcio tiene un papel importante en la fabricación del hueso (esto lo sabe todo el mundo), pero también en la coagulación de la sangre, la tensión sanguínea, la contracción de los músculos y la salud del corazón (algo que no es tan conocido).

Proteínas de gran calidad: a los animales, se les han dado las proteínas de la sardina para evaluar su efecto. Se ha observado una fibrinólisis (es decir, la disolución de coágulos de sangre) y la prolongación del tiempo de coagulación de la sangre. Estos dos efectos son muy importantes para proteger a las arterias de la trombosis. La sardina es hipotensora, piénsalo.

SUS BENEFICIOS NUTRICIONALES

Comer 100 g de sardinas supone consumir casi 1 g de EPA y de DHA, que es el consumo diario recomendado, además del 55% de calcio diario aconsejado cuando se consume entera (en el caso de las sardinas en lata) y, por último, más del 45% de proteínas.

CONSEJOS PRÁCTICOS

¿Cómo elegirla?

Frescas o en lata, las sardinas están disponibles todo el año. En la pescadería, su aspecto debe ser brillante y la textura firme. Atención a las conservas que llevan aceites de mala calidad o salsa de tomate llena de azúcar. Lee bien las etiquetas. El contenido de ácidos grasos omega-3 de la sardina varía según la estación de pesca: es más rica en verano y **menos** en invierno.

¿Cómo consumirla?

Cruda, a la plancha, al horno, en papillote, en terrina, en paté…

¿Cómo conservarla?

Hay que comprarla el día que se vaya a consumir para aprovechar todos sus nutrientes. Si no, se puede conservar durante dos días en el frigorífico.

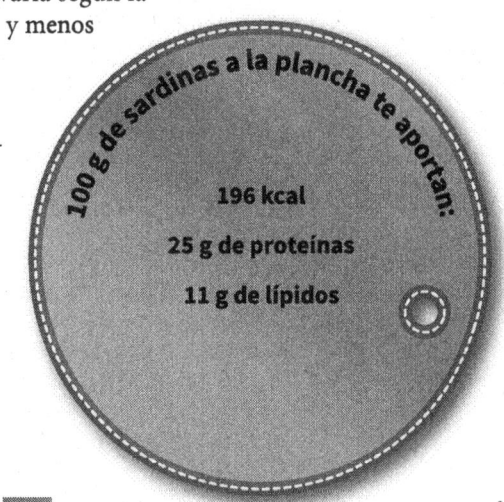

100 g de sardinas a la plancha te aportan:

196 kcal

25 g de proteínas

11 g de lípidos

~ EL SALMÓN ~

El salmón se consume mucho en Francia. Proviene normalmente del Atlántico o del Pacífico (rojo, rosa).

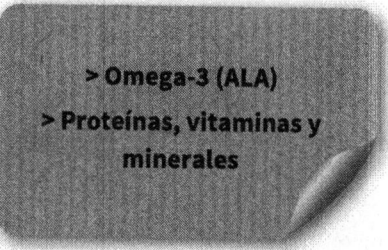

> Omega-3 (ALA)
> Proteínas, vitaminas y minerales

Los investigadores son unánimes: su consumo reduce los problemas cardiovasculares.

LO MÁS SANO

Buena grasa: el salmón contiene una buena cantidad de ácidos grasos poliinsaturados. Es uno de los seis peces más ricos en ácidos grasos omega-3 EPA y DHA (junto con el atún, la sardina, el camarón, el arenque y la trucha) que disminuyen el colesterol malo, los triglicéridos, alimentan el cerebro y el corazón. ¡Es absolutamente vital!

Vitaminas y minerales: el salmón aporta numerosas vitaminas, sobre todo B1, B3, B5, B6, B12 y D, y un poco de B2, B9 y E. También contiene numerosos minerales: fósforo, selenio, calcio y, en menor cantidad, magnesio, potasio, hierro, zinc y cobre.

¿Salmón de piscifactoría o salvaje? Este tema es muy polémico. El salmón de piscifactoría aporta proteínas buenas, mucha vitamina B12, colesterol, mucho yodo, selenio y fósforo. El salmón salvaje es más rico en proteínas y menos graso, aunque contiene más omega-3: cerca del 20% más que el de piscifactoría. Contiene tres veces más de ALA, un omega-3 calificado de esencial que el organismo debe absorber por la alimentación porque no lo fabrica. Además, está menos contaminado de metales pesados. Pero ¿este último punto está certificado? Depende, en efecto, de muchos factores... El salmón de piscifactoría se alimenta de manera industrial y artificial, y es más rico en omega-6, el cual, en grandes cantidades, provoca inflamaciones. Por último, el nivel medio de dioxina del salmón salvaje es once veces menor que el de piscifactoría.

¿Crudo o cocido? El pescado crudo es menos perjudicial para el organismo que la carne cruda, según el doctor Seignalet, que aboga por el consumo de los alimentos crudos.

SUS BENEFICIOS NUTRICIONALES

Con 100 g de salmón crudo de piscifactoría se cubren más del 200% de nuestras necesidades diarias de vitamina B12, el 45% de vitaminas B2 y B6, más del 20% de vitaminas B1, B5, D y E, cerca del 50% de yodo, más del 40% de selenio y cerca del 30% de fósforo, pero también más del 35% (más del 40% si se trata de salmón salvaje) de las necesidades diarias recomendadas de proteínas.

Detalles sobre los estudios

Para activar el cerebro y prevenir la depresión, se pueden consumir las cápsulas de aceite de salmón que se venden en las tiendas dietéticas.

CONSEJOS PRÁCTICOS

¿Cómo elegirlo?

El salmón que encontramos habitualmente en las tiendas es el de piscifactoría de Escocia, Irlanda o Noruega. El salmón salvaje proviene de Alaska o de Canadá. El salmón de piscifactoría francés es menos coloreado y tiene menos gusto. Se encuentra fresco, congelado, en caja, ahumado o preparado.

¿Cómo consumirlo?

Se consume fresco, crudo, ahumado o cocido. Al horno, a la plancha, en papillote, al vapor, medio cocido sobre una base de ensalada y quinoa…. ¡Ideas no faltan!

Déjate tentar por un salmón cocinado a fuego lento.

Para beneficiarse de todos sus omega-3, hay que cocinarlo en tartar: compra los lomos de salmón muy frescos sin piel, córtalos en cubos y sazónalos a tu conveniencia, con limón, jengibre, menta, rábano picante, chalota, pimienta, sal, aceite vegetal, cilantro, eneldo o basílico. Puedes acompañarlo de verduras como el hinojo, la endivia, el puerro, el repollo o la acedera.

100 g de salmón salvaje cocido te aportan:

180 kcal

25,5 g de proteínas

8,10 g de lípidos

Índice PRAL: 7,5

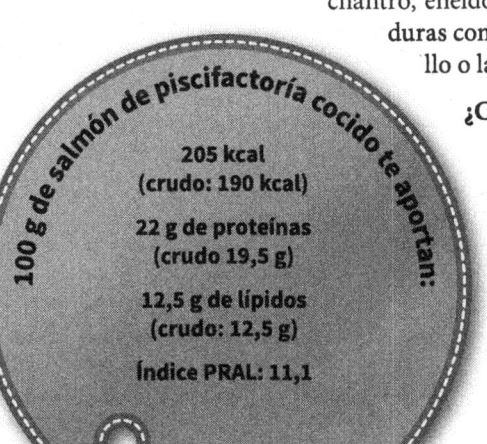

100 g de salmón de piscifactoría cocido te aportan:

205 kcal
(crudo: 190 kcal)

22 g de proteínas
(crudo 19,5 g)

12,5 g de lípidos
(crudo: 12,5 g)

Índice PRAL: 11,1

¿Cómo conservarlo?

Si se compra fresco, se conserva dos días en el frigorífico. Si se cocina en tartar, hay que vigilar que sea fresco y consumirlo el mismo día. En un tartar, el limón cocerá un poco el salmón y lo conservará bien. También se puede guardar esta preparación durante una semana en el frigorífico.

~ EL ATÚN ~

El atún se pesca mucho en el Atlántico y se conserva de muchas maneras: ahumado, curado o en aceite de oliva.

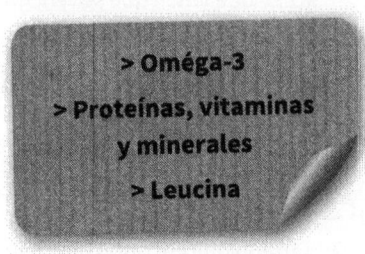

> Oméga-3
> Proteínas, vitaminas y minerales
> Leucina

Es un pescado graso que aporta proteínas y es interesante por su gran cantidad de omega-3, muy apreciable para el sistema cardiovascular.

¿Atún rojo o amarillo? El atún amarillo o pálido (albacora) contiene poca materia grasa, mientras que el atún rojo es considerado un pescado graso. Pero como tiene tanto éxito y se pesca tanto, no puede reproducirse suficientemente para evitar la extinción.

LO MÁS SANO

Sus grasas buenas: el atún contiene 1,4% de EPA, lo que lo sitúa en el segundo lugar entre los pescados ricos en este ácido graso poliinsaturado y 2,1% de DHA, que le coloca en primer lugar. También contiene algo de omega-3 ALA, un ácido graso esencial.

Vitaminas y minerales: el atún albacora contiene muchas vitaminas: gran cantidad de B3, B6 y D, mucha B1, B5 y B12 (igual que el salmón, el atún, es una de las mejores fuentes alimenticias), y, por último, cierta cantidad de vitaminas A, C y E. Aporta también minerales: mucho selenio y fósforo, y un poco de hierro y magnesio.

Aminoácidos interesantes: hay que comer menos carne y mucho más pescado bueno. El atún es una fuente indispensable de proteínas, de aminoácidos denominados «esenciales», necesarios para el crecimiento, y de vitamina B3, que asegura el buen funcionamiento del sistema nervioso. Contiene, en particular, la leucina, un aminoácido que interviene en el control del peso y de la masa muscular, y es esencial que provenga de la alimentación porque el organismo no puede sintetizarla. Se encuentra en cantidades importantes (en 100 g) en el germen de trigo (2.170 mg), atún (2.170 mg), cacahuetes (2.050 mg), salmón (1.770 mg), filete de buey (1.700 mg) y garbanzos (1.460 mg).

SUS BENEFICIOS NUTRICIONALES

Con 100 g de atún amarillo crudo se cubren más del 60% de las necesidades diarias requeridas de vitaminas B3 y B6, más del 55% de vitamina D, más del 20% de vitamina B12 y más del 65% de selenio.

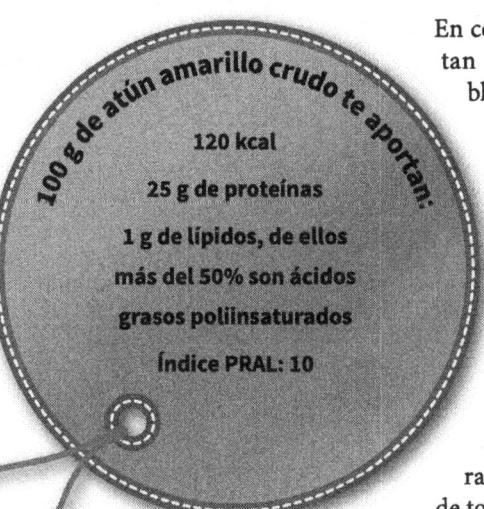

100 g de atún amarillo crudo te aportan:

120 kcal

25 g de proteínas

1 g de lípidos, de ellos
más del 50% son ácidos
grasos poliinsaturados

Índice PRAL: 10

En conserva: 100 g de atún rojo en lata aportan 1,5 g de EPA y de DHA, y 100 g de atún blanco aportan 0,9 g de estos ácidos grasos omega-3, una cantidad que entra dentro de lo que se recomienda tomar diariamente: entre 9,5 g y 1,8 g de EPA y de DHA.

CONSEJOS PRÁCTICOS

¿Cómo elegirlo?

Si quieres consumirlo crudo, asegúrate que sea realmente fresco. En lata, es práctico y puede estar envasado al natural (lo mejor), en aceite bueno o con salsa de tomate.

¿Cómo consumirlo?

Crudo en tartar con limón, en *sushi* o en *sashimi* (dos especialidades japonesas a base de atún rojo) o con pasta.

Si se cocina, se puede hacer como un filete en la sartén. Para conservar su ternura y sus omega-3, hay que evitar cocinarlo demasiado.

En conserva, combina bien con ensaladas mixtas, como acompañamiento del aguacate, o bien para rellenar huevos o tomates.

¿Cómo conservarlo?

El pescado fresco se ha de consumir preferentemente el mismo día o se puede guardar un día en el frigorífico.

Detalles sobre los estudios

El atún presenta una concentración elevada de selenio, un oligoelemento antioxidante por excelencia, antirradicales libres, que forma parte de la fabricación de las hormonas tiroideas y ayuda a nuestras defensas inmunitarias. Los estudios recientes certifican su función en la ralentización de la degeneración macular asociada a la edad (DMAE).

Un estudio realizado en Finlandia con 3.660 hombres y mujeres de edad avanzada ha comprobado que comer atún u otros pescados ricos en omega-3 disminuye en un 26% el riesgo de lesiones cerebrales silenciosas, de la demencia y de los ataques cerebrales. Sólo comiéndolos una vez por semana se reduce en un 13% el riesgo de ataques cerebrales y de lesiones.

~ LA TRUCHA ~

Es de la misma familia que el salmón. Puede ser graso o magro en función de la especie, del modo y del lugar donde se cría o pesca.

> EPA y DHA
> Proteínas
> Vitaminas B (sobre todo B12) y D
> Minerales y oligoelementos: fósforo y selenio

LO MÁS SANO

Las grasas buenas: la trucha forma parte de los seis pescados que ofrecen las mejores grasas: los ácidos eicosapentaenoico (EPA) y docosahexaenoico (DHA), dos grandes clásicos de la familia de los omega-3. Contiene también cierta cantidad de omega-3 del tipo ALA, un ácido graso esencial que se encuentra en los alimentos. Una porción de 100 g de trucha arco iris proporciona alrededor de 1,2 g de EPA y de DHA, mientras que la misma cantidad de trucha asalmonada no contiene más que 0,5 g. Recordemos que el DHA es útil para el buen funcionamiento del cerebro y que el EPA tiene un papel fundamental en el corazón, la circulación de la sangre y para prevenir las inflamaciones. Las truchas salvajes, aportan más ácidos grasos omega-3 que las de piscifactoría, aunque su contenido total de lípidos es más bajo.

Vitaminas y minerales: la trucha, además de contener una buena proporción de proteínas de buena calidad y de fácil asimilación, contiene minerales y oligoelementos como sodio, magnesio, fósforo, potasio, calcio, manganeso, hierro, cobre, zinc, selenio y yodo. Pero también vitaminas D, E, A (retinol), B1, B2, B3, B6 B9 y B12.

SUS BENEFICIOS NUTRICIONALES

Con 100 g de trucha arco iris de piscifactoría al horno se cubren el 45% de la ración diaria recomendada de proteínas, más del 90% de vitamina B3, más del 200% de vita-

Detalles sobre los estudios

Un estudio ha demostrado que el consumo moderado de platos a base de pescado (tres veces a la semana) durante quince semanas mejora el perfil lipídico de los individuos, disminuyendo así el riesgo de enfermedades coronarias.

Otros muchos estudios certifican que el consumo de omega-3 (procedente mayoritariamente de los pescados grasos) ejerce unos efectos favorables en la salud cardiovascular y reduce la mortalidad por enfermedades de este tipo.

mina B12, más del 25% de vitamina D, el 35% del fósforo y más del 20% de selenio.

CONSEJOS PRÁCTICOS

¿Cómo elegirla?

Son preferibles las truchas arco iris o las asalmonadas, que tienen un gusto más fino que la trucha gris. Se le puede pedir al pescadero que la vacíe. La mejor, en cuanto a su aporte de omega-3, es la trucha salvaje, pero ésta no se encuentra fácilmente. Al comprarla hay que asegurarse siempre de que sea muy fresca, que tenga los ojos abombados y la piel brillante. En las tiendas también se puede encontrar la trucha ahumada cuyo aspecto es similar al del salmón ahumado. Hay quien opina que la trucha ahumada tiene un gusto más delicado.

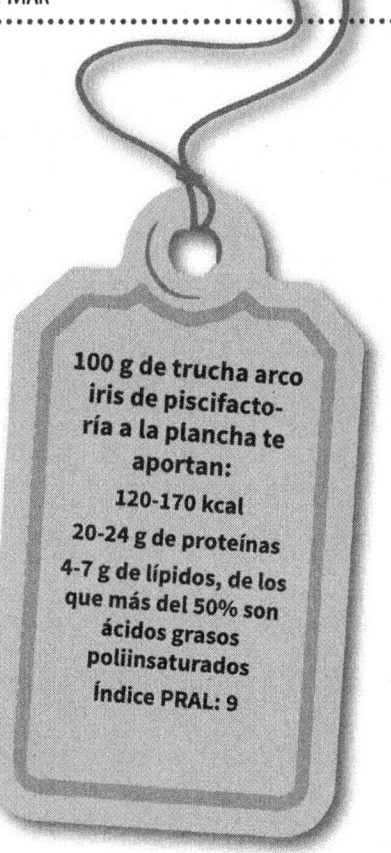

100 g de trucha arco iris de piscifactoría a la plancha te aportan:

120-170 kcal

20-24 g de proteínas

4-7 g de lípidos, de los que más del 50% son ácidos grasos poliinsaturados

Índice PRAL: 9

¿Cómo consumirla?

La trucha se puede preparar al horno, a la sartén, a la parrilla, y en papillote. También se puede hacer en filetes y cocinarlos en tartar.

Combina bien con almendras tostadas, champiñones frescos, ajo, torrezno o una salsa de vino blanco. Se le denomina trucha *meunière* cuando se reboza con un poco de harina y se fríe con mantequilla. Se puede hacer también en pasta (es la misma receta que la de la caballa, pero sustituyendo ésta por 300 g de filetes de trucha cocida), y algunos se comen también sus huevas.

¿Cómo conservarla?

En cuanto se compra se ha de consumir; cuanto más fresca, mejor, igual que pasa con cualquier otro pescado. Si no, se puede guardar en la nevera uno o dos días como máximo.

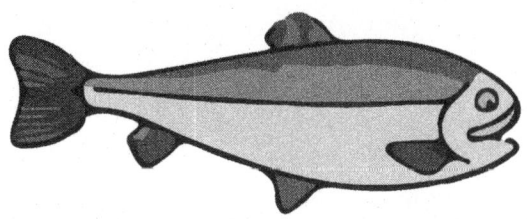

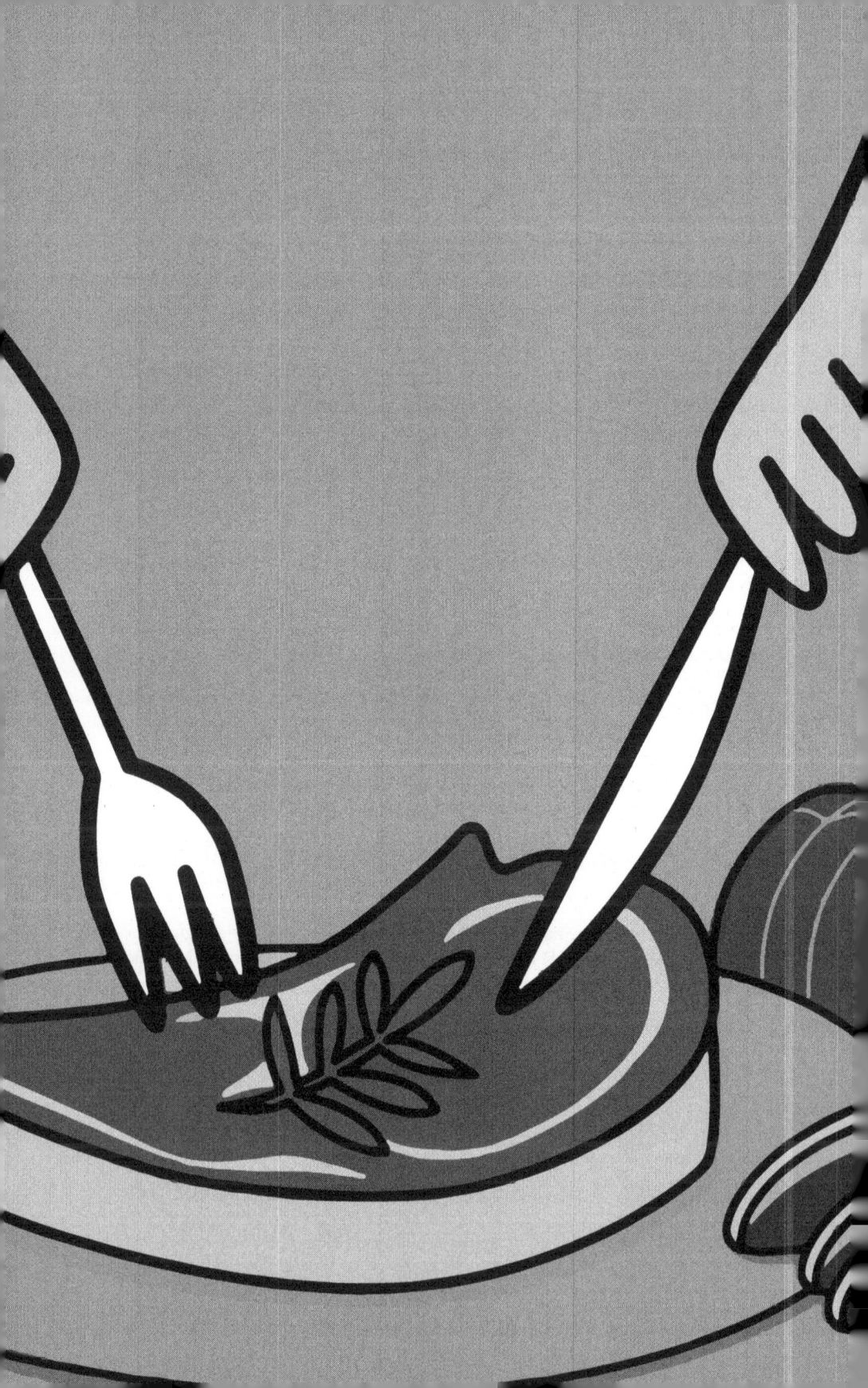

CARNES
~ Y HUEVOS ~

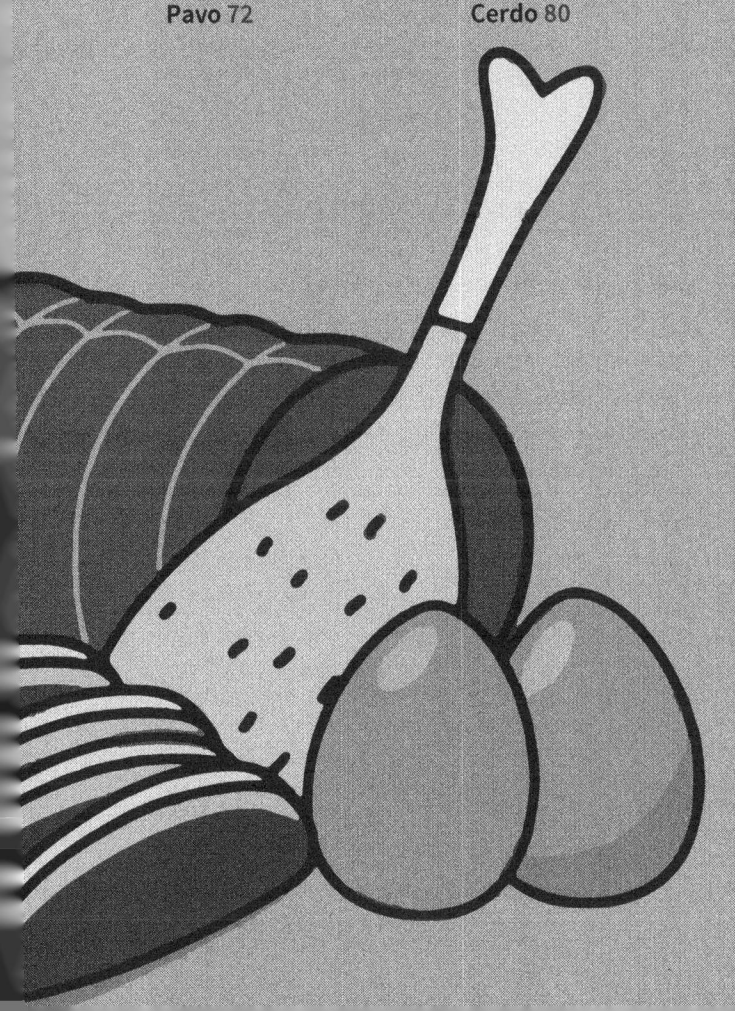

~ EL CORDERO ~

Esta carne es bastante grasa. El 50% de sus grasas son saturadas, pero éstas contienen sobre todo ácido esteárico (35%), menos perjudicial para la salud y que tiene un efecto positivo en el metabolismo del colesterol.

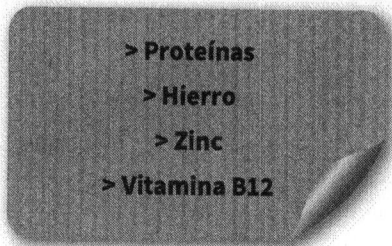

> Proteínas
> Hierro
> Zinc
> Vitamina B12

El cordero, tanto si es lechal como si es ternasco o de cría industrial, contiene también una proporción del 45% de grasas monoinsaturadas (de ellas el 80% son omega-9), 10% de grasas poliinsaturadas (de ellas el 5% de son omega-3) y el 0,8% de colesterol.

LO MÁS SANO

Numerosos nutrientes: el cordero nos aporta fósforo, hierro, zinc, vitaminas B2, B3 y B12, y, por supuesto, proteínas.

Ventajas: comparado con el cerdo y el buey, el cordero aporta más vitamina B3 y magnesio, y contiene una cantidad menor de lípidos y de grasas saturadas.

La famosa vitamina B12: esta vitamina es indispensable para el funcionamiento del cerebro, del sistema nervioso y la formación de la sangre. Los vegetarianos pueden encontrar fácilmente un aporte complementario, por ejemplo, en los cereales o zumos de frutas enriquecidos con vitamina B12.

SUS BENEFICIOS NUTRICIONALES

Comiendo 100 g de pierna de cordero se consigue cubrir el 55% de las necesidades diarias de proteínas para una persona adulta. La pierna y el costado de cordero son unas fuentes excelentes de vitamina B12, hierro y zinc.

CONSEJOS PRÁCTICOS

¿Cómo elegirlo?

El cordero, que suele sacrificarse a los 90 días, es más tierno y sabroso que los otros. Es recomendable comprar una carne sana y biológica en una buena carnicería. Vale la pena hacerlo, porque si te haces amigo y simpatizas con el carnicero, te puede avisar cuando tiene buena carne.

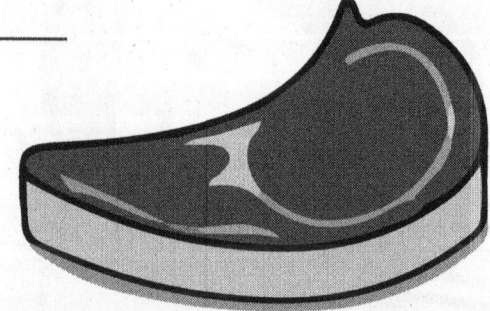

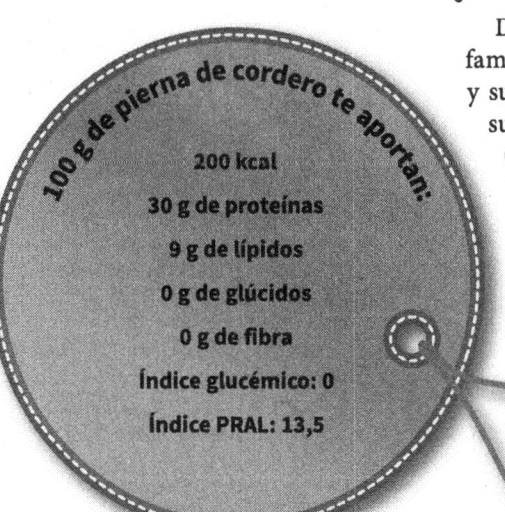

100 g de pierna de cordero te aportan:

200 kcal

30 g de proteínas

9 g de lípidos

0 g de glúcidos

0 g de fibra

Índice glucémico: 0

Índice PRAL: 13,5

¿Cómo consumirlo?

Del cordero podemos comernos su famosa **pierna**, sus lomos, su espalda y su paletilla, pero también, sus sesos, su **corazón**, sus riñones y su hígado. Cocinado con el hueso, su carne es aún mejor.

El cordero, cuando no se hace con salsa, se prefiere rosado. Se pueden añadir ciruelas a la pierna para corregir la acidez y la oxidación de la carne.

¿Cómo conservarla?

Se ha de comprar la carne poco a poco y en función de las necesidades, y consumirla a los dos o tres días como máximo, siempre conservándola en el frigorífico. Se puede también congelar anotando en la bolsa la fecha de congelación. Si se trata de una pieza grande se puede descongelar en el frigorífico, si son trozos pequeños directamente en el horno o en el microondas.

Detalles sobre los estudios

No se ha realizado ningún estudio preciso sobre la carne de cordero y de oveja y sus principios activos. Aunque estas carnes contienen sobre todo ácidos grasos saturados, aportan también determinados nutrientes beneficiosos cuyos efectos han sido demostrados, en especial, grasas monoinsaturadas y linoleicas.

A diferencia de la mayoría de las grasas saturadas, el ácido esteárico provoca un aumento del colesterol bueno HDL y no tiene ningún efecto sobre la tasa del malo LDL. Nuestros ancestros comían carne salvaje, cuya proporción de grasas no sobrepasaba el 4%, en cambio actualmente contiene el 25%. Hoy las carnes también contienen restos de medicamentos, sobre todo de antibióticos, conservantes y productos dopantes, porque los animales son criados en granjas industriales.

Como la carne es una fuente de toxinas, es mejor consumirla con moderación y pagar un precio mayor por una carne de calidad que proceda de una buena granja.

~ EL BUEY ~

Si se come con moderación y se eligen los trozos más magros, el buey es un aliado nutricional muy bueno, en especial, por sus proteínas de buena calidad.

Las partes más magras (en orden decreciente) son: el lomo, el filete y la paleta.

LO MÁS SANO

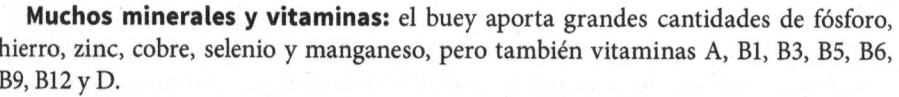

Sus grasas: su contenido medio de lípidos varía del 2 al 9% según la pieza, lo cual la convierte en una carne interesante. En un filete picado magro de 100 g hay de media 15 g de grasas, de ellas 5,5 g son grasas saturadas, 7 g de grasas monoinsaturadas, y 0,5 g de grasas poliinsaturadas y 7 g de colesterol.

Muchos minerales y vitaminas: el buey aporta grandes cantidades de fósforo, hierro, zinc, cobre, selenio y manganeso, pero también vitaminas A, B1, B3, B5, B6, B9, B12 y D.

Antianemia: la carne roja, rica en hierro, combate la anemia. El hierro de la carne, denominado «hierro hemo» es más fácilmente asimilable que el de otras formas: entre un 15 y un 30% más asimilable que el de los vegetales, denominado «hierro no hemo».

Detalles sobre los estudios

Si tuviéramos que hacer una síntesis simple de los diversos estudios contradictorios hechos sobre la carne roja, en especial, de la carne de buey y su efecto sobre el cáncer o las enfermedades cardiovasculares, esto sería lo que podríamos recomendar: disminuir el consumo de carne roja (una vez por semana es suficiente), elegir la carne magra cocinada a temperatura media (máximo 150 °C), al horno o a fuego lento, y aumentar el consumo de vegetales.

Si se come mucha carne, el riesgo de cáncer de colon, de diabetes y de inflamación aumenta considerablemente. El doctor Berg ha hecho estudios sobre la correlación entre la aparición de cánceres (de colon especialmente) y el consumo de carne de buey (entre otras) y afirma que actualmente es un factor clave del cáncer de colon.

Los animales pueden comer mucha carne, porque ésta no se queda demasiado tiempo en sus intestinos, en cambio en el hombre sí, por eso sus residuos tóxicos se acumulan. Estas toxinas atraviesan la pared intestinal y se filtran en el cuerpo, por lo que es necesario eliminarlas cuanto antes.

El zinc de la carne se asimila alrededor del 40%.

¿Y los despojos?: el hígado de buey es un buen reconstituyente, sobre todo de hierro, aunque el hígado de ternera es mejor reconstituyente por su polivalencia.

SUS BENEFICIOS NUTRICIONALES

> Proteínas
> Variedad de vitaminas y minerales

Ya hemos visto que el buey es una fuente excelente de hierro y zinc, que son además bien asimilados por nuestro organismo. Pero es también una carne que se beneficia de la presencia de todas las vitaminas del grupo B, sobre todo de la B9, indispensable para evitar las anemias y para las mujeres embarazadas, igual que la vitamina A.

CONSEJOS PRÁCTICOS

¿Cómo elegirla?

Existen partes más magras que otras. El filete picado se prepara a partir de una selección de diferentes trozos y tiene una proporción de materias grasas variable (entre el 5 y el 20%, hasta el 30%).

Para evitar el buey tratado con hormonas u otros tóxicos, es recomendable elegir carne de granjas bio. Procura que sea bien fresca y no dudes en añadir una gota de aceite esencial de limón para «desinfectarla».

¿Cómo consumirla?

Mejor cocinarla al horno o a fuego lento. El buey se puede comer crudo en carpacho o en tartar. Para ablandar un trozo de buey, hay que marinarlo en un poco de zumo de cítricos durante un día como mínimo y guardarlo en el frigorífico.

La medicina ayurveda: aconseja consumir carne solamente de vez en cuando, prefiriendo la de buey, que es buena para los huesos y la sangre, y muy recomendable para las personas cansadas. La medicina ayurveda recomienda añadir **carne de buey** a las sopas para que sea más digerible.

¿Cómo conservarla?

Se guarda en la parte baja del frigorífico y se debe consumir lo más rápidamente posible, máximo en los tres días posteriores a la compra. La cadena de frío y la higiene tienen que ser muy respetadas cuando se trata de la carne, sino bacterias como la *Campylobacter*, la *Escherichia coli* u otras podrían perjudicar a los intestinos.

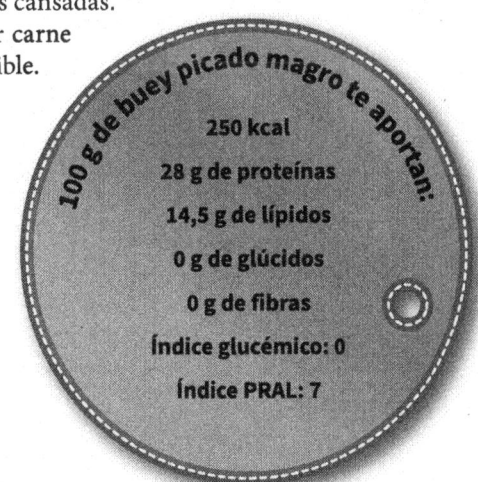

100 g de buey picado magro te aportan:

250 kcal

28 g de proteínas

14,5 g de lípidos

0 g de glúcidos

0 g de fibras

Índice glucémico: 0

Índice PRAL: 7

~ EL PATO ~

En cuanto a la proporción elevada de ácidos grasos monoinsaturados se refiere, la grasa del pato puede compararse con el beneficioso aceite de oliva. Pero, cuidado, el pato también se considera una carne grasa.

La carne de pato, gracias a su riqueza en grasas monoinsaturadas, puede contribuir a la prevención de problemas cardiovasculares y de la diabetes. ¡Es sorprendente!

LO MÁS SANO

> > 50% de ácidos grasos monoinsaturados
>
> > Proteínas, vitaminas, minerales

Sus buenas grasas: en 100 g de pato (piel, carne y grasa) hay 29 g de grasas, en cambio, en la carne sólo hay 10 g. La grasa del pato está compuesta de un 33% de ácidos grasos saturados, un 50% de ácidos grasos monoinsaturados (de ellos un 90% son omega-9) y un 13% de ácidos grasos poliinsaturados. En comparación, el aceite de oliva contiene un 73% de ácidos grasos monoinsaturados y la mantequilla un 25-30%.

Minerales y vitaminas: además de las grasas y de las proteínas, encontramos en el pato una cantidad importante de fósforo, hierro, zinc, cobre, selenio y vitaminas B2, B3, B13 y E.

La vitamina B9 del *foie gras*: esta vitamina está implicada en el metabolismo de las proteínas, el ADN, los neurotransmisores y las neuronas, y su carencia provoca anemia, problemas digestivos y neurobiológicos, y hace subir la tasa de homocisteína en la sangre, lo cual es un factor de riesgo cardiovascular. La falta de vitamina B9 puede producir un retraso en el crecimiento del feto, aumentar el riesgo de prematuridad.... Las personas de edad avanzada pierden la vitamina B9 (también denominada «ácido fólico») y su carencia provoca la ralentización de las funciones cerebrales. Se encuentra también en el hígado de buey, en las hortalizas verdes cocidas o crudas como el brócoli, las endivias, la col o las espinacas, y en las ostras y el chocolate.

SUS BENEFICIOS NUTRICIONALES

El pato, de una carne sabrosísima, es una excelente fuente de hierro y zinc, los dos mejores carburantes de nuestro organismo.

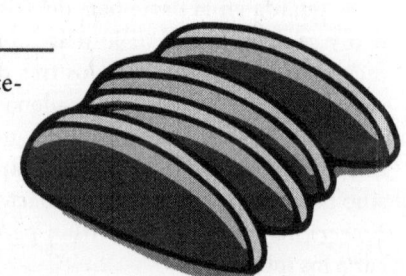

CONSEJOS PRÁCTICOS

¿Cómo elegirlo?

Elige sobre todo una carne de calidad y biológica a

Detalles sobre los estudios

Actualmente, no existen estudios concluyentes sobre los efectos de los alimentos ricos en ácidos grasos monoinsaturados de origen animal como el pato.

En un estudio realizado con hombres sanos que tenían antecedentes familiares de problemas cardiovasculares, la sustitución de un 13% de las grasas saturadas por ácidos grasos monoinsaturadosm permitió reducir significativamente la concentración de colesterol total y de colesterol malo LDL. El consumo de estas grasas monoinsaturadas actúa también sobre la disminución del estrés oxidativo en los lípidos sanguíneos, un progreso importante para la salud. En su obra de referencia *La alimentación, la 3ª medicina*, el doctor Seignalet escribe: «Me refiero a las carnes malas cuando están cocinadas y a las buenas cuando están crudas. Los embutidos pueden consumirse crudos: jamón, salchichón, salchicha, chorizo, salami. Se excluyen los embutidos cocidos: jamón cocido, paté, chicharrones, morcilla... La única excepción es el *foie gras*, puesto que la grasa de oca y la grasa de pato tienen fama justificada de ser más bien buenas para la salud».

poder ser, para evitar las granjas en batería. ¿Hay que comer el *foie gras* o el *magret*? El *magret* es el filete del pato que ha sido embutido. Fuera de estas «condiciones» de granja, el *foie gras* es reconocido por su riqueza en vitamina B9. Contiene entre diez y quince veces más que la carne, el pescado, los cítricos y el pan.

¿Cómo consumirlo?

Si preparas el pato al horno, estará listo cuando el jugo que desprende esté claro. Los filetes son deliciosos en la sartén.

¿Cómo conservarlo?

Hay que conservarlo en el frigorífico y cocinarlo rápidamente. Una vez cocinado, si han quedado restos, se pueden recalentar como máximo una vez.

100 g de pato rustido con la piel te aportan:

335 kcal
(200 kcal sin la piel)

19 g de proteínas (23,5 g sin la piel)

28 g de lípidos (11,2 g sin la piel)

0 g de glúcidos

0 g de fibras

Índice glucémico: 0

Índice PRAL: 10,2

~ EL PAVO ~

Al tener menos materias grasas que el pollo, esta carne blanca es más beneficiosa para la salud, además contiene una tercera parte de grasas saturadas.

En general, para todos aquellos que se preocupan por su salud, es mejor comer animales de dos patas que de cuatro.

LO MÁS SANO

Sus grasas: se reparten, considerando la carne y la piel, en un 35% de grasas saturadas, un 20% de monoinsaturadas y un 27% de poliinsaturadas. El pavo está entre las carnes que contienen menos ácidos grasos saturados. Por desgracia para el corazón, el ácido mirístico del pavo aumenta la tasa de colesterol malo.

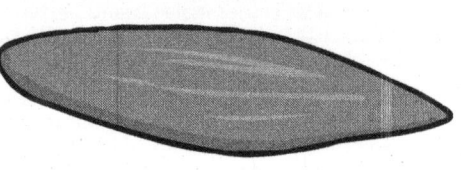

Proteínas y hierro: la carne del pavo es rica en proteínas y sólo tiene un poco de grasa, lo contrario que la piel. Las partes más oscuras contienen tres veces más hierro que las blancas y ácidos grasos monoinsaturados famosos por disminuir la agregación de plaquetas.

Minerales y vitaminas: además de sus proteínas y de sus grasas, el pavo aporta fósforo, hierro, zinc, cobre, vitaminas B2, B3, B5, B6 y B12.

Una fuente de bienestar: gracias a su triptófano (un aminoácido), el pavo favorece la producción de la serotonina, que es un neurotransmisor que sincroniza las neuronas, aporta serenidad y alegría de vivir. La serotonina participa también en la calidad del sueño, la regulación de la temperatura, del apetito y del humor, e inhibe el dolor. Controla también la armonía entre los dos hemisferios del cerebro. La depresión es un síntoma de disfunción de la serotonina.

Bueno para el corazón: la carne de pavo contiene también mucho selenio, que

Detalles sobre los estudios

El consumo de pavo mejora el reequilibrio de las grasas de nuestras células.

En un estudio se comprobó que gente que tenía mucho colesterol y seguía un régimen particular en el que tenía que comer cada día 170 g de carne blanca del pavo conseguía reducir su colesterol malo LDL y aumentar el bueno HDL.

Otro estudio demostró que el consumo diario de entre 175 y 330 g de carne blanca no causa agregación plaquetaria.

> Nutritivo y ligero (contiene poca grasa mala)

> Proteínas, grasa buena

> Aminoácidos de la alegría de vivir y del «dopaje natural»

> Vitaminas y minerales

protege contra el estrés oxidativo que contribuye al desarrollo de enfermedades cardiovasculares.

¡Dopante!: el pavo y los volátiles de plumas en general aportan tirosina, útil para la fabricación de la dopamina, otro neurotransmisor que controla las ganas de vivir y el humor. Si la tasa de dopamina baja en el organismo, es que falta este recurso.

SUS BENEFICIOS NUTRICIONALES

Recordemos, de paso, que todas las carnes son oxidantes, es decir, que su índice ORAC es elevado, mientras que los vegetales son antioxidantes.

Con 100 g de pavo se consigue el 55% de la cantidad diaria recomendada de proteínas para el hombre, siendo el 10% de ellas ácidos grasos saturados, 8% monoinsaturados, 13% poliinsaturados, 100% vitamina B3, 60% vitamina B12, 30% fósforo y 18% selenio.

CONSEJOS PRÁCTICOS

¿Cómo elegirlo?

Es preferible el pavo rojo o biológico, señal de mejor calidad. Sin embargo, las etiquetas no son una garantía suficiente, por lo que lo ideal es encontrar una pollería de confianza que nos pueda asegurar el origen de sus productos. Es mejor que compres menos, pero de mayor calidad porque, aunque resulte algo más caro, saldrás ganando.

¿Cómo consumirlo?

El pavo es un plato tradicional en Navidad, pero está disponible todo el año y existen multitud de recetas.

La escalopa de pavo se prepara muy fácilmente en la sartén, con un poco de aceite de oliva, y ¿por qué no añadirle unas cebolletas para disolver después en crema fresca o en crema de soja (más ligera)?

¿Cómo conservarlo?

Siempre es preferible conservarlo el menor tiempo posible. De todas formas, en el frigorífico se puede guardar entre dos y tres días. No hay que dejar nunca el pavo cocinado más de dos horas a temperatura ambiente. Para los que desean comer ligero, es mejor retirar la piel después de cocinarlo. Un consejo válido para todas las aves.

100 g de pavo al horno con la piel te aportan:

155 kcal

30 g de proteínas

7 g de lípidos

0 g de glúcidos

0 g de fibra

Índice glucémico: 0

Índice PRAL: 15

~ LOS CARACOLES ~

El hombre prehistórico ya comía caracoles y en la Edad Media se consideraban carne magra.

Poco a poco, los caracoles han ido desapareciendo de los terrenos agrícolas por culpa del empleo de pesticidas.

LO MÁS SANO

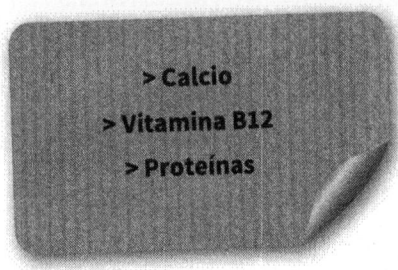

> Calcio

> Vitamina B12

> Proteínas

El calcio: este plato, suculento para algunos (depende sobre todo de la salsa que los acompaña) aporta una cantidad considerable de calcio. Actualmente, muchos consumidores influidos sobre todo por el *marketing* eficaz de los productores de leche, no imaginan que haya otras fuentes para obtener el calcio. He aquí una lista por orden decreciente de los productos ricos en calcio (por 100 g): algas marinas (1.000-2.000 mg), sardinas (380 mg), col (350 mg), soja (250 mg), berros (210 mg), perejil (200 mg), avellanas (200 mg), caballa (200 mg), caracoles (170 mg), higos (160 mg), garbanzos (148 mg), yema de huevo cruda (135 mg) y leche de vaca (125 mg).

Otros minerales y vitaminas: los caracoles son más ricos en hierro y en magnesio. Aviso a los que se sienten cansados: los caracoles os pueden ayudar; el proceso es lento pero seguro. Aportan también vitaminas A, B1, B2, B3, B6, B9, B12, C, D y E. Sin olvidar los minerales: calcio, cobre, hierro, yodo, magnesio, manganeso, fósforo, potasio, sodio y zinc.

Y esto no es todo: el caracol es también un buen proveedor de proteínas, pocas grasas y un poco de colesterol… ¡Nadie es perfecto!

SUS BENEFICIOS NUTRICIONALES

Con 100 g de caracoles se cubre más del 20% de la cantidad diaria recomendada de calcio, el 25% del hierro, más del 65% de magnesio, el 20% de fósforo, más del 30% de zinc, más del 700% de vitamina B12, el 25% de vitamina B6 y más del 20% de vitamina D.

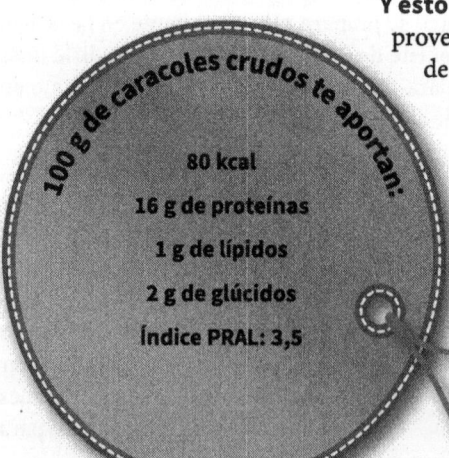

100 g de caracoles crudos te aportan:

80 kcal

16 g de proteínas

1 g de lípidos

2 g de glúcidos

Índice PRAL: 3,5

Detalles sobre los estudios

¿El caracol es una carne o un molusco? No se puede clasificar y la Unión Europea tampoco lo clasifica. El psicoanalista Carl Jung dijo que el caracol es la representación de uno mismo en los sueños, siendo el interior el inconsciente y la concha la consciencia.

CONSEJOS PRÁCTICOS

¿Cómo elegirlos?

Los caracoles de cría no son a priori tóxicos. En cambio, se recomienda purgar durante 15 días los caracoles salvajes para no verse afectados por las plantas o sustancias tóxicas que pudieran haber consumido: boj, bonetero, metales pesados... Se encuentran también en conserva o congelados, incluso rellenos de mantequilla de ajo, listos para comer.

¿Cómo consumirlos?

Si los coge uno mismo y los cocina uno mismo, tiene que seguir el proceso de preparación recomendado (hacerles ayunar, purgarlos, etc.): sumérgelos después en agua hirviendo de dos a cinco minutos con cuidado antes de pasarlos por agua fría y desconcharlos con ayuda de un palillo... Los caracoles se marinan de maravilla con mantequilla de ajo y perejil.

¿Cómo conservarlos?

Hay que seguir las instrucciones de las latas o de la bolsa de congelación.

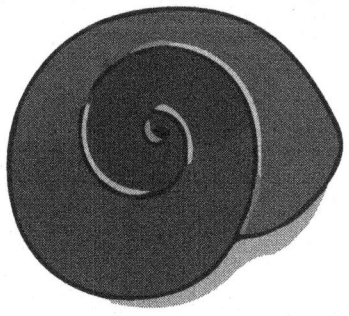

~ EL CONEJO ~

E s una carne magra rica en proteínas, presente en todo el mundo, que forma parte de diversas recetas de platos tradicionales, pero está un poco olvidada por los cocineros de hoy en día.

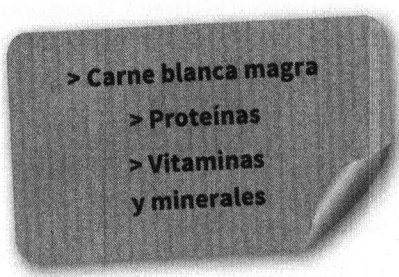

> Carne blanca magra
> Proteínas
> Vitaminas y minerales

La carne de conejo está bien provista de vitaminas B2, B3, B5, B6, B9 y B12, pero también de minerales: fósforo, hierro, zinc y selenio.

LO MÁS SANO

Sus grasas: la grasa del conejo está compuesta un 40% de grasas saturadas, un 35% de ácidos grasos monoinsaturados y un 25% de ácidos grasos poliinsaturados. Entre estos últimos figuran dos ácidos grasos esenciales que el organismo no puede sintetizar por sí solo: el ácido linoleico (de la familia de los omega-6) y el ácido alfa-linolénico (de la familia de los omega-3). De todas formas, la cantidad de omega-3 depende de la forma en que hayan sido criados, matados y cocinados, porque estos ácidos son muy sensibles al calor. Algunos criadores complementan la alimentación de sus conejos con omega-3.

Para comparar: la cantidad de ácidos grasos saturados (los que bloquean las arterias) que aporta el conejo es mayor que la de la ternera o el pollo, pero menor que la que proporcionan las carnes rojas en general, como el cerdo, el buey y el cordero. El conejo contiene una cantidad baja de colesterol en comparación con las carnes rojas.

Detalles sobre los estudios

Los estudios demuestran que los lípidos del conejo presentan una cantidad de ácidos grasos capaces de disminuir el colesterol sanguíneo dos veces superior a los ácidos grasos que lo hacen aumentar. Esto permite afirmar que el efecto anticolesterol de la carne de conejo es superior al de las otras carnes. Las posibles consecuencias negativas de su ácido graso palmítico con los riesgos de colesterol malo son en parte compensadas por la presencia del ácido linoleico que combate este colesterol malo. Para mejorar aún más este efecto, se puede añadir al cocinarlo aceite de oliva, rico en ácido oleico.

Atención: las grasas saturadas en exceso no son buenas, porque los estudios han demostrado una relación entre el consumo de grasas saturadas y el aumento de riesgo de cáncer de esófago y de colon.

Sus proteínas: el conejo es especialmente rico en lisina, histidina, treonina, leucina, fenilalanina y arginina, todos ellos aminoácidos necesarios para el crecimiento y la regeneración celular. Esto hace que sea fácil de digerir. Su carne es tierna por su bajo contenido en elastina.

SUS BENEFICIOS NUTRICIONALES

El conejo es rico en vitamina B6, importante para la fabricación de glóbulos rojos y para el buen funcionamiento del sistema inmunitario. Su contenido en hierro es dos veces superior al del pollo.

El hígado de conejo es una buena fuente de vitamina A y de selenio, un poderoso antioxidante.

CONSEJOS PRÁCTICOS

¿Cómo elegirlo?

Para beneficiarse de los nutrientes del conejo de calidad, hay que comprarlo en una pollería de confianza o en un productor local que te pueda asegurar la alimentación que han recibido, la forma en que han sido criados y las posibles certificaciones.

¿Cómo consumirlo?

Para reforzar su sabor, se puede dejar marinando toda la noche previa a la preparación.

Se debe cocinar a fuego lento a fin de conservar todos sus nutrientes. Combina bien con ciruelas, zanahorias o puerros y olivas, cocinados junto con el conejo. Antes de añadir el agua y las especias, se puede dorar el conejo con un poco de aceite de oliva.

¿Cómo conservarlo?

Lo ideal es cocinarlo en los dos o tres días después de la compra y siempre guardándolo en el frigorífico.

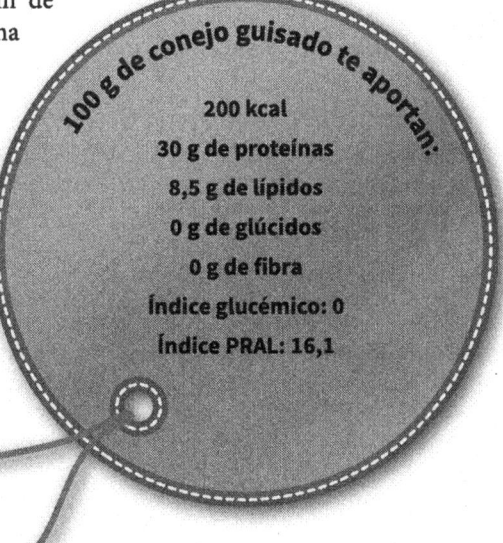

100 g de conejo guisado te aportan:

200 kcal
30 g de proteínas
8,5 g de lípidos
0 g de glúcidos
0 g de fibra
Índice glucémico: 0
Índice PRAL: 16,1

~ LOS HUEVOS ~

«**M**i médico me ha prohibido los huevos», suele decir la gente. Sin embargo, los huevos son buenos, su asimilación es fácil, son ricos en proteínas y estimulan el hígado.

Corre el rumor de que los huevos aumentan el colesterol. Sí, es verdad: ¡sobre todo el bueno!

LO MÁS SANO

> Proteínas de los aminoácidos bien repartidas

> Ningún problema de colesterol

> Buenos para la tensión: vitamina B12, colina

Sus proteínas: son proveedores de los aminoácidos que participan en la fabricación de nuestras células. Las proteínas contenidas en los huevos son «completas», ya que contienen una proporción óptima de los nueve aminoácidos esenciales para el organismo. En el capítulo de los garbanzos se puede ver una tabla que presenta la cantidad de proteínas y el reparto de aminoácidos del huevo comparado con la carne, la soja, los garbanzos y las lentejas. En este sentido, los huevos pueden sustituir a la carne. Su albúmina es una proteína esencial para la vida. La cantidad proteica del huevo es tal que se utiliza como alimento de referencia para evaluar la cantidad de otras proteínas alimentarias.

Minerales y vitaminas: el huevo proporciona una buena cantidad de fósforo, zinc y vitaminas A, B5 y E. La biotina, la vitamina B8, muy útil y que está presente en la yema, es destruida por la avidina de la clara de huevo cruda. Este fenómeno no se da cuando el huevo está cocido.

Bueno para los nervios: hay en el huevo una vitamina inexistente en los vegetales, la vitamina B12, que fabrica la mielina, capa que recubre los axones de los nervios. Las vitaminas B6 y B9, también presentes en el huevo, son beneficiosos para el sistema nervioso. El huevo es también una fuente excelente de lecitina y de colina, precursora de la acetilcolina, un neurotransmisor fundamental que tiene funciones muy importantes: ayuda a propagar el flujo nervioso, interviene en la creatividad, la ira, la agresividad, la atención, el aprendizaje, la sed, la sexualidad, la cantidad de sueño y la gestión del pensamiento. La lentitud mental es una señal clara de su disfunción, como ocurre en las enfermedades del Parkinson o del Alzheimer, que afectan al sueño.

Sobre todo vitamina D: los vegetales no aportan vitamina D, pero el sol se ocupa de ello y la piel la metaboliza. Los huevos están entre las pocas fuentes que aportan esta vitamina, junto con los productos lácteos. El huevo contribuye también a la metabolización del calcio y, por tanto, combate la osteoporosis.

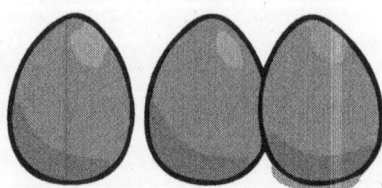

Un ácido «especial»: el ácido aracidónico es un ácido graso que proviene directamente de la yema de huevo y de las grasas animales. Asegura la cicatrización y reduce las alergias, pero su exceso provoca artritis, eccemas, psoriasis y algunas enfermedades autoinmunes.

Antioxidantes: la yema de huevo contiene dos poderosos antioxidantes de la familia de los carotenoides: la luteína y la zeaxantina.

SUS BENEFICIOS NUTRICIONALES

Un huevo aporta el 25% de la cantidad diaria recomendada de selenio, un antioxidante que, junto con la vitamina E del huevo, permite prevenir problemas cardíacos. Un huevo aporta el 50% de las necesidades diarias de vitamina B12.

CONSEJOS PRÁCTICOS

Un huevo pasado por agua de 50 g te aporta:

71 kcal
6 g de proteínas
5 g de lípidos
1 g de glúcidos
0 g de fibras
Índice glucémico: 0
Índice PRAL: 4
(por 100 g)

¿Cómo elegirlos?

Los huevos de gallinas criadas en granjas en batería no proporcionan los mismos beneficios que los huevos biológicos, que son mucho mejores. Al comprarlos, hay que comprobar que no estén rotos, dañados o viejos.

¿Cómo consumirlos?

Si el huevo es fresco y de buena calidad, la yema se puede consumir cruda. Para evitar los riesgos de contaminación, hay que lavarse las manos y los utensilios de cocina después de haber manipulado carne o pescado y antes de tocar los huevos.

¿Cómo conservarlos?

Hay que guardarlos en la parte baja del frigorífico, con el lado puntiagudo hacia abajo.

Detalles sobre los estudios

Los huevos contienen colesterol bueno y malo en buenas proporciones.

Un estudio médico realizado con 110.000 personas con buena salud ha demostrado que el consumo de un huevo diario no tiene ninguna incidencia sobre el riesgo cardiovascular y la creación de ateroma, que origina problemas en el flujo sanguíneo.

Otros estudios afirman además que los alimentos ricos en colesterol no afectan al buen equilibrio en la sangre. Dicho esto, más vale vigilar un poco el consumo de grasas saturadas. Es bueno saber que los huevos biológicos contienen hasta diez veces más grasas buenas que los huevos industriales y son naturalmente ricos en omega-3.

~ EL CERDO ~

El cerdo es una carne roja de fama discutida, porque se dice que los productos más baratos son de menor calidad.

La carne de cerdo se considera magra, más aún cuando la tendencia es producir cerdos menos grasos y seleccionar las piezas más magras.

LO MÁS SANO

Su grasa: en el cerdo, los lípidos intramusculares tienen una proporción de ácidos grasos poliinsaturados y ácidos grasos saturados más elevada que en los rumiantes buey y cordero en cuanto a su contenido de grasas esenciales como el ácido linoleico y el ácido alfa-linolénico (los omega-3). Es importante. El cerdo tiene menos grasas poliinsaturadas que otras carnes rojas y más ácidos monoinsaturados oleicos que el pollo.

Sus proteínas: esta carne está llena de aminoácidos: glutamina, asparagina, alanina, arginina, lisina, leucina y valina.

Minerales y proteínas: la carne de cerdo no está exenta de minerales. Contiene por orden de importancia, en cuanto a nuestras necesidades: fósforo, zinc, selenio y hierro. Rebosa también de vitaminas: B1 (para el nervio óptico), B2, B3, B5, B6 y B12, todas ellas con efectos calmantes.

¿Y crudo?: el cerdo se adapta bien a esta recomendación de consumir con moderación la carne cruda para evitar la degradación nociva de las grasas y de los pesticidas en la cocción: jamón crudo, salchichón, beicon (no demasiado).

Detalles sobre los estudios

Como todas las carnes, la trazabilidad de la carne de cerdo está estrechamente controlada a fin de evitar problemas sanitarios. La higiene debe ser perfecta, desde el productor hasta el consumidor final.

Un estudio reciente que recoge las conclusiones de una cincuentena de investigaciones demuestra que el consumo de carne roja magra asociada a las dietas de grasas saturadas sanas puede contribuir a disminuir el colesterol sanguíneo y el riesgo de enfermedades cardiovasculares. De todas formas, los resultados de otro estudio reciente demuestran que el consumo de carne roja transformada con sales, humos, nitritos o nitratos tiene una relación directa con el aumento del riesgo de cáncer de colon por la exposición a las tan nocivas nitrosaminas. ¡Aviso para los grandes consumidores de carne!

SUS BENEFICIOS NUTRICIONALES

Comiendo 100 g de carne de cerdo se cubre el 45% de la ración diaria requerida de proteínas.

CONSEJOS PRÁCTICOS

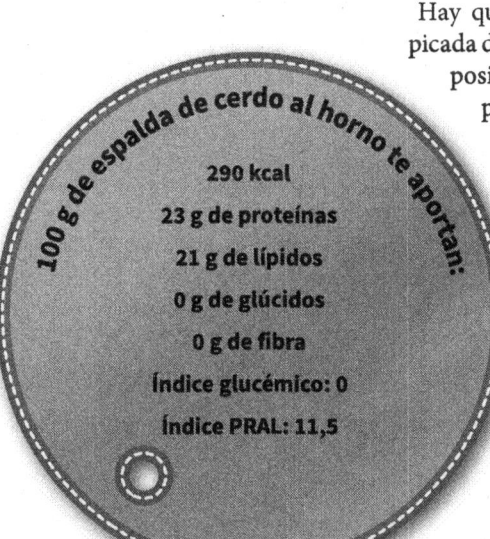

¿Cómo elegirlo?

Es mejor consumir las piezas menos grasas. Si los cerdos comen, por ejemplo, alimentos a base de omega-3 como los granos de lino, encontrarás esos omega-3 en su carne.

En cuanto a los embutidos (que se deben comer preferentemente crudos), hay que vigilar que sean de una calidad irreprochable: sin nitritos (aunque se conserven menos tiempo) y ahumados en ahumadores y no en líquido. Pide consejo a un buen charcutero.

¿Cómo consumirlo?

Teniendo en cuenta las mejoras y controles que hay hoy en día sobre la cría del cerdo, que han erradicado casi del todo los parásitos, se puede cocinar la carne de cerdo rosada. También las chuletas y el filete son muy tiernos. Utiliza carne picada de cerdo para hacer salchichas añadiendo algunas especias, para rellenar tomates o para hacer una buena *moussaka*.

¿Cómo conservarlo?

Hay que conservarlo en el frigorífico. La carne picada de cerdo debe cocinarse lo más rápidamente posible, en un día como máximo. Las otras piezas (chuletas, rustido, escalopa, filete...) pueden conservarse dos o tres días en la nevera. Los embutidos crudos de calidad se conservan menos tiempo que los industriales. Se puede comprar un jamón curado entero y consumirlo poco a poco, guardándolo siempre en una bodega (tres o cuatro meses) o en un lugar de temperatura fresca, envuelto en su envase de origen o en un tejido de algodón.

100 g de espalda de cerdo al horno te aportan:

290 kcal

23 g de proteínas

21 g de lípidos

0 g de glúcidos

0 g de fibra

Índice glucémico: 0

Índice PRAL: 11,5

~ EL POLLO ~

as granjas industriales ofrecen pollos de 30 días mientras que las tradicionales los producen en 90 días, lo que nos da una idea de las diferencias de calidad que pueden existir entre ambos.

> > Proteínas
> > Carne blanca, por tanto menos grasas saturadas
> > Minerales y vitaminas

La carne de pollo es de las más buenas y de las menos caras. En general, las carnes blancas contienen menos grasas saturadas (30%) que las rojas (50%) y son mejores para la salud.

LO MÁS SANO

Sus grasas: en un pollo al horno cocido con la piel, las grasas se reparten de la siguiente manera: 28% de grasas saturadas, 40% de grasas monoinsaturadas (de ellas más del 80% son omega-9), 22% de grasas poliinsaturadas (de ellas más del 85% son omega-6, ácido linoleico, y un 4% son omega-3, ácido alfa-linolénico). Con o sin la piel, el reparto de grasas saturadas, monoinsaturadas y poliinsaturadas es prácticamente el mismo, lo que cambia es la cantidad total de grasas absorbidas, porque la piel es muy grasa.

Proteínas: el pollo es rico en aminoácidos esenciales y en ácido glutámico, un aminoácido no esencial.

Este último es el precursor del GABA (ácido y-aminobutírico), un neurotransmisor esencial que controla el ritmo, la estabilidad y el sistema nervioso central. Interviene en la manera de gestionar el estrés. En caso de carencia de GABA, se pueden presentar neurastenias, distonías neurovegetativas, gran fatiga o mal funcionamiento del sistema neurovegetativo que inerva todos nuestros órganos.

Minerales y vitaminas: el pollo ofrece un buen aporte de fósforo, zinc (ayuda a cicatrizar, potencia las hormonas sexuales), selenio (antioxidante), hierro, magnesio, potasio y cobre (antiinflamatorio). Pero también vitaminas B1 (para el influjo nervioso), B2, localizada en la parte más oscura de la carne, B3 (ayuda a fabricar la energía), B6 (para los neurotransmisores), B12 (para los glóbulos rojos) y D (interviene en la metabolización del calcio y del fósforo).

Medicina china: el pollo puede ser recomendado en caso de desequilibrio del bazo y del páncreas, en especial para problemas de diarrea y retención de líquidos. Además, la tradición popular china aconseja, en caso de gripe o de resfriado, comer sopa de pollo mezclada con ingredientes antisépticos como la pimienta, el clavo, la cebolla y el ajo.

Detalles sobre los estudios

Los estudios indican que dar prioridad a las carnes menos ricas en grasas saturadas como el pollo ayuda a reducir el colesterol alto, el sobrepeso y la diabetes tipo 2 con complicaciones renales.

La cocción de las carnes, sobre todo si es a una temperatura elevada durante un largo periodo de tiempo, por ejemplo, freírlas por encima de 200 °C, provoca la formación de aminos heterocíclicos, que son cancerígenos. Los investigadores han comprobado que si se añade un marinado (vino tinto, azúcar moreno, aceite de oliva, vinagre de sidra, ajo, mostaza, zumo de limón y sal) se reduce significativamente la formación de aminos durante la cocción del pollo.

SUS BENEFICIOS NUTRICIONALES

Comiendo 100 g de pollo al horno con piel se cubre el 50% de la ración diaria recomendada para un adulto de proteínas, el 15% de ácidos grasos saturados, el 100% de vitamina B3, el 35% de selenio y el 22% de zinc.

CONSEJOS PRÁCTICOS

¿Cómo elegirlo?

Los granjeros buscan la calidad: actualmente encontramos el pollo de etiqueta roja. Pide consejo a tu pollero para evitar pesticidas y antibióticos: muchos profesionales ofrecen buenos pollos criados y alimentados en buenas condiciones.

¿Cómo consumirlo?

Rustido al horno es delicioso, sobre todo si lo haces con una gran cantidad de acompañamiento: ciruelas, orejones, pasas, zanahorias, apio, patatas, limón, pimientos, higos secos o frescos, hierbas, especias... Hay muchas variedades. Pon la temperatura del horno a 180 °C y riega el pollo de vez en cuando con aceite de oliva, e irá soltando su líquido. El pollo estará listo cuando el jugo sea de color claro.

¿Cómo conservarlo?

Un pollo cocinado se puede conservar hasta tres días en el frigorífico, dos días si es crudo.

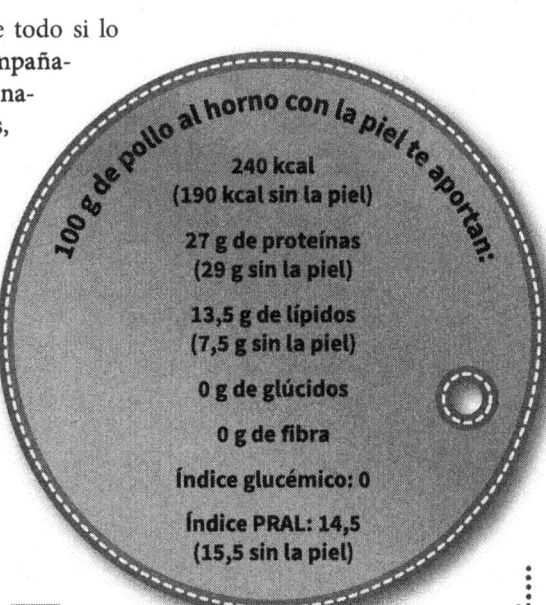

100 g de pollo al horno con la piel te aportan:

240 kcal
(190 kcal sin la piel)

27 g de proteínas
(29 g sin la piel)

13,5 g de lípidos
(7,5 g sin la piel)

0 g de glúcidos

0 g de fibra

Índice glucémico: 0

Índice PRAL: 14,5
(15,5 sin la piel)

~ LA TERNERA ~

La ternera, una vaca joven de entre cinco y ocho meses, es una carne magra excelente, incluso muy magra, que aporta buenas cantidades de vitaminas y minerales; por suerte, la siniestra ternera hormonada de la década de los 80 ya no existe.

Si estás en baja forma, recupérala inmediatamente tomando hígado de ternera. En general, el hígado de los animales (ternera, buey, pero también pollo…) contiene una gran concentración de hierro y selenio, pero también de vitaminas A, B2, B3, B5, B6, B9 y B12.

LO MÁS SANO

Sus grasas: la ternera aporta poca grasa y, en especial, ácidos grasos saturados, los cuales representan menos del 30% de su contenido total de grasas. Los 6,2 g de lípidos que tienen 100 g de carne se reparten en: 2,7 g de grasas saturadas, 2,5 g grasas monoinsaturadas y 0,4 g grasas poliinsaturadas. Aunque entre sus ácidos grasos está el ácido palmítico, la fuerte presencia de ácido oleico contrarresta sus efectos negativos. En efecto, el ácido oleico, un ácido graso monoinsaturado de la familia de los omega-9, puede favorecer un mejor control de las enfermedades cardiovasculares (como el aceite de oliva, el campeón del ácido oleico). Contiene también selenio, un antioxidante fundamental, lo que le confiere la ventaja de proteger al corazón.

Sus proteínas: la ternera es un concentrado de proteínas: 100 g de escalopa de ternera aportan el 70% de las proteínas que se recomienda tomar diariamente a un adulto.

Detalles sobre los estudios

El selenio de la ternera previene las enfermedades oxidativas (del estrés oxidativo) que perjudican a las arterias, provocan enfermedades cardiovasculares y disminuyen los índices sanguíneos de homocisteína, una proteína que es un factor de riesgo cardiovascular. Un estudio clínico realizado con jóvenes adultos ha comprobado que, contrariamente al ácido palmítico, el ácido oleico favorece la oxidación de la grasa, es decir, transforma las reservas de grasa en una fuente de energía.

100 g de escalopa de ternera te aportan:

190 kcal

37 g de proteínas

3,2 g de lípidos

0 g de glúcidos

0 g de fibra

Índice glucémico: 0

Índice PRAL: 18 (hígado de ternera: 23)

Comparada con el buey: teniendo un valor calórico parecido y la misma cantidad de proteínas, la ternera contiene menos lípidos, ácidos grasos saturados y colesterol. En cambio, el buey contiene más hierro, selenio, cobre y manganeso. El hígado y los riñones de la ternera son más suaves de sabor que los del buey.

Vitaminas y minerales: los minerales están muy presentes en la ternera en cuanto a nuestras necesidades diarias: fósforo, hierro, zinc, cobre, selenio, potasio, calcio, sodio, magnesio y manganeso. Además, las vitaminas también son abundantes: B1, B2, B3, B5, B6, B9, B12, D y E.

SUS BENEFICIOS NUTRICIONALES

Su hígado aporta muchos minerales de fácil asimilación: 100 g de hígado de ternera cubren el 75% de las necesidades de **hierro de un hombre** adulto, el 35% de las de una mujer, el 100% de las **necesidades de zinc** de un hombre, el 150% de las de una mujer, el 750% de **las necesidades** de cobre de un hombre y el 1.000 de las de una mujer, y el 35% de las necesidades de selenio. Pero también el 1.000% de las **necesidades de** vitaminas A y B12, más del 100% de las vitaminas B2 y B5, y el 120% de las necesidades de vitamina B3.

CONSEJOS PRÁCTICOS

¿Cómo elegirla?

Es preferible la ternera biológica o criada en buenas condiciones, como la de etiqueta roja, que garantiza que la ternera se ha alimentado de su madre hasta los tres meses. También se pueden comer los sesos, el hígado, la médula, los riñones y las mollejas.

¿Cómo consumirla?

Rustida, estofada, escalopa a la milanesa rebozada con pan rallado y acompañada de salsa de tomate o de un pisto ligero, con espaguetis, etc.

¿Cómo conservarla?

Puede conservarse hasta dos días en el frigorífico, todo depende de lo fresca que sea en el momento de comprarla.

100 g de chuleta de ternera te aportan:

188 kcal

31 g de proteínas

6,2 g de lípidos

0 g de glúcidos

0 g de fibra

Índice glucémico: 0

Índice PRAL: 18

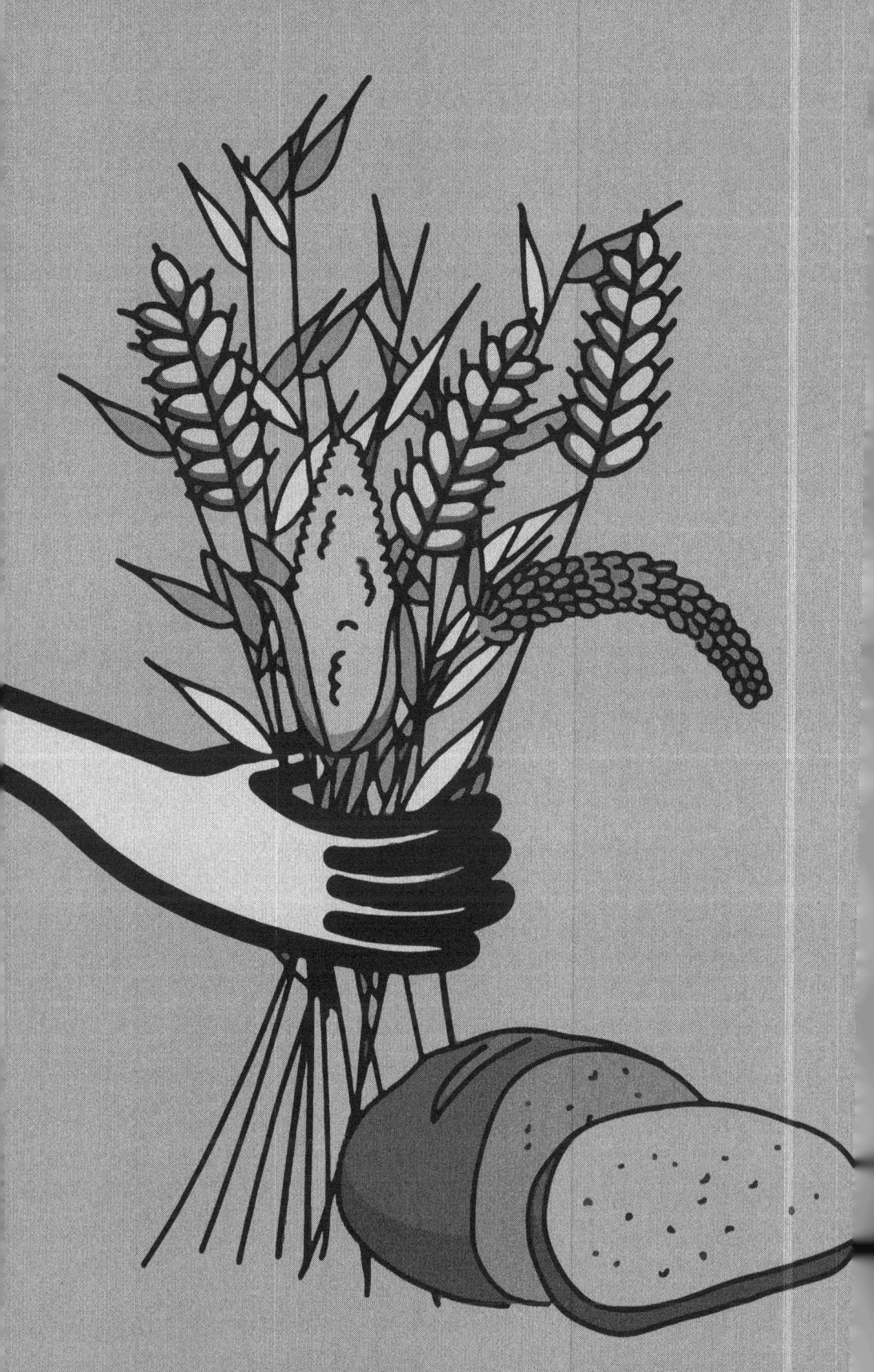

~ FÉCULAS ~

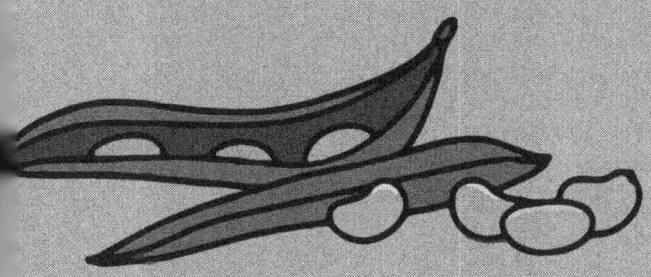

~ LA AVENA ~

> **> Energética**
> **> Fibras, proteínas**
> **> Buen antioxidante**

La avena es un buen alimento energético que, igual que los otros cereales, alimenta el bazo, base de nuestra energía vital.

La avena se puede consumir en forma de leche (ver el apartado de las leches vegetales), en salvado y en copos.

Es interesante destacar que, de todos los cereales, la avena es la más rica en grasas, sobre todo insaturadas. Este cereal contiene también más proteínas que los demás, así como un estrógeno vegetal.

LO MÁS SANO

Propiedades energéticas: fortificante, combate la fatiga, la astenia y la depresión, y favorece el crecimiento del niño. Ligeramente sedativa, se utiliza en casos de insomnio ligado al agotamiento intelectual. Refrescante, diurética, hipoglucémica, estimula también la tiroides y el páncreas.

Fibras solubles: además de saciar muy rápidamente, facilitan el tránsito intestinal y contribuyen a reducir el colesterol (disminuyendo la absorción intestinal del colesterol ingerido).

Vitaminas y minerales: el salvado de avena es una excelente fuente de fósforo (materia prima del esqueleto, los dientes, el ADN…) y de manganeso (cofactor de múltiples enzimas del organismo y antioxidante). Las cantidades de hierro, selenio y vitamina B1 son también muy interesantes.

Detalles sobre los estudios

Numerosos estudios confirman el gran valor nutritivo de los gérmenes y de los granos de cereales enteros no refinados (salvado), muy ricos en antioxidantes, vitaminas y minerales.

Actualmente, varios autores no recomiendan el consumo de avena debido a las diversas mutaciones genéticas que se han realizado. Según investigadores, sólo el mijo, el trigo sarraceno, la espelta, la quinoa y el arroz son buenos cereales.

El ácido fítico de los granos de cereales es al mismo tiempo beneficioso y perjudicial: por su acción antioxidante contribuye a disminuir el riesgo de cáncer de colon y enfermedades del corazón, pero también impide la absorción de determinados minerales.

Proteínas: la avena aporta proteínas vegetales: unos 50 g cubren el 18% de las necesidades diarias de proteínas de la mujer y el 14% del hombre. Como ocurre con los otros cereales, la avena tiene que complementarse con leguminosas a fin de obtener un equilibrio perfecto del conjunto de aminoácidos.

Medicina china y macrobiótica: recomiendan los cereales. El *gu qi* (energía de los alimentos) se transforma en el *qi* del organismo (energía vital). En la medicina china, el bazo es el órgano central del proceso de la digestión, ya que el estómago extrae el *qi* de los alimentos y el bazo (junto con el páncreas) los dirige, transforma y transporta el *qi*.

SUS BENEFICIOS NUTRICIONALES

50 g de avena te aportan:
195 kcal
8,5 g de proteínas
3,5 g de lípidos
33 g de glúcidos
5,3 g de fibra
Índice glucémico: 40 (salvado de avena: 15, copos de avena crudos: 40, papilla de copos de avena: 60)
Índice PRAL: 13,3 (por 100 g)
Índice ORAC: 1.708 (por 100 g)

Comiendo 50 g de copos de avena se cubre el 20% de las necesidades diarias de hierro, el 10% de los omegas, el 60% de los glúcidos y el 17% de las vitaminas B1 y B3.

CONSEJOS PRÁCTICOS

¿Cómo elegirla?

La avena se puede encontrar en granos enteros, en harina, en salvado (envoltorio del grano), en copos o en leche. Prioriza los productos de origen biológico y evita las mezclas tipo muesli, que llevan mucho azúcar añadido.

¿Cómo consumirla?

Se consume en granos enteros como el arroz, pero también en harina en las preparaciones donde se suele utilizar el trigo. También se puede confeccionar uno mismo el propio muesli mezclando copos de avena, frutos secos y oleaginosos.

Un laxante natural: a ciertas dosis, la avena puede, como todos los otros cereales, ser laxante. Si quieres beneficiarte de este efecto, hierve 20 g de copos de avena en un litro de agua durante una hora y bebe dos boles del líquido obtenido cada día.

¿Cómo conservarla?

La harina de avena debe obligatoriamente conservarse en un lugar seco y se ha de consumir lo antes posible, aunque en el paquete indique otra cosa, a fin de evitar la pérdida de nutrientes. Los mejor sería hacer tu propia harina a partir de los granos enteros y con ayuda de un molinillo de harina. Los granos enteros y los copos al vacío pueden conservarse varios meses en lugar seco y sin luz.

~ EL TRIGO ~

He aquí un cereal que parece ser imprescindible.

¿Nuestro consumo de trigo no es demasiado elevado? Sin embargo, este cereal tiene sus riquezas.

> **> Energético**
> **> Rico en minerales**
> **> Es mejor comer menos, pero de buena calidad y en todas sus formas**

LO MÁS SANO

Antioxidante: el trigo contiene compuestos fenólicos (ácido ferúlico, lignina, arquilresorcinoles), carotenoides y vitamina E, que le confieren un poder antioxidante muy importante. Pero lo esencial se encuentra concentrado en la capa protectora o gruma del grano (salvado) y en el germen (ambos representan el 20% del peso total); la harina de trigo es, en general, pobre en antioxidantes.

El trigo germinado: el trigo es preferible en crudo, en grano germinado o en brote; las personas alérgicas al gluten no lo son al trigo germinado. El potencial nutritivo del trigo aumenta cuando se germina. Uno mismo puede hacer germinar los granos de trigo en casa.

Los «buenos» alimentos obtenidos del trigo: el aceite de germen de trigo concentra el 85% de ácidos grasos insaturados. El germen de trigo es muy rico en vitaminas del grupo B. Por su gran riqueza en fibras, el salvado de trigo es útil contra el estreñimiento o la colitis. Si se dejan reposar los granos de trigo germinados, se obtiene un brote, después un tallo verde del que se extrae el jugo, un auténtico concentrado de nutrientes.

Más generalmente: mejor consumir el trigo con moderación. A lo largo de los siglos, el hombre ha ido transformando el trigo para hacerlo más fuerte, más rentable… y, por eso, más indigesto. La enfermedad celíaca (intolerancia del gluten), provoca dolores abdominales, diarreas y estreñimiento crónico, náuseas, anemia… y afecta a más personas cada vez. Otras enfermedades inflamatorias crónicas del tubo digestivo (colitis, enfermedad de Crohn, hemorragias recto-colitis…) podrían estar también relacionadas con el consumo de gluten. Si sufres de problemas de este tipo, no comas harina de trigo. Algunas lesiones del intestino pueden llegar a desembocar en un cáncer.

SUS BENEFICIOS NUTRICIONALES

El salvado (capa protectora) o el germen de trigo contienen mucho fósforo, magnesio, hierro, manganeso, zinc, cobre, selenio, potasio y también vitaminas B1, B2, B3, B5, B6, B9, D, E, K, y mucha fibra.

Detalles sobre los estudios

El pan que más se consume es el blanco, que apenas contiene salvado, que es rico en fibras (celulosa), minerales, oligoelementos y vitaminas. Este pan es, por tanto, inútil, acidificante y desmineralizante por la digestión que requiere, y también es descalcificante. El índice glucémico y el índice insulínico son tan elevados como el del azúcar refinado. Si hay que comer pan, procura que sea preparado con levadura, cereales biológicos, agua de fuente y sal de Guérande.

En un estudio clínico realizado con sujetos que presentaban varios factores de riesgo de enfermedades cardiovasculares, añadieron durante cinco semanas a su dieta, ya rica en fibras alimentarias, un suplemento de fibras de trigo (de 10-20 g diarios) y observaron que la tasa de colesterol, la tensión arterial y la glucemia mejoraron notablemente.

Por su riqueza en antioxidantes y en fibras insolubles, el salvado de trigo podría tener un efecto favorable sobre el riesgo de padecer cáncer de colon.

CONSEJOS PRÁCTICOS

¿Cómo elegirlo?

El grano de trigo ha de ser, si es posible, de origen biológico.

El pan con levadura (la levadura es una pasta fermentada amarga) se conserva mucho más tiempo que el elaborado con levadura química o de panadería.

En las tiendas se encuentra el trigo en todas sus formas: salvado, gérmenes, granos germinados, copos…

¿Cómo consumirlo?

En granos enteros, el trigo puede cocerse de la misma forma que el arroz, añadiendo tres partes de agua por una de trigo (una hora y media de cocción). Los granos germinados se pueden añadir a las ensaladas mixtas. El salvado y los gérmenes de trigo se pueden espolvorear sobre los crudités.

¿Cómo conservarlo?

Los granos enteros se conservan mucho tiempo. La harina, se ha de consumir cuanto antes para preservar sus nutrientes y evitar la oxidación.

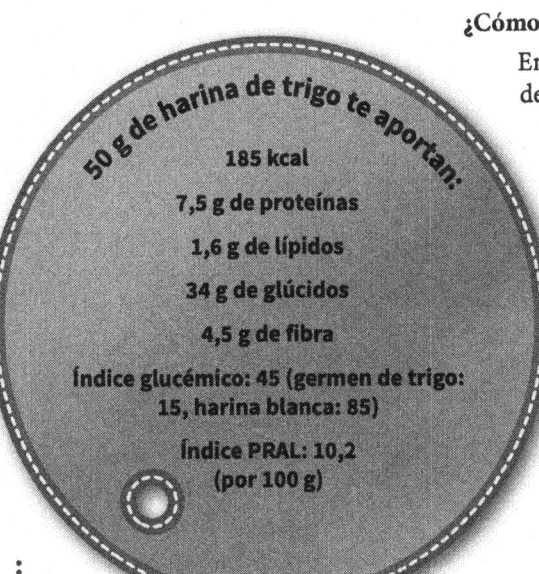

50 g de harina de trigo te aportan:

185 kcal

7,5 g de proteínas

1,6 g de lípidos

34 g de glúcidos

4,5 g de fibra

Índice glucémico: 45 (germen de trigo: 15, harina blanca: 85)

Índice PRAL: 10,2 (por 100 g)

~ LAS HABAS ~

Las habas son buenas leguminosas de verano, muy fáciles de cultivar y cuya recolecta es muy abundante.

Brotan en las vainas igual que los guisantes. Su textura es harinosa y untuosa. En tiempos pasados, se colocaba un haba de verdad en el roscón de Reyes.

Las féculas son una de las principales fuentes de energía alimentaria y ocupan un lugar importante en nuestra alimentación. Contienen gran cantidad de glúcidos complejos, como la amilosa (que le da un índice glucémico medianamente elevado) y la amilopectina (que se encuentra en los alimentos con un índice glucémico más bien elevado). La amilosa y la amilopectina son los dos compuestos que constituyen el almidón.

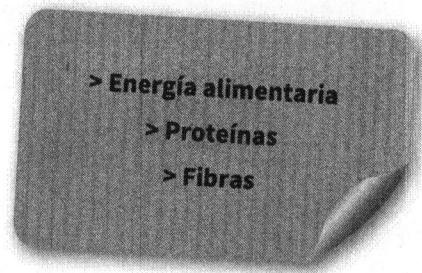

> **Energía alimentaria**
> **Proteínas**
> **Fibras**

Entre las féculas, se encuentran los cereales y las leguminosas, pero también los tubérculos (patata, boniato…).

Las lentejas, la soja, las habichuelas mungo, los garbanzos, las judías, las judías azuki, los guisantes secos, la alfalfa y las habas son leguminosas. Son necesarias para nuestra alimentación por su alto contenido de proteínas y aminoácidos esenciales. Pero pecan de tener sustancias difíciles de digerir como el ácido fítico: déjalas en remojo en un medio ligeramente ácido durante algunas horas antes de cocerlas.

Detalles sobre los estudios

Es innegable que el consumo de leguminosas tiene efectos beneficiosos al prevenir la diabetes, los problemas cardiovasculares y el cáncer de intestino. Los estudios así lo demuestran: las fibras solubles favorecen la normalización del colesterol, la glucosa y la insulina, y las fibras insolubles se transforman en ácidos grasos en el colon, alimentando y reforzando así sus paredes.

Las personas aquejadas de la enfermedad de Parkinson han conseguido mejorar sus síntomas comiendo habas (250 g de habas cocidas al día), ya que contienen L-DOPA, una sustancia utilizada como medicamento para el tratamiento de esta enfermedad.

Atención a las «alergias»: el consumo de habas provoca en algunas personas el «fabismo», una enfermedad caracterizada por crisis de anemia causada por la fragmentación de los glóbulos rojos. Esta anomalía genética muy frecuente origina un déficit de una enzima (glucosa 6-P deshidrogenada) que protege los glóbulos rojos del estrés oxidativo.

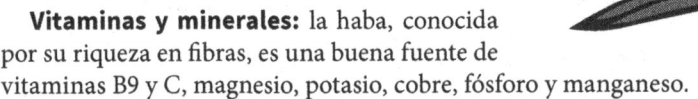

LO MÁS SANO

Vitaminas y minerales: la haba, conocida por su riqueza en fibras, es una buena fuente de vitaminas B9 y C, magnesio, potasio, cobre, fósforo y manganeso.

Información general: en la antigüedad sabían optimizar las virtudes de los cereales y las leguminosas. En los países de Oriente Medio se prepara el bulgur a partir del trigo germinado precocido y otros platos tradicionales a base de leguminosas germinadas. Por ejemplo, el *tumia* egipcio se hace con habas germinadas.

SUS BENEFICIOS NUTRICIONALES

Una ración de 100 g de habas crudas aportan el 50% de la cantidad diaria recomendada de vitamina C y 8 g de proteínas (lo que supone el 12% de la ración recomendada). Se ha de intentar, pues, reducir el consumo de grasas saturadas preparando platos de habas en lugar de carne.

CONSEJOS PRÁCTICOS

¿Cómo elegirlas?

Las habas están en el punto álgido de su sabor cuando son tiernas y bien verdes. Al final de la temporada, amarillean un poco y resultan más harinosas.

¿Cómo consumirlas?

Es mejor recolectar las habas frescas en el último momento. Se pueden comer en crudo una vez retirada su capa protectora. Cocidas, se preparan con cebollas, en puré, en ensalada, en potaje… Cuando están secas, hay que ponerlas toda la noche en agua para que sean más digestivas. A la hora de cocerlas, se pueden añadir algunas algas, así serán aún más digestivas y se cocerán en menos tiempo.

Régimen vegetariano: para compensar el no consumo de proteínas animales, los vegetarianos pueden añadir las leguminosas a su dieta, cuyas proteínas son pobres en metionina y **en trip**tófano, pero ricas en lisina (tres aminoácidos esenciales), también cereales y frutos secos, para así cubrir sus necesidades de prótidos.

¿Cómo conservarlas?

Si son frescas, las habas se conservan pocos días en la parte baja del frigorífico. Si son secas, se pueden conservar varios meses protegidas de la luz y de la humedad. Es una legumbre que se congela bien, ¡piénsalo!

50 g de habas te aportan:

35 kcal

2,76 g de proteínas

0,35 g de lípidos

5,78 g de glúcidos

2,07 g de fibras

Índice glucémico: 40 en crudo (65 cocidas)

Índice ORAC: 300 (por 100 g)

~ LAS ALUBIAS ~

Hay de todo tipo, color y con múltiples propiedades.

Roja, rosa o pinta, coco (jaspeada rosa), blanca, fríjol, de Lima…, las variedades disponibles son muy diversas.

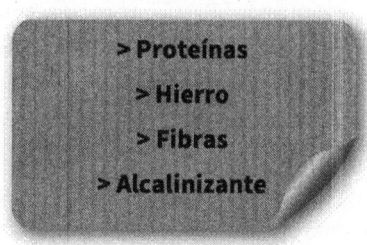

> Proteínas
> Hierro
> Fibras
> Alcalinizante

LO MÁS SANO

Vitaminas y minerales: se encuentran sobre todo en las alubias secas, en buena cantidad y por orden de importancia en cuanto a nuestras necesidades: hierro, manganeso, cobre, vitamina B9, fósforo, magnesio, zinc, vitamina B1, calcio, potasio, selenio, vitaminas B2, B5, B6 y E.

La importancia del color: el azuki es rico en proteínas, vitaminas del grupo B, calcio, magnesio, potasio, fósforo y hiero. El contenido de antioxidantes de las alubias difiere según las variedades: algunas se distinguen por su contenido elevado, como las alubias rojas y las negras. Las alubias blancas y rojas son una buena fuente de hierro (se recomiendan a las mujeres porque sus necesidades de hierro son mayores que las de los hombres). La alubia blanca es una excelente fuente de manganeso (un oligoelemento que actúa de cofactor de enzimas en diferentes procesos bioquímicos y participa indirectamente en la lucha del organismo contra los radicales libres).

Proteínas vegetales: las alubias secas son particularmente ricas en proteínas y una buena fuente de prótidos vegetales. El organismo renueva constantemente sus reservas de proteínas, que representan hasta el 50% de su peso seco, son un componente esencial de nuestras células y sirven para la construcción, la reparación y el funcionamiento de los órganos de nuestro cuerpo. Todas las enzimas son también proteínas. Entre los veinte aminoácidos que constituyen la base de las proteínas, doce son fabricados por nuestro cuerpo (de ellos algunos con ayuda del manganeso) y ocho (denominados «aminoácidos esenciales») tienen que obtenerse de los alimentos que ingerimos.

Información general: la alubia seca es reconstituyente, nutritiva, energética y diurética. Repara el sistema nervioso y es beneficiosa para los riñones. Las alubias de color rojo, como la alubia roja de Soissons y el azuki,

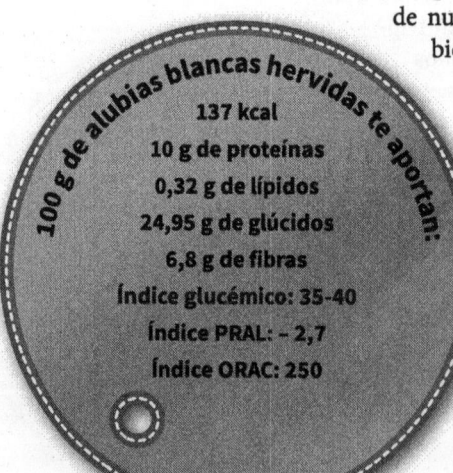

100 g de alubias blancas hervidas te aportan:

137 kcal
10 g de proteínas
0,32 g de lípidos
24,95 g de glúcidos
6,8 g de fibras
Índice glucémico: 35-40
Índice PRAL: - 2,7
Índice ORAC: 250

Detalles sobre los estudios

Las leguminosas tienen un papel importante en la prevención de enfermedades del corazón, cáncer de intestino grueso, diabetes y anemia, gracias a sus fibras, proteínas y minerales.

ayudan al corazón y al intestino, de color más bien blanco son buenas aliadas de los pulmones y del intestino grueso. Las de color verde, como las alubias denominadas «blancas», son útiles para el hígado y la vesícula biliar.

Algunas leguminosas como el azuki, un verdadero alimento medicinal, facilitan la diuresis. Además, favorecen el tránsito intestinal, desbloquean las heces, detienen las diarreas y los vómitos, y eliminan la acumulación de alimentos.

SUS BENEFICIOS NUTRICIONALES

Las alubias secas dan enseguida una sensación de saciedad.

Una ración de 100 g de alubias blancas cocidas aporta el 10% de la cantidad diaria recomendada de proteínas, el 5% de omega-6, el 39% de glúcidos, el 10% de B3, el 12% de B9, el 15% de fósforo, el 25% de hierro para el hombre y el 12% para la mujer.

CONSEJOS PRÁCTICOS

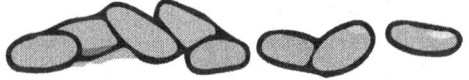

¿Cómo elegirlas?

Lo más jóvenes posible para que sean más digeribles.

¿Cómo consumirlas?

Para que sean más digeribles y evitar las flatulencias, además de dejarlas en remojo una noche, se pueden cocinar una primera vez durante 10 minutos, colarlas y continuar con la cocción.

El fríjol, una variedad de alubia blanca, no ha de dejarse en remojo con agua previamente.

Se pueden consumir en ensalada, puré, estofado, chile con carne…, estas preparaciones son muy nutritivas y poco caras.

Recuerda: las lectinas (proteínas) de las leguminosas son indigestas si se comen en crudo. Tienen que hervirse para evitar diarreas y vómitos.

¿Cómo conservarlas?

Las alubias secas se conservan en un recipiente estanco, en un lugar fresco y seco. Al cabo de un año, se digieren peor. Las semisecas se conservan una semana en su vaina en el frigorífico. No las desenvaines hasta que vayas a cocinarlas.

~ LAS LENTEJAS ~

Las lentejas forman parte de la alimentación humana desde la prehistoria.

La planta se cultiva por sus granos comestibles, redondos y aplanados, especialmente ricos en proteínas. Las lentejas forman parte de las leguminosas más digeribles.

LO MÁS SANO

> Alimento completo

> Proteínas vegetales

> Hierro, fibras, vitamina B9

> Sistema nervioso

> Amigas de las mujeres menopáusicas

Un índice glucémico bajo: el índice glucémico mide el aumento de glucemia (tasa de azúcar en la sangre) después de haber ingerido un alimento. Las personas diabéticas y las que tienen sobrepeso han de vigilarlo mucho. Todas las verduras y leguminosas tienen un índice glucémico diferente: el de un buen puré de patatas es de 80, mientras que el de un plato de lentejas es sólo de 25.

Proteínas vegetales, fibras y azúcares buenos: las lentejas son una de las leguminosas más ricas en proteínas, además de muy buena calidad nutricional. Su único punto débil es que son pobres en metionina, pero esto puede compensarse fácilmente con la soja, el arroz o el trigo. Los veinte tipos de aminoácidos a partir de los cuales las plantas y los animales fabrican sus proteínas son los mismos. Pero el cuerpo humano sólo sabe fabricar doce, los otros ocho, denominados «esenciales», deben obligatoriamente aportarlos nuestra alimentación.

Otro punto interesante: las proteínas de las lentejas no están, a diferencia de las de la carne, asociadas a grasas malas, están exentas de residuos como la urea y no tienen que ser tratadas con antibióticos. Las lentejas son también ricas en fibras y en azúcares buenos.

Detalles sobre los estudios

Las lentejas aportan isoflavonas que actúan como moduladores hormonales (regulan la acción de los estrógenos ováricos). Los estudios demuestran que las mujeres cuyo aporte de isoflavonas es elevado tienen un 33% menos de posibilidades de desarrollar cáncer de endometrio. Encontramos estas isoflavonas en todas las leguminosas: alubias rojas, lentejas, alubias coco, garbanzos y soja, siendo esta última una de las más importantes.

A semejanza de otras leguminosas, las lentejas son buenas para prevenir las enfermedades del corazón, la diabetes, el cáncer (en particular el de colon) y el colesterol.

Vitaminas y minerales: las lentejas aportan toda una variedad de vitaminas (B1, B2, B3, B5, B6, B9, E, K) y minerales (potasio, fósforo, calcio, magnesio, hierro, zinc, cobre, manganeso, selenio y sodio). No contienen más que un 1% de lípidos.

Información general: existen lentejas verdes, pardas, doradas, rosas, rojas. Las rojas (amarillas, naranjas) contienen un poco de betacaroteno y son buenas para el corazón y el intestino delgado. La lenteja parda es buena para la vejiga, la verde para el hígado y la vesícula biliar. La lenteja coral es más rica en hierro y en calcio que las otras variedades. La lenteja es más digestiva que las otras leguminosas y presenta la misma composición que las alubias. Contribuye al reequilibrio del sistema nervioso. Es muy nutritiva y galactógena, es decir, estimula la secreción de la leche.

SUS BENEFICIOS NUTRICIONALES

Una ración de 100 g de lentejas aporta el 15% de la dosis diaria recomendada de proteínas, el 45% de vitamina B9, el 45% de hierro y el 24% de fósforo.

Pensemos también en los granos germinados: 100 g de lentejas poco cocidas aportan 1,5 mg de vitamina C, mientras que 100 g de lentejas germinadas aportan 18 mg.

Consumidas junto con un cereal como puede ser el arroz o el mijo, las lentejas aportan todos los aminoácidos que necesitan los vegetarianos.

CONSEJOS PRÁCTICOS

¿Cómo elegirlas?

Deben ser preferiblemente enteras por si se desean germinar.

¿Cómo consumirlas?

Cocidas y en ensalada con chalotas, un poco de mostaza, perejil picado, las lentejas verdes o pardas son deliciosas.

Se pueden germinar para obtener una fuente increíble de vitalidad. Existe igualmente la harina de lentejas, utilizada en general para aumentar las salsas, pero su sabor no gusta a todo el mundo.

¿Cómo conservarlas?

Se conservan durante varios meses en un lugar seco, sin luz y fresco.

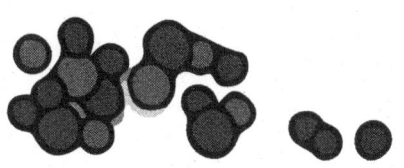

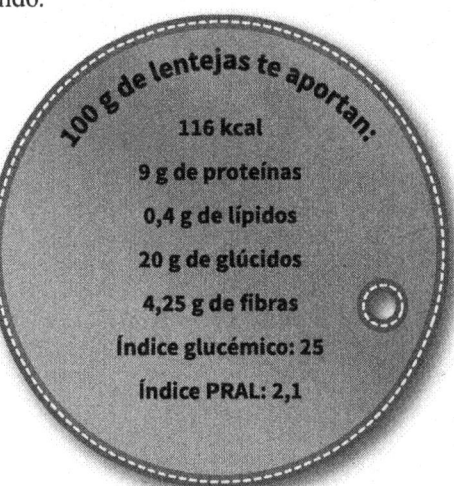

100 g de lentejas te aportan:

116 kcal

9 g de proteínas

0,4 g de lípidos

20 g de glúcidos

4,25 g de fibras

Índice glucémico: 25

Índice PRAL: 2,1

~ EL MAÍZ ~

Atractivo, pero también muy controvertido, el maíz se consume igual de bien en mazorca que congelado, en lata que en inflado. De él derivan muchos productos: harina, salvado, fécula, aceite e incluso jarabe.

> **> Muy nutritivo**
> **> Reconstituyente, energético**
> **> Muy antioxidante**
> **> Se ha de consumir con moderación**

LO MÁS SANO

Rico en nutrientes: el maíz contiene proteínas, glúcidos, fibras, pero también minerales (fósforo, magnesio, hierro, zinc, manganeso, cobre) y vitaminas (B1, B2, B3, B5 y B9).

Cuida de la tiroides: frena el funcionamiento de la tiroides, una virtud útil en caso de hipertiroidismo.

Sin gluten: las personas celíacas pueden tomar maíz, porque, a diferencia del trigo, no contiene gluten.

Información general: el maíz tiene fama de ayudar al corazón y a la digestión, es también conocido por sus propiedades diuréticas.

SUS BENEFICIOS NUTRICIONALES

Una ración de 100 g de maíz dulce en lata aportan el 28% de la cantidad diaria recomendada de glúcidos, el 8% de vitamina B3, el 9% de vitamina B5, el 10% de vitamina B9, el 7% de fósforo, el 4% de magnesio y el 14% de sodio.

Las hojas que rodean las espigas o mazorcas se utilizan para hacer tisanas en caso de retención de líquidos, hipertensión, cálculos en los riñones, hígado o vesícula biliar.

CONSEJOS PRÁCTICOS

100 g de granos de maíz dulce en lata te aportan:

64 kcal
1,96 g de proteínas
0,5 g de lípidos
15,5 g de glúcidos
1,7 g de fibra
Índice glucémico: 65
Índice PRAL: – 1,1

¿Cómo elegirlo?

El maíz se encuentra de diferentes formas: salvado, harina, fécula, maicena, tortillas, sémola, aceite, jarabe... Para elegir una mazorca fresca, los granos tienen que estar bien firmes y apretados. Existe también maíz azul o púrpura. Siempre es mejor el maíz no modificado genéticamente, completo y biológico.

¿Cómo consumirlo?

Para cocer los granos enteros, hay que dejarlos en agua durante toda la noche. Se puede añadir un poco de bicarbonato de soda (no derivado del petróleo) para que sean más digestivos. Se pueden utilizar los granos secos en tisana para reforzar los riñones. Muchos son los platos tradicionales elaborados con maíz: la polenta, las tortillas, las palomitas, las mazorcas a la brasa…

Jarabes: los jarabes de maíz, compuestos de glucosa pura o de una mezcla de fructosa (42%-90%) y de glucosa, se han de evitar, ya que su índice glucémico es muy elevado (hasta 115). Además, el jarabe de fructosa-glucosa no envía más que una señal débil de saciedad al cerebro, por lo que retrasa el momento en que uno se siente saciado. Estos jarabes se utilizan en la industria agroalimentaria, sobre todo para las sodas y otras bebidas azucaradas, con las consecuencias que ya conocemos (diabetes, obesidad…).

100 g de maíz dulce crudo te aportan:

86 kcal
3,3 g de proteínas
1,4 g de lípidos
19 g de glúcidos
2 g de fibras
Índice glucémico: 65
(copos: 85)
Índice PRAL: -1,7
Índice ORAC de
los copos: 2.359

¿Cómo conservarlo?

La mazorca fresca se ha de consumir rápidamente. Los granos se conservan varios meses en bolsas herméticas protegidas de la luz y en un lugar seco.

Detalles sobre los estudios

Gracias a su almidón, el maíz es útil para prevenir el cáncer de colon, porque regulariza la flora intestinal.

Un estudio que compara cuatro granos de cereales (maíz, trigo, avena y arroz) ha demostrado que el maíz es el que tiene una actividad antioxidante más elevada. El aceite de maíz contiene antioxidantes de tipo tocoferol (vitamina E). Es particularmente rico en uno de estos compuestos denominado «gamma-tocoferol». Añadir aceite de maíz a una alimentación normal y equilibrada hace bajar el colesterol malo.

Algunos autores afirman que el maíz se ha de consumir con moderación, ya que, por una parte, es uno de los alimentos más contaminados, sobre todo en el Tercer Mundo, y, por otra parte, al igual que el trigo, ha sido altamente modificado por selección (sin hablar por supuesto del maíz OGM, modificado genéticamente). Según el doctor Seignalet: «Sus proteínas han sido modificadas, en particular, por razones de rentabilidad y de rendimiento de las culturas, y ya no son digeribles para algunas personas; además, su cocción modifica la estructura de las proteínas, que se vuelven perjudiciales». Este médico propone la supresión de los copos de maíz, las palomitas, los granos de maíz dulces y las harinas.

El trigo y el maíz están, además, acusados de contribuir a la progresión de enfermedades como artritis, artrosis, caries, esclerosis en placas, diabetes, depresión nerviosa y enfermedad de Crohn. Pero todavía se han de realizar estudios que lo certifiquen.

~ EL MIJO ~

El mijo es un cereal poco alergénico, sin gluten y muy fácil de digerir.

Este pequeño grano originario de Asia y de África, con un sabor peculiar, puede consumirse como sustituto de la mayoría de los cereales «clásicos».

> Uno de los mejores cereales

> Harina sin gluten

> Nutritivo, vitalizante

> Equilibra el sistema nervioso

LO MÁS SANO

Sin gluten: igual que el sorgo, el mijo no contiene gluten, por lo que es recomendable pues para las personas celíacas, pero han de asegurarse de que en efecto carece de gluten, porque las contaminaciones cruzadas con otros cereales siempre son posibles.

Un cereal rico en nutrientes: el mijo contiene proteínas de buena calidad, glúcidos y fibra. También aporta carotenoides antioxidantes (betacaroteno, luteína y zeaxantina), vitaminas (B1, B2, B3, B5, B6, B9, E y K) y diversos minerales (potasio, fósforo, calcio, sodio, magnesio, hierro, zinc, cobre, manganeso y selenio). Nutritivo y revitalizante, es útil también contra la fatiga física e intelectual, durante el embarazo o en caso de convalecencia. Es de fácil digestión y regula el estreñimiento y la diarrea.

Antiinflamatorio: es beneficioso para las articulaciones porque es drenante y antiinflamatorio (aporta ácido salicílico, principio activo de la aspirina).

Equilibrado en aminoácidos: el mijo contiene más lisina (uno de los ocho aminoácidos esenciales) que otros cereales como el trigo o el maíz. Pero el grano pelado no lo tiene y, por tanto, en este caso, se tendrá que buscar el complemento de otras fuentes animales (pescados) o vegetales (leguminosas). La asociación mijo-alubia, por ejemplo, garantiza este equilibrio.

Las ventajas del mijo entero: conserva todos sus nutrientes, que se suelen perder al pelarlo, y también contiene cantidades más importantes de fitatos (que interfieren

Detalles sobre los estudios

El mijo podría contribuir a disminuir el riesgo de enfermedades cardiovasculares y de diabetes tipo 2. Algunos investigadores han comprobado que su consumo produce una mejora del colesterol y una elevación de la tasa sanguínea de adiponectina. Esta hormona, producida por el tejido adiposo, participa en la regulación del metabolismo de los lípidos y glúcidos. Tiene una acción antidiabética importante sobre el hígado.

en la absorción del calcio y del hierro) y de tionamidas (que perturban la síntesis de las hormonas tiroideas) que el mijo pelado.

SUS BENEFICIOS NUTRICIONALES

Una ración de 100 g de mijo cocido aporta el 6% de la dosis diaria recomendada de proteínas, el 12% de glúcidos, el 13% de vitamina B3, el 13% de fósforo, el 11% de magnesio, el 8% de hierro y el 9% de zinc y cobre.

CONSEJOS PRÁCTICOS

¿Cómo elegirlo?

El mijo se encuentra en forma de granos enteros (integrales), copos, harina, granos germinados, leche vegetal…

¿Cómo consumirlo?

El mijo en granos se consume como acompañamiento de las verduras, igual que el arroz. Es también delicioso en tortas, mezclado con verduras o en cuscús. También se hacen papillas, especialmente para los niños.

Asimismo, se puede comer crudo o reducirlo a polvo antes de mezclarlo con el yogur o la leche vegetal.

El sabor dulce de los granos germinados acompaña perfectamente a las ensaladas mixtas. Si prefieres germinarlo tú mismo, utiliza granos enteros.

La harina se utiliza mezclada con otras harinas para preparar pan, galletas, pasteles o pastas.

No alergénico: es un cereal muy poco alergénico. Las personas que padecen alergias alimentarias lo pueden consumir sin miedo.

¿Cómo conservarlo?

Los granos se conservan al vacío varios meses protegidos de la luz y de la humedad. La harina se conserva mejor en el frigorífico, porque enseguida se pone rancia. Es aconsejable utilizarla cuanto antes.

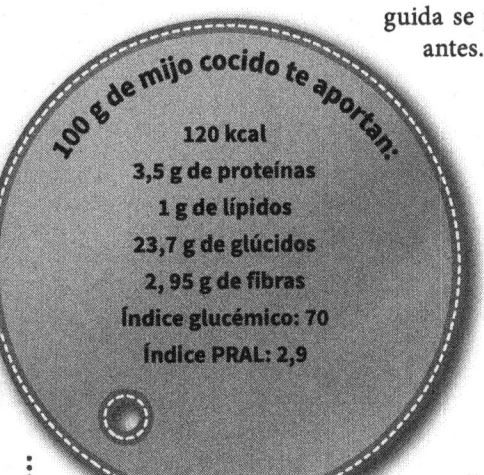

100 g de mijo cocido te aportan:

120 kcal
3,5 g de proteínas
1 g de lípidos
23,7 g de glúcidos
2,95 g de fibras
Índice glucémico: 70
Índice PRAL: 2,9

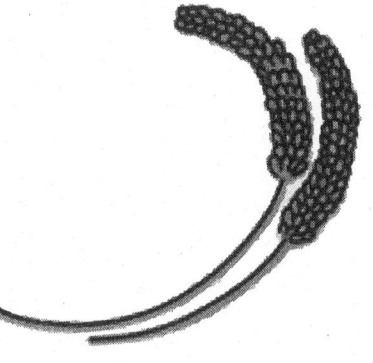

~ EL PAN INTEGRAL ~

Solemos alabar los méritos del pan integral. ¿Por qué?

De hecho, cuanto más integral sea el pan, más bajo es su índice glucémico y, por tanto, mejor es el alimento. Además, como la necesidad de insulina y el riesgo de diabetes son mínimos, hay menos acidez. Ahora ya sabes el porqué.

El trigo entero no ha pasado por la operación de quitarle el endospermo, el salvado y el germen. En la harina blanca refinada, que no contiene el salvado, no queda nada de beneficioso.

El plan blanco no es recomendable porque es acidificador y está desmineralizado. Además, no se digiere bien y puede generar problemas digestivos y otras enfermedades, sobre todo en el intestino, por ejemplo, el celiaquismo (intolerancia al gluten). Conviene tomar más pan con levadura natural y menos con levadura química. Además, el pan blanco tiene un índice insulínico enorme de 100 (el índice insulínico es la propensión de un alimento a estimular la secreción de insulina).

LO MÁS SANO

Verdaderas ventajas: el trigo entero (con la cáscara) se encuentra en el pan integral y así también todos los nutrientes que contiene. Las fibras digestibles de la celulosa «alimentan» las bacterias fermentativas de nuestro colon. A cambio, éstas producen vitaminas del grupo B (B3, B6 y sobre todo B12). Encontramos también proteínas de mejor calidad, glúcidos (principalmente almidón) y numerosos minerales (potasio, fósforo, calcio, sodio, magnesio, hierro, zinc, cobre, manganeso y selenio).

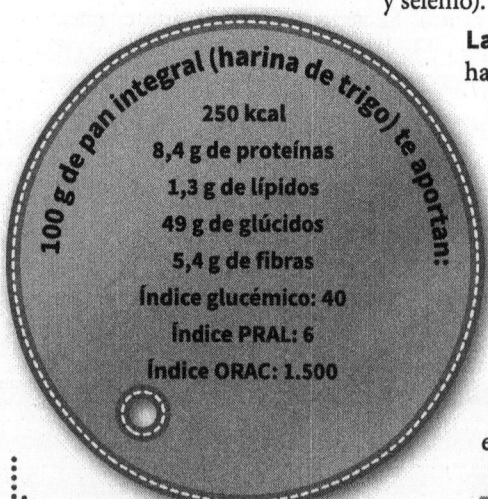

100 g de pan integral (harina de trigo) te aportan:

250 kcal
8,4 g de proteínas
1,3 g de lípidos
49 g de glúcidos
5,4 g de fibras
Índice glucémico: 40
Índice PRAL: 6
Índice ORAC: 1.500

La alternativa: el pan bis (con masa madre): la harina conserva una buena parte de la capa que envuelve el grano. Este pan contiene vitaminas (B1, B2, PP, D, E), muchos minerales (fósforo, magnesio, calcio, hierro y cobre), aminoácidos y enzimas (diastases).

SUS BENEFICIOS NUTRICIONALES

Una ración de 100 g de pan integral aporta el 16% de la dosis diaria recomendada de proteínas, el 88% de glúcidos, el 15% de vitaminas B3 y B5, el 39% de sodio, el 21% de hierro y el 8% de calcio.

Detalles sobre los estudios

El pan integral aporta dos veces más fibras insolubles que el pan blanco. Éstas aumentan el volumen de las heces, acelerando así el tránsito intestinal y permitiendo desembarazarnos de sustancias cancerígenas antes de que se fijen en las paredes del intestino grueso.

CONSEJOS PRÁCTICOS

¿Cómo elegirlo?

Un buen pan debe ser digestivo, nutritivo y aportar muchas proteínas, vitaminas del grupo B, hierro y calcio. Es preferible elegir panes de cereales «buenos». Los cuatro criterios que definen un pan integral digestivo y de buena calidad son:
- Harina integral y de muy buena calidad (biológica).
- Con sal verdaderamente no refinada (sal de Guérande, por ejemplo).
- Agua de manantial puro o agua de grifo tratada adecuadamente.
- Levadura natural (mezclada con agua de manantial y con harina no tratada).

¿Cómo consumirlo?

Come poco pan, aunque sea integral. Saborea el sabor, en el desayuno, pero acompáñalo de frutos secos y de otros alimentos útiles y deliciosos.

¿Cómo conservarlo?

El pan integral de calidad puede aguantar varios días envuelto en un paño de algodón y en un lugar fresco.

Algunos ejemplos de harinas de pan con su cantidad de glúcidos, su índice glucémico y su carga glucémica			
ALIMENTOS	GLÚCIDOS POR 100 G DE ALIMENTO	ÍNDICE GLUCÉMICO[1]	CARGA GLUCÉMICA[2]
Harina blanca 745 (pan blanco)	58	85	49-100
Harina T65 (pan rústico)	53	70	37
Pan de molde			33
Pan de centeno			27
Harina T150 (pan integral)	47	50	24
Pan de centeno	49	40	20
Pan de salvado	40	45	18
Pan negro alemán	45	40	18
Harina T200 (pan integral)	45	40	18
Pan de centeno	12	41	17

(1) Capacidad de incrementar la glucemia.
(2) Capacidad de incrementar la glucemia por una porción de 100 g.

~ LA BATATA ~

Una verdura feculenta que hay que descubrir cuanto antes, aunque sólo sea por su riqueza antioxidante excepcional.

Alimento de base de algunas regiones tropicales, la batata tiene un sabor dulce y una textura un poco harinosa. Es especialmente rica en almidón. Su consistencia es muy parecida a la de la patata.

> Vitaminas A, C y E antioxidantes
> Muy antioxidante
> Alcalinizante
> Previene cánceres y otras enfermedades modernas

LO MÁS SANO

Vitaminas y minerales: la batata es una raíz, rica en betacaroteno (provitamina A), muy apreciada para la visión nocturna. Contiene vitaminas E y C (con virtudes antioxidantes), pero también la mayoría de las vitaminas del grupo B (B1, B2, B3, B5 y sobre todo B6 y B9), así como vitamina K, indispensable para el proceso de coagulación de la sangre. Aporta asimismo potasio, fósforo, calcio, sodio, magnesio, hierro, zinc, cobre, manganeso y selenio.

Rica en antioxidantes: las antocianinas (familia de los polifenoles) y los carotenoides (determinados precursores de la vitamina A) intervienen en los beneficios que aporta la batata para un gran número de enfermedades. Esto es debido, en especial, a sus poderes antioxidantes. Estos pigmentos están muy concentrados en las batatas moradas, sobre todo en la piel. También proporciona beneficiosas proteínas, comparables a las del huevo.

Contra la diabetes: se recomienda a los diabéticos por su índice glucémico bajo y por su gran contenido en fibras.

SUS BENEFICIOS NUTRICIONALES

La batata sacia.

Una ración de 100 g de batata hervida cubre el 73% de las necesidades diarias de vitamina A para el hombre y el 90% para la mujer, porque contiene un 450% de betacaroteno (¡increíble!) y un 32% de glúcidos.

CONSEJOS PRÁCTICOS

¿Cómo elegirla?

Debe estar dura y no desprender un olor desagradable. Todas las variedades de color

100 g de batata hervida te aportan:

77 kcal
1,37 g de proteínas
0,14 g de lípidos
17,7 g de glúcidos
2,5 g de fibras
Índice glucémico: 55
Índice PRAL: – 3,8

son preferibles porque tienen un mayor poder antioxidante, altamente beneficioso para prevenir enfermedades.

¿Cómo consumirla?

Se puede cocinar con la piel, al horno, en puré, gratinada, chips, croquetas, sopas de verduras, salteadas en un wok. Como es dulce, está deliciosa en los postres como los pasteles, helados y mermeladas. Se puede comer cruda en ensalada o mezclada con otras verduras como las zanahorias. Sus hojas (amarillas) también se cocinan, no así las de la patata. Son muy interesantes desde el punto de vista nutricional y se preparan como las espinacas.

¿Cómo conservarla?

Se conserva en el frigorífico unos diez días en una bolsa de papel abierta.

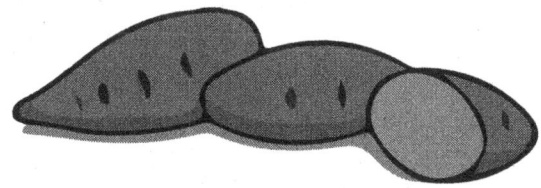

Detalles sobre los estudios

Gracias a sus antioxidantes, la batata protege el ADN del ataque de los radicales libres. Es una ventaja en la protección de los efectos de la nicotina y de los cánceres de útero y pulmón.

La batata es una buena fuente de dos vitaminas: el ácido fólico (vitamina B9) y la piridoxina (vitamina B6). Estudios realizados con un grupo de 70 hombres de edades comprendidas entre los 54 y los 81 años muestran que estas vitaminas tienen la capacidad de estimular el cerebro y de limitar el descenso de las facultades cognitivas propio del envejecimiento.

La batata morada tiene un efecto beneficioso sobre la memoria y el hígado, pero también ayuda a prevenir la diabetes y fortalece el sistema inmunitario (batata de piel blanca).

Algunos estudios han comprobado los beneficios del consumo de determinadas verduras, en particular la batata, sobre muchos tipos de cáncer (próstata, vesícula biliar, mama, riñón y pulmón) y sobre la prevención de enfermedades del corazón. En Japón, los investigadores han constatado que el aumento del consumo de varias verduras, entre ellas las patatas y las batatas, produce una disminución importante del riesgo de cáncer de mama en las mujeres menopáusicas.

La presencia de materias grasas asociadas al consumo de la batata facilita la conversión del betacaroteno en vitamina A.

~ LOS GARBANZOS ~

He aquí una leguminosa muy rica en proteínas y con muchas propiedades.

El garbanzo es pues un alimento muy interesante que todo el mundo debería consumir frecuentemente.

LO MÁS SANO

> Energéticos, nutritivos

> Proteínas vegetales, fibras

> Minerales, vitaminas

Una buena composición: el garbanzo, como todas las leguminosas, es rico en proteínas vegetales, en vitaminas (A, B1, B2, B3, B5, B6, B9, C, E y K) y en minerales (potasio, fósforo, calcio, sodio, magnesio, hierro, zinc, cobre, manganeso y selenio). Es también rico en fibras alimentarias y en glúcidos asimilables.

¡Tonificante!: es energético y diurético; ayuda a la digestión, elimina el ácido úrico y previene la impotencia cuando es tostado.

Beneficios intestinales: el garbanzo aumenta las bifidobacterias del intestino grueso, lo cual es beneficioso.

Mejoran el estado de ánimo: aporta un molibdeno esencial, el triptófano (85 mg por 100 g de garbanzos), un aminoácido que ayuda al organismo a combatir la ansiedad y la depresión.

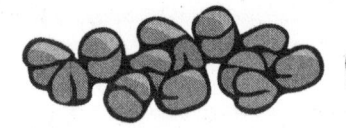

Detalles sobre los estudios

El consumo de garbanzos favorece la reducción de la tasa de colesterol malo, por lo que es beneficioso para el corazón.

Un estudio realizado en animales ha demostrado que una alimentación a base de garbanzos únicamente durante un mes produce un aumento de bifidobacterias (bacterias beneficiosas que colonizan el intestino grueso).

Una alimentación rica en fibras procedentes de diferentes fuentes reduce el riesgo de contraer cáncer de colon. Los garbanzos contienen sobre todo fibras insolubles. Se hinchan de agua, contribuyen a la evacuación de las heces y previenen el estreñimiento. Las fibras ayudan además a controlar el apetito al aportar muy rápidamente una sensación de saciedad, lo que representa una ventaja para el control del peso corporal.

Algunos estudios realizados en animales y personas han permitido constatar que el consumo de garbanzos produce un respuesta glucémica (índice de azúcar en la sangre) más débil que la de los alimentos a base de trigo o la de la caseína de la leche. Los garbanzos son muy convenientes para los diabéticos.

SUS BENEFICIOS NUTRICIONALES

Una ración de 100 g de garbanzos aporta el 16% de la dosis diaria de proteínas, el 8% de ácidos grasos poliinsaturados, el 49% de glúcidos, el 43% de vitamina B9, el 13% de vitamina B3, el 12% de magnesio, el 7% de calcio, el 36% de hierro, el 16% de zinc y el 20% de cobre.

Se suele decir que las proteínas vegetales de las leguminosas son incompletas en relación a las de los animales. Es cierto, pero no hace falta más que añadirles cereales y frutos secos para evitar las carencias. Entonces sí que tendremos las proteínas completas, conteniendo todos los aminoácidos esenciales.

100 g de garbanzos te aportan:

164 kcal

8,9 g de proteínas

2,6 g de lípidos

27,5 g de glúcidos

4,5 g de fibras

Índice glucémico: 30
(en harina y en conserva: 35)

Índice PRAL: 2,5

Índice ORAC: 847

CONSEJOS PRÁCTICOS

¿Cómo elegirlos?

Se pueden comprar secos o precocidos.

¿Cómo consumirlos?

Son deliciosos en ensaladas mixtas, potajes, purés y humus. Se pueden encontrar en diferentes formas: harina, granos germinados, copos, en las tiendas dietéticas. También se pueden hacer germinar en casa. Tostado en seco, el grano puede sustituir al café.

¿Cómo conservarlos?

Los granos germinados y la harina deben consumirse rápidamente y mantenerse en un lugar fresco. Los granos secos al vacío se conservan varios meses alejados de la luz y de la humedad.

Contenido de proteínas y de aminoácidos					
EN %	GARBANZOS	SOJA	LENTEJAS	HUEVO	CARNE
Contenido medio de proteínas	28	35	25	13	19
Aminoácidos esenciales					
Isoleucina	1,2	2,1	1,3	0,9	1
Leucina	1,5	3	1,8	1,1	1,5
Lisina	1,4	2,4	1,5	0,8	1,6
Metionina	0,3	0,5	0,2	1,4	0,5
Fenilalanina	1	1,9	1,1	0,7	0,8
Treonina	0,7	1,5	0,9	0,6	0,8
Triptófano	0,2	0,5	0,2	0,2	0,2
Valina	1	2	1,4	1	1

~ LA PATATA ~

La patata es el principal producto alimentario, no cereal, del mundo. Su consumo está aumentando porque tiene varias ventajas: es fácil de cultivar y es muy energético.

> > Nutritiva
> > Muy digestiva
> > Fibras, proteínas, almidón
> > Muy antioxidante
> > Alcalinizante

LO MÁS SANO

Energética: es muy alimenticia y es rica en fibras, glúcidos (almidón), vitaminas y minerales. Todo el mundo la digiere bien. Es antiúlceras, cicatrizante. Pero atención, el índice glucémico de la patata, cocida al horno o frita, es muy elevado: 95. Es un alimento que no debe consumirse todos los días ni está recomendado para los diabéticos (que han de tomar alimentos con un índice glucémico de 30 como máximo).

De todas formas, hay quien no la desaconseja por su cantidad de potasio, magnesio, ácido cítrico y ácido málico que produce el terreno alcalino. Ayuda también al páncreas a través de sus propiedades sobre el sistema parasimpático.

Contra los dolores: siempre se ha recomendado la patata contra la artritis y los reumatismos.

Un buen contenido de antioxidantes: la patata contiene un gran número de antioxidantes como la vitamina C, los ácidos fenólicos y los flavonoides. Las variedades de color (morada, amarilla, roja) son más ricas en antioxidantes (mayor poder anticáncer).

¿Y el zumo crudo?: para los naturópatas, el zumo crudo de patata se utiliza para cicatrizar, reducir los dolores, las inflamaciones, las úlceras de estómago y de intestinos, y para luchar contra el estreñimiento, drenar, ayudar al hígado y mejorar las hemorroides.

100 g de patata cocida al horno (con la piel) te aportan:

119 kcal
3,2 g de proteínas
0,2 g de lípidos
27,1 g de glúcidos
2,8 g de fibra
Índice glucémico: 65 con la piel y cocida en agua o al vapor, 80 en puré, 90 en copos instantáneos y 95 frita
Índice PRAL: – 6,1 (hervida con la piel)
Índice ORAC: 1.058
(cruda)

SUS BENEFICIOS NUTRICIONALES

Aporta los siguientes elementos (por orden de importancia en cuanto a nuestras necesidades diarias recomendadas): vitamina B6, cobre, hierro, manganeso, potasio, vitaminas B1, B2, B3, B5, B9, C, K, magnesio, fósforo y zinc. Con una patata al horno tendrás un 10% de la dosis diaria de fibra recomendada para un adulto.

Sus fibras le confieren un poder de saciedad elevado.

CONSEJOS PRÁCTICOS

¿Cómo elegirlas?

Existen patatas de todo tipo y color. Prueba las variedades de color y las nuevas con la piel. Tienen que estar bien firmes y sin manchas verdes ni gérmenes.

¿Cómo consumirlas?

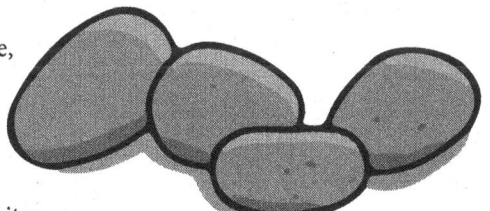

Hervidas con agua y un chorrito de aceite, en puré, como acompañamiento a las verduras, en potaje, en ensalada, fritas, en brandada de bacalao con una pizca de ajo o con tomates frescos y ajo.

Recuerda: conviene evitar las patatas fritas, ya que son muy ricas en glúcidos y grasas saturadas, menos digestivas que las cocidas en agua, y contienen seis veces más lípidos y dos veces más glúcidos.

¿Cómo conservarlas?

Mejor lejos de la luz y de la humedad, y sobre todo evitar que desarrollen manchas verdes, que contienen compuestos tóxicos (solanina y chaconina). Si se guardan en la nevera, su almidón se transformará en azúcar.

Una vez hervidas, se pueden consumir en 24 horas.

Detalles sobre los estudios

Un estudio ha demostrado que el consumo cotidiano de patatas de carne amarilla o violácea disminuye el estrés oxidativo y, por tanto, las enfermedades cardiovasculares. Sus antioxidantes resisten la cocción, no así la patata de carne blanca.

Su almidón resistente y sus fibras ayudan a prevenir el cáncer de colon, la diabetes y el estreñimiento. La lectina STL, una proteína de la patata, ha demostrado in vitro tener la capacidad de detener la proliferación de células cancerígenas.

Hay que evitar el consumo de patatas verdosas, con manchas verdes o con gérmenes, ya que contienen solanina, que es tóxica y puede provocar problemas gástricos, intestinales o nerviosos. Este alcaloide les ayuda, en gran medida, a defenderse de los elementos patógenos cuando están en la tierra.

~ LA QUINOA ~

Es uno de los alimentos más nutritivos que existe.

Todavía poco conocida, la quinoa tiene cada vez más adeptos. Esta planta, muy digestiva, proporciona tantos nutrientes que ha sido seleccionada por la NASA como el alimento que mejor se adapta a las largas misiones en el espacio.

LO MÁS SANO

Una planta remarcable: este pseudocereal (se hace harina, pero no es una gramínea) posee una combinación excepcional de proteínas. La quinoa es una de las pocas plantas que tiene una composición equilibrada de aminoácidos, por lo que puede consumirse sola, sin necesidad de ninguna otra leguminosa. Uno de los secretos de su valor nutritivo excepcional está también en su germen (el embrión de la planta está protegido en el grano). En el germen está siempre la mayor concentración de nutrientes. Ahora bien, en la quinoa, el germen ocupa el 30% del peso del grano.

Lleno de vitaminas y minerales: la quinoa aporta vitaminas (B1, B2, B3, B6, B9, C y E), así como también buenos ácidos grasos poliinsaturados (ácido linoleico y alfa-linolénico), que raramente se encuentran en los «verdaderos» cereales. Es una buena fuente de manganeso, hierro y cobre. Su contenido de potasio, combinado con el de la lisina, hacen de ella un buen aliado para el corazón. Contiene también magnesio, fósforo, zinc, calcio y sodio.

Rico en aminoácidos esenciales: se dice que un aminoácido es esencial cuando el organismo no puede sintetizarlo sólo y, por tanto, tiene que recibirlo de la alimen-

Detalles sobre los estudios

Su riqueza en lisina la convierte en un alimento muy interesante para los vasos sanguíneos y el pericardio. Tonifica los riñones.

Este pseudocereal es muy digestivo gracias a su contenido en fibras. La quinoa es también muy apreciada para la prevención y el tratamiento de enfermedades del corazón, del cáncer de colon y de la diabetes. Es, además, más eficaz porque se consume en forma de granos enteros y porque contiene gran cantidad de vitamina, minerales, antioxidantes y fibras. El consumo de granos enteros tiene un papel fundamental en la lucha contra la obesidad.

tación. La quinoa tiene una gran cantidad de lisina, un aminoácido del que suelen carecer los otros cereales (trigo y maíz), y también de metionina, cisteína, arginina, histidina e isoleucina. Esta combinación hace de ella una buena aliada de las leguminosas pobres en determinados aminoácidos esenciales (sobre todo en metionina). Las proteínas que contiene mantienen en buen estado los tejidos, la piel, los músculos, las enzimas digestivas y las hormonas.

Sin gluten: el consumo de quinoa es apropiado en caso de celiaquismo (intolerancia al gluten) o si uno quiere tener los intestinos «serenos», porque no contiene gluten. Su contenido en prolaminas (proteínas del grupo de los glútenes) es muy reducido.

SUS BENEFICIOS NUTRICIONALES

Una ración de 125 mg de quinoa aporta una cantidad de fibras parecida a la de una rebanada de pan de trigo entero o 125 mg de arroz salvaje cocido.

En relación con el trigo, la quinoa contiene un 50% más de calcio, un 50% más de magnesio, el triple de hierro y el doble de zinc. En relación con el arroz, contiene el doble de calcio, magnesio y hierro.

CONSEJOS PRÁCTICOS

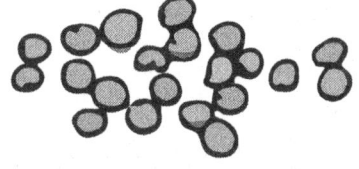

¿Cómo elegirla?

Se encuentra en granos enteros, en copos y en harina.

¿Cómo consumirla?

Hay que aclarar con agua bien los granos antes de cocerlos para eliminar la saponina, que podría perjudicar la absorción de los nutrientes. Se ha de calcular el doble de agua que de quinoa y hervir durante unos veinte minutos.

Puede consumirse de muchas maneras: con verduras, carne, pescado, en sopa o en ensaladas mixtas, azucarada con un poco de canela y azúcar moreno, en los postres, de relleno de pimientos o de otras verduras, en las crepes (harina)…

¿Cómo conservarla?

Los granos se guardan en su bolsa al vacío en seco durante un año, en un lugar sin luz y sin humedad. Conviene consumir su harina lo más rápidamente posible como todas las harinas, aunque lo ideal es siempre preparar la propia harina en casa (existen molinillos de uso doméstico).

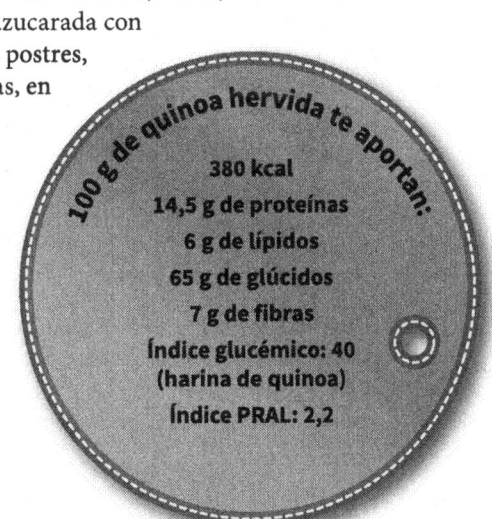

100 g de quinoa hervida te aportan:

380 kcal
14,5 g de proteínas
6 g de lípidos
65 g de glúcidos
7 g de fibras
Índice glucémico: 40
(harina de quinoa)
Índice PRAL: 2,2

~ EL ARROZ ~

Cultivado desde hace milenios en Asia, el arroz es, de lejos, el mejor de todos los cereales.

El salvado es el elemento nutritivo más rico del arroz. Existen más de tres mil variedades de arroz: integral, basmati, salvaje, rojo...

> Proteínas vegetales y glúcidos para la energía
>
> Uno de los mejores cereales
>
> Sinergia de proteínas
>
> Muy antioxidante

LO MÁS SANO

Numerosas propiedades: energético (puesto que sus glúcidos se digieren muy bien y se asimilan rápidamente), además se considera un alimento reconstructor recomendado para el crecimiento, en caso de sobrecarga o durante una convalecencia. Al ser hipotensor favorece la eliminación de la urea. Como es astringente, se recomienda en caso de diarreas (el agua de hervir el arroz hace maravillas) o de fermentaciones intestinales. Gracias a la calidad de su almidón y a sus fibras, ayuda a regular el tránsito intestinal. Por último, no contiene gluten.

SUS BENEFICIOS NUTRICIONALES

El arroz hervido tiene una carga glucémica de 12 (bastante baja), mientras que presenta un índice glucémico de 50.

Es mejor el arroz integral, ya que el arroz blanco pierde las vitaminas B y una parte de sus fibras. Una ración de 100 g de arroz integral largo hervido aporta el 41% de la dosis diaria recomendada de glúcidos.

El arroz integral es mucho más completo que el blanco refinado. Proporciona vitaminas B1, B2, B3, B5, B6, B9, E y K. Su contenido en manganeso y selenio es elevado. Aporta también magnesio, potasio, fósforo, calcio, hierro, zinc, cobre y fibras alimentarias.

El arroz basmati integral es más perfumado que los otros arroces, abre el apetito y ayuda a la digestión. Su riqueza en fibras y vitaminas B (que contribuyen a asimilar mejor los azúcares) y su índice glucémico más débil que el de otros arroces lo convierten en un buen alimento para diabéticos.

El salvado de arroz es la cáscara externa del grano. Es uno de los alimentos más ricos en elementos nutritivos: contiene más vitaminas, minerales, fibras, proteínas y antioxidantes protectores de las células.

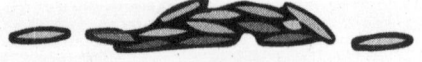

Detalles sobre los estudios

Es sobre todo en su cáscara (salvado) donde se encuentran los antioxidantes: vitamina E (tocotrienoles) y compuestos fenólicos (orizanoles) con virtudes hipotensivas, hipocolesterolemiantes y preventivas de las úlceras gástricas. La triquina, un compuesto fenólico del arroz integral, tiene propiedades antitumorales, útiles para prevenir el cáncer de mama y de colon.

Los estudios demuestran que el salvado del arroz contribuye a reducir el índice de glucosa en la sangre.

CONSEJOS PRÁCTICOS

¿Cómo elegirlo?

En las tiendas dietéticas se encuentra una gran variedad de arroces integrales o semiintegrales. El arroz se vende en diferentes formas: granos, harina, salvado, galletas de arroz, leche de arroz, pasta…

¿Cómo consumirlo?

Tras haberlo aclarado bien, se puede preparar de muchas formas: hervido o friéndolo previamente con un poco de aceite y cebolla picada. También se pueden añadir algunas algas en escamas, tipo ensalada de pescado.

Algunas ideas de recetas: paella, arroz cantonés, arroz con verduras, crema de arroz con dátiles, arroz acompañado de lentejas germinadas, leche de arroz.

¿Cómo conservarlo?

El arroz se conserva mucho tiempo en su embalaje, lejos de la luz y en un lugar seco. El arroz entero (con cáscara) se conserva menos tiempo porque el salvado se oxida. Su harina debe utilizarse lo más rápidamente posible y guardarse en un sitio sin humedad.

100 g de arroz integral largo hervido te aportan:

111 kcal

2,6 g de proteínas

0,87 g de lípidos

23 g de glúcidos

1,46 g de fibras

Índice glucémico: arroz basmati completo: 45, arroz blanco: 70, arroz de cocción rápida: 85

Índice PRAL: 2,2-12,5

Índice ORAC: 24.700 (salvado de arroz crudo)

~ EL TRIGO SARRACENO ~

He aquí un pseudocereal sin gluten con muchas aplicaciones para la salud.

Al trigo sarraceno se le denomina también, sin razón, «trigo negro». No se trata de una gramínea, sino de una planta parecida al ruibardo y a la acedera.

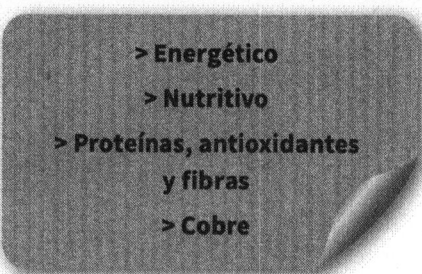

> Energético
> Nutritivo
> Proteínas, antioxidantes
  y fibras
> Cobre

LO MÁS SANO

Sus numerosas virtudes: el trigo sarraceno es una planta nutritiva, energética y reconstituyente. Su riqueza en nutrientes lo convierte en un alimento polivalente. Es bueno para la diabetes por su índice glucémico moderado y por sus componentes útiles para regular el índice de glucosa. Como antioxidante, ayuda a prevenir el riesgo de determinados cánceres. Por último, es ideal para las personas alérgicas al gluten porque no contiene esta proteína.

Detalles sobre los estudios

En general, el consumo de los granos enteros de los cereales (salvado y germinados) permite disminuir el riesgo de obesidad, cáncer, diabetes y patologías cardiovasculares.

Un estudio comparativo coloca al trigo sarraceno en el primer lugar en cuanto a su capacidad antioxidante, por delante del trigo, la avena, la cebada y el centeno. Este primer lugar tan envidiable se debe a su contenido en compuestos fenólicos (ácidos fenólicos, flavonoides) y a otros compuestos como los fagopiritoles. Los probióticos son compuestos que estimulan las bacterias útiles de los intestinos. En estudios realizados con ratas alimentadas con trigo sarraceno, se observó que las poblaciones de bacterias lácteas y las bifidobacterias de la flora intestinal aumentaban. De todas formas todavía se ha de comprobar en los seres humanos.

Las fibras, el almidón y los fagopiritoles son los compuestos del trigo sarraceno que contribuyen a disminuir el azúcar en la sangre de los diabéticos. Algunas de sus proteínas son de fácil digestión, lo que le confiere un gran interés. Varios estudios realizados en animales (todavía no en humanos) han demostrado su efecto anticancerígeno, su capacidad de limitar los riesgos de cálculos biliares y su influencia positiva sobre la obesidad y el nivel de colesterol.

La rutina, un flavonoide del trigo sarraceno, está dotada de propiedades antinflamatorias y protectoras del corazón y de los vasos sanguíneos.

Rico en cobre: sus principales ventajas son sus proteínas bien equilibradas en aminoácidos, sus fibras y sus antioxidantes. El grano de trigo sarraceno (la harina un poco menos) es rico en minerales como el manganeso, el magnesio y sobre todo el cobre, un mineral que está constituido de colágeno y elastina (las proteínas de la piel y del cartílago), y de hemoglobina, que interviene en la defensa inmunitaria y la lucha contra los radicales libres. Encontramos también potasio, fósforo, calcio, sodio, hierro, zinc y selenio. Además, contiene las siguientes vitaminas: B1, B2, B3, B5, B6, B9, y E.

Calcio y fibras: el trigo sarraceno aporta más calcio que el trigo. En harina, es más rica en fibras (pero menos en minerales).

Recuerda: las crepes de trigo sarraceno pueden sustituir al pan habitual.

SUS BENEFICIOS NUTRICIONALES

Una ración de 100 g de trigo sarraceno aporta el 120% de la dosis diaria recomendada de glúcidos, el 26% de vitamina B2, el 65% de vitamina B3, el 24% de vitamina B5, el 46% de fósforo, el 55% de magnesio, el 28% de hierro, el 70% de cobre y el 11% de selenio.

CONSEJOS PRÁCTICOS

¿Cómo elegirlo?

Se vende en granos, granos tostados (*kasha*), copos, harina, sémola... También se pueden germinar los granos.

¿Cómo consumirlo?

Los granos de trigo sarraceno se pueden servir como acompañamiento de las verduras, en ensaladas... Con su harina, en Bretaña, hacen uno de sus platos tradicionales: la famosa galleta o crepe bretona. Esta harina se puede utilizar para hacer dulces, pastas, panes sin gluten.

Los granos se hierven en agua (proporción: dos medidas de agua por una de granos), durante unos veinte minutos.

¿Cómo conservarlo?

Los granos se guardan en su bolsa hermética durante seis meses. La harina se ha de consumir antes y conservarla, una vez abierta, en un lugar seco.

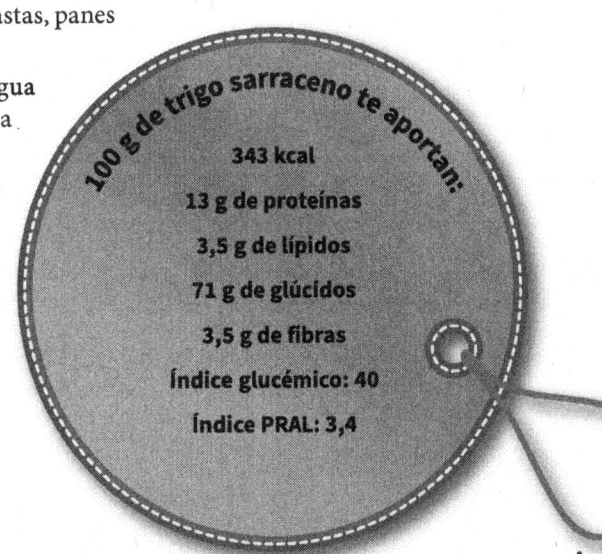

100 g de trigo sarraceno te aportan:

343 kcal

13 g de proteínas

3,5 g de lípidos

71 g de glúcidos

3,5 g de fibras

Índice glucémico: 40

Índice PRAL: 3,4

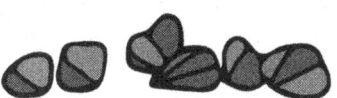

~ EL CENTENO ~

R aramente se encuentra en nuestros platos de hoy en día. Y sin embargo…

Aunque contiene gluten, el centeno tiene efectos beneficiosos para la salud. Su sabor es más dulce y más pronunciado que el del trigo.

LO MÁS SANO

Rico en minerales y vitaminas: el centeno es rico en manganeso, que permite el funcionamiento de las enzimas del metabolismo de los lípidos y de los glúcidos, y en selenio, con efectos antienvejecimiento porque está asociado a la vitamina E. Contiene una cantidad elevada de magnesio, hierro, cobre y zinc, y también de potasio, fósforo, calcio y sodio. Además aporta vitaminas del grupo B (B1, B2, B3, B5, B6 y B9) y vitaminas liposolubles (A, E y K).

Sus proteínas: como las del trigo, las proteínas del centeno son ricas en ácido glutámico, ácido aspártico y prolina, y pobres en aminoácidos básicos (lisina, histidina y arginina).

Polivalente: fibras, fitoestrógenos, proteínas, aminoácidos, antioxidantes, ¡he aquí un cóctel interesante! Los componentes del centeno son también favorables para prevenir, además del estreñimiento y los problemas intestinales (por lo menos para las personas que toleran el gluten), las enfermedades cardiovasculares, el cáncer y la diabetes. El doctor Jean Valnet, padre de la fitoaromaterapia moderna, resume así sus propiedades: fluidificante sanguíneo, antiesclerótico, energético, constructor. En cuanto a los problemas cardiovasculares, ayuda a combatir la arterioesclerosis, las afecciones vasculares y la hipertensión.

SUS BENEFICIOS NUTRICIONALES

100 g de centeno te aportan:

335 kcal
15 g de proteínas
2,5 g de lípidos
70 g de glúcidos
13,5 g de fibras
Índice glucémico: 45
Índice PRAL: 11,9

Una ración de 100 g de centeno aporta el 25% de los nutrientes recomendados por día, de ellos el 125% son glúcidos, el 45% vitamina B3, y el 50% selenio y fósforo.

CONSEJOS PRÁCTICOS

¿Cómo elegirlo?

El centeno se encuentra en granos, harinas, copos y mezclado en preparaciones para el pan. El pan de centeno está hecho a partir de una mezcla de harina de centeno (65% como máximo) y de trigo. Es mucho más rico que el pan blanco en oligoelementos (en especial en hierro) y en vitaminas. Sólo el famoso *pumpernickel* alemán, en su receta original, contiene únicamente agua y centeno. Se debe evitar el «pan negro americano», coloreado con melaza y perfume de café, y con trigo añadido, que no tiene de *pumpernickel* más que el nombre. También se encuentra la harina de centeno en el pan de especias.

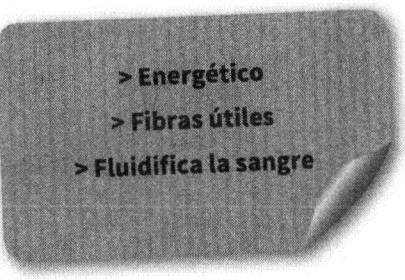

> **Energético**

> **Fibras útiles**

> **Fluidifica la sangre**

¿Cómo consumirlo?

El centeno sirve para hacer panes, pasteles… El pan de centeno con mantequilla se suele utilizar para acompañar a las ostras. También se pueden hacer crepes, mezclando su harina con otras. Sus granos se pueden hervir y acompañar con arroz.

La harina de centeno contiene un poco más de fibras y glúcidos, y menos proteínas (por lo que también menos gluten), que sus granos. El gluten de centeno es menos rico en gliadina que el de trigo y, por tanto, menos susceptible a irritar la mucosa intestinal. De todas formas, el centeno se desaconseja a las personas que sufren intolerancia al gluten.

¿Cómo conservarlo?

Conserva la harina en el frigorífico y los granos en un recipiente bien cerrado en un lugar fresco, sin luz ni humedad.

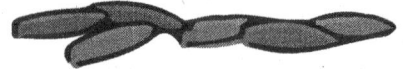

Detalles sobre los estudios

Las fibras, por su efecto regulador sobre el tránsito intestinal, contribuyen a disminuir el estreñimiento y a evitar el cáncer de colon. Además, reducen la absorción del colesterol de los alimentos facilitando la reabsorción de las sales biliares, que desempeñan un papel activo en la digestión de las grasas. Esto provoca la reducción del índice de colesterol sanguíneo y, por tanto, el riesgo de infarto y de accidentes vasculares cerebrales.

El centeno contiene varios compuestos fenólicos que tienen una acción estrogénica y antioxidante (fitoestrógenos), sobre todo lignanos e isoflavonoides, que protegen contra determinados cánceres (mama y colon). Un estudio demuestra que los finlandeses, que consumen mucho centeno, tienen menos cáncer de mama.

El salvado de centeno contiene también ácidos fenólicos antioxidantes como el ácido ferúlico, el ácido cafeico y el ácido sinápico, capaces de contrarrestar eficazmente la oxidación del colesterol.

~ EL SÉSAMO ~

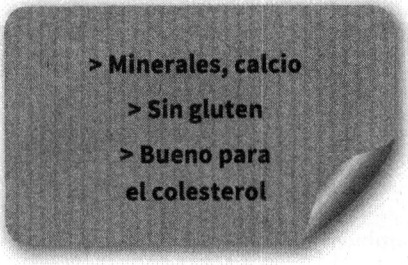

> Minerales, calcio

> Sin gluten

> Bueno para
el colesterol

Se ha demostrado que este grano, extremadamente rico por su buena grasa y sin gluten, es muy útil.

Consumido desde hace miles de años, sobre todo en la India y China, el sésamo es un grano oleaginoso que podría encontrarse en la familia de las materias grasas o de las frutas.

LO MÁS SANO

Su gran riqueza en nutrientes: el grano contiene el 50% de materias grasas, siendo el 80% ácidos grasos buenos insaturados y proteínas de alta calidad nutricional. Su contenido en minerales y oligoelementos es excepcional: excelente fuente de calcio, hierro, zinc, manganeso, cobre y fósforo, además de magnesio, potasio, sodio, cromo, níquel y selenio. Contiene vitamina A (betacaroteno), vitaminas del grupo B (sobre todo B1, B2, B3, B5, B6 y B9) y vitamina E. Además, es una fuente elevada de fibras alimentarias.

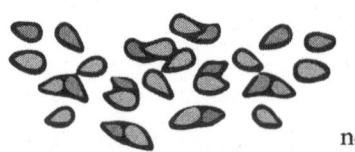

Numerosas propiedades: los granos de sésamo van bien contra los espasmos y las infecciones, además son laxantes, depurativos, alcalinizantes, combaten la artritis y la fatiga, son reconstituyentes, remineralizantes, antioxidantes, y también buenos para el sistema nervioso, el corazón y la digestión.

Detalles sobre los estudios

El grano de sésamo es extremadamente rico en fitoesteroles, grandes protectores del sistema cardiovascular: hacen bajar notablemente el índice sanguíneo de colesterol malo (LDL) y del colesterol total al ralentizar la absorción del colesterol alimentario.

Tiene también una gran cantidad de lignanos (especialmente la sesamina). Estos antioxidantes protegen los lípidos sanguíneos de la oxidación haciendo aumentar la tasa sanguínea de vitamina E (otro antioxidante). Esta sinergia entre sesamina y vitamina E contribuye muy eficazmente a prevenir el riesgo cardiovascular (AVC, trombosis) y el cáncer. Además, un estudio confirma el efecto neuroprotector de la sesamina sobre las neuronas en estado de estrés oxidativo. Puede también prevenir o disminuir la progresión de enfermedades neurodegenerativas como el Parkinson.

SUS BENEFICIOS NUTRICIONALES

Una ración de 100 g de granos de sésamo aporta el 30% de la dosis diaria recomendada de proteínas, el 46% de glúcidos, el 140% de calcio, el 124% de cobre, el 185% de hierro y el 80% de magnesio. Sus valores elevados deben reducirse, ya que la «porción» normal de sésamo raramente supera los 30 g.

CONSEJOS PRÁCTICOS

¿Cómo elegirlo?

El sésamo se encuentra en forma de granos enteros (de color negro o beige) o no (blancos generalmente). Son mejores los granos de origen biológico, enteros y no refinados, para beneficiarse de todos sus nutrientes. Los granos, hay que masticarlos y triturarlos bien: son muy pequeños y se corre el riesgo de que atraviesen el sistema digestivo sin ser asimilados.

También se puede comprar el *gomasio* (o sal de sésamo) tostado y salado. El *tahin* es una mantequilla de sésamo (hecha de granos tostados y triturados) que se unta, el *halvah* es una mezcla de granos de sésamo y miel, el confit de sésamo es una mezcla de *tahin* y de azúcar, el humus es una mezcla deliciosa de *tahin* con puré de garbanzos y otros ingredientes que varían según la receta.

El aceite de sésamo, rico en ácido linoleico (omega-6), es de color ámbar y tiene gusto a avellana. Se utiliza sobre todo como condimento, puesto que su punto de calentamiento (temperatura a partir de la cual el aceite se hace nocivo) es bajo (150 °C). Tiene las mismas propiedades que el grano.

¿Cómo consumirlo?

Se puede comer el *gomasio* que es la sal de sésamo, el *tahin* o el humus sobre tostadas o como condimento de las crudités, diluidos con zumo de limón y con especias. Se pueden también añadir los granos de sésamo, tostados o no, en los bizcochos.

Su aceite se puede utilizar en las ensaladas mixtas, con las vieiras, algas, champiñones o sobre verduras crudas. El sésamo da un gusto oriental a los platos dulces y salados. Este aceite también se puede emplear para nutrir y calmar la piel.

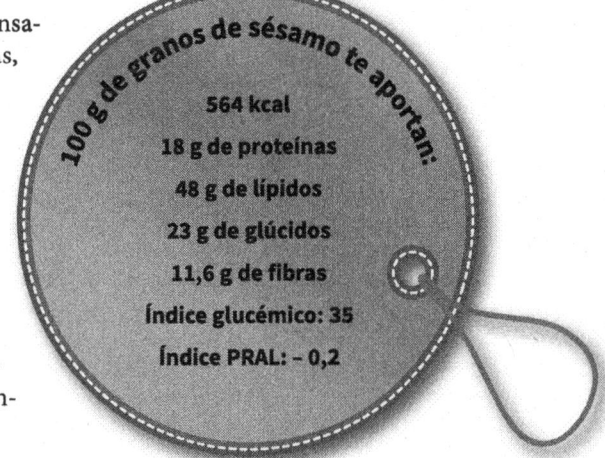

100 g de granos de sésamo te aportan:

564 kcal
18 g de proteínas
48 g de lípidos
23 g de glúcidos
11,6 g de fibras
Índice glucémico: 35
Índice PRAL: – 0,2

¿Cómo conservarlo?

Los granos de sésamo se pueden conservar durante un año en un bote cerrado herméticamente protegido de la luz. El *gomasio* se conserva un mes en el frigorífico.

~ LA SOJA VERDE ~

Esta prima asiática de las judías comunes es conocida por sus germinados, o «brotes de soja», utilizados normalmente en la cocina de Asia. Omnipresente en las tiendas dietéticas, proporciona proteínas y grasas de buena calidad. No hay que confundirla con la «auténtica» soja, o soja amarilla, que se utiliza para producir: leche y crema de soja, yogures, miso, tofu, tamarindo o aceite.

> Completa, energética, poderosa
> Proteínas vegetales
> Muy digestiva

LO MÁS SANO

La energía: rica en proteínas y fibras, sin grasas saturadas, la soja verde es muy conocida por los vegetarianos. Es un alimento completo, remineralizante y muy digestivo, además de ser energético, revitalizante, fortificante y bueno para combatir la fatiga. Es una ayuda muy apreciada para el metabolismo de los nervios, músculos y huesos.

Rica en potasio: contiene todas las vitaminas, excepto la B12 y la D. Rica en vitaminas B3 y B9 (ácido fólico) y también en vitaminas B1 y C (en particular, sus brotes), aporta asimismo muchos minerales: potasio, fósforo, calcio, sodio, magnesio, hierro, zinc, cobre, manganeso y selenio. Su riqueza en potasio es una ventaja, porque contribuye a equilibrar la proporción sodio/potasio en el organismo, que suele estar desequilibrada a favor del sodio por el exceso de sal de nuestra alimentación. La soja verde ofrece también un buen equilibrio en cuanto a sus aminoácidos, lo que confiere un gran valor nutricional a sus proteínas.

SUS BENEFICIOS NUTRICIONALES

Una ración de 100 g de granos de soja cocidos aporta el 70% de la dosis diaria recomendada de proteínas, el 100% de ácidos grasos poliinsaturados, el 60% de glúcidos, el 65% de vitamina B3, el 50% de vitamina B9, más del 30% de potasio, fósforo, magnesio, hierro, zinc, cobre y selenio, y el 20% del calcio.

CONSEJOS PRÁCTICOS

¿Cómo elegirla?

Debido al entusiasmo de los consumidores por la cocina asiática, la soja verde se ha convertido ahora en algo bastante corriente. Se encuentra a granel, en bandejas o en bolsas.

Detalles sobre los estudios

Según algunos estudios, las diferentes variedades de alubias ofrecen compuestos antioxidantes de gran valor, como el eugenol y el maltol. Casi siempre es la vaina de estas leguminosas la que contiene los mejores agentes contra la oxidación de los lípidos y los daños causados a nuestras células. Cuando fermentan por el calor, la concentración de compuestos fenólicos aumenta y su poder antioxidante se incrementa porque aparecen nuevos compuestos antioxidantes.

Aunque la soja verde es rica en almidón (50% de su peso seco), su índice glucémico es bajo. Es, pues, beneficiosa para la prevención y la lucha contra la diabetes. Su almidón es rico en amilosa. A diferencia de la otra forma de almidón (amilopectina), la amilosa se comporta como las fibras en el intestino delgado. Cuando la proporción de almidón transformado en glucosa por las enzimas digestivas es más débil, la glicemina es menos elevada. A modo de comparación, el almidón de maíz modificado, utilizado como espesante en la industria agroalimentaria, contiene menos del 1% de amilosa.

Hay que elegir los brotes bien firmes y sin oxidar.

También se pueden hacer germinar los granos en casa. En este caso, es mejor optar por granos biológicos que no hayan sido genéticamente modificados. Con la germinación, obtendrás los famosos «brotes de soja», un alimento de un valor nutritivo excepcional.

¿Cómo consumirla?

Se pueden consumir sus germinados crudos, añadidos a las ensaladas mixtas, o bien se pueden cocinar, salteándolas en un wok con verduras. Los granos se cocinan como las judías verdes, en sopa, puré o pasta vegetal. La harina de soja verde (granos triturados) se utiliza en la preparación de crepes.

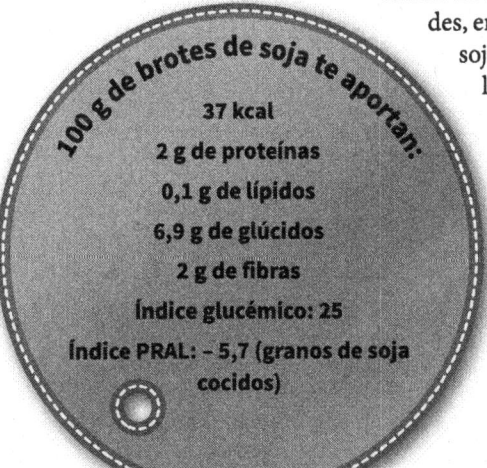

100 g de brotes de soja te aportan:

37 kcal

2 g de proteínas

0,1 g de lípidos

6,9 g de glúcidos

2 g de fibras

Índice glucémico: 25

Índice PRAL: – 5,7 (granos de soja cocidos)

¿Cómo conservarla?

Guardar los granos en un recipiente hermético, en un lugar seco, oscuro y sin humedad. Los brotes se pueden conservar hasta ocho días en el frigorífico.

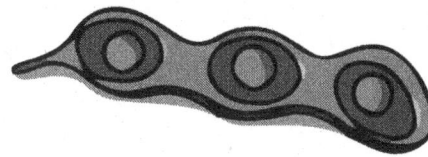

EL TOFU
~ (SOJA AMARILLA) ~

El tofu está muy de moda en los países occidentales, sobre todo entre los vegetarianos y veganos.

Se trata de una especie de pasta elaborada a partir de la leche cuajada de los granos de soja amarilla, es decir, se obtiene por coagulación, no por fermentación.

> **Proteína vegetal**
> **Sustituto sano de la carne**
> **Numerosas variedades**
> **Bueno para la menopausia**

LO MÁS SANO

Un sustituto de la carne sin grasa: nuestro consumo de carne, rica en grasas saturadas y en colesterol, es muchas veces exagerado. El tofu es un alimento más sano y sin colesterol que puede sustituir a la carne y que aporta excelentes proteínas. Además, se puede aumentar este aporte añadiendo un cereal como el trigo entero, el arroz completo o el sésamo en forma de *tahin* (puré).

Vitaminas y minerales: el tofu contiene betacaroteno, vitaminas B1, B2, B3, B5, B6, B9, un poco de vitamina E y también diversos minerales: es rico en calcio, magne-

Detalles sobre los estudios

Varios estudios japoneses y americanos han demostrado la incidencia favorable de consumir regularmente soja y tofu sobre la frecuencia de los problemas cardiovasculares. Este efecto tiene que ver con la capacidad de sus proteínas y lecitinas de reducir el colesterol malo.

Según otros estudios, el consumo de soja reduce también el riesgo de padecer cáncer, en particular el de mama y el de próstata. Este efecto lo producen los flavonoides de tipo isoflavonas que son antioxidantes. Pero estos resultados han sido objeto de mucha polémica en el mundo científico.

La soja contribuye a reducir los síntomas propios de la menopausia (en especial, los sofocos), ya que sus isoflavonas (genistina y daidzina) tienen una acción estrogénica remarcable. El defecto que tienen es que se las considera endocrinas, por lo que son susceptibles de afectar a la calidad del esperma del hombre. Desde el año 2005, las autoridades sanitarias francesas advierten sobre el consumo de la soja antes de los 3 años de edad ya que por su fuerte contenido en isoflavonas son considerados alimentos alérgicos.

sio, fósforo y potasio, y también en sodio, hierro, zinc, cobre, manganeso y selenio.

Un alimento completo: el grano de soja amarilla, a partir de la cual se elabora el tofu, es un alimento muy completo. Aporta una gran cantidad de proteínas, glúcidos, lípidos (grasas insaturadas y lecitina), vitaminas A y B, potasio, calcio, magnesio, zinc y hierro.

SUS BENEFICIOS NUTRICIONALES

Una ración de 100 g de tofu aporta el 15% de la dosis diaria recomendada de proteínas, el 30% de ácidos grasos poliinsaturados, el 9% de glúcidos, el 15% de vitamina B3, el 20% de cobre, el 25% de selenio y el 189% de sodio.

CONSEJOS PRÁCTICOS

¿Cómo elegirlo?

Se puede comprar de muchas maneras: seco, ahumado, en hojas o en bloque, con hierbas…

¿Cómo consumirlo?

Se cocina solo, cortado a dados, frito, mezclado en ensaladas, sopa, pasteles de verduras y cereales.

Otros alimentos derivan también del grano de la soja amarilla. Algunos provienen de los granos fermentados, excelentes para la flora intestinal (cosa que no ocurre en los cereales refinados). Algunos ejemplos: el *miso*, producto japonés fabricado a partir de la soja fermentada y sal, que actúa contra los contaminantes radiactivos; el yogur de soja (sustitutivo de la leche animal); la leche de soja; el aceite de soja, la harina de soja; el *tempeh* (un tipo de tofu que se presenta en forma de pastel); el *natto* (una pasta); la salsa de soja *shoyu*; el *tamari* (salsa de soja fermentada con agua y sal) y los brotes de soja (difíciles de encontrar preparados para usar).

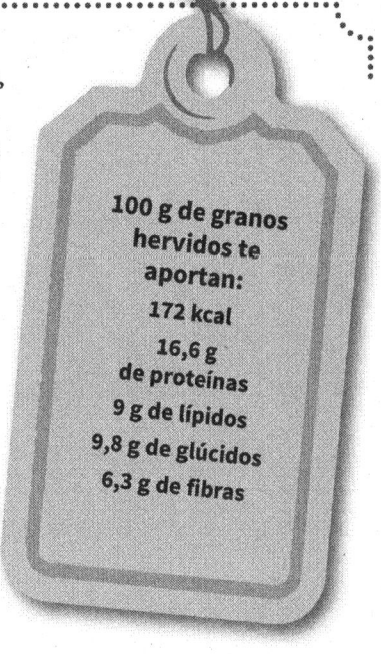

100 g de granos hervidos te aportan:
172 kcal
16,6 g de proteínas
9 g de lípidos
9,8 g de glúcidos
6,3 g de fibras

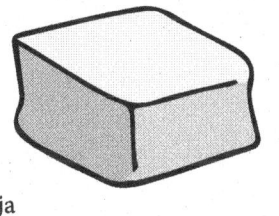 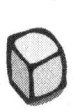

¿Cómo conservarlo?

La mejor forma de conservarlo varios días en el frigorífico es poniéndolo en un recipiente cubierto de agua.

El grano de soja amarillo se conserva un año en un lugar fresco dentro de un recipiente hermético sin humedad ni luz.

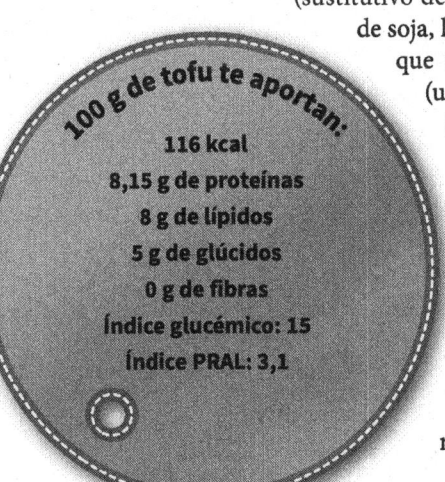

100 g de tofu te aportan:
116 kcal
8,15 g de proteínas
8 g de lípidos
5 g de glúcidos
0 g de fibras
Índice glucémico: 15
Índice PRAL: 3,1

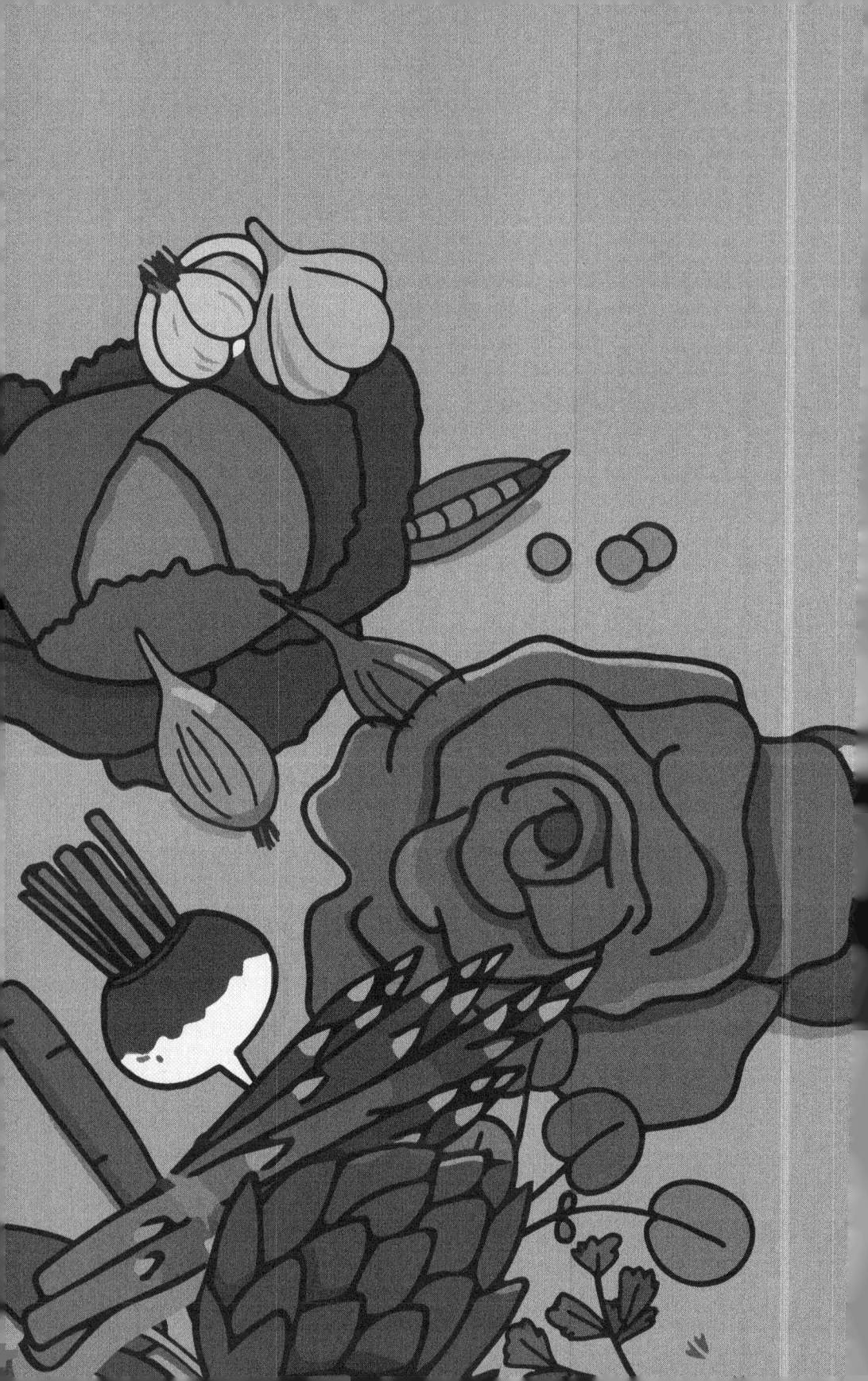

VERDURAS
~ Y HORTALIZAS ~

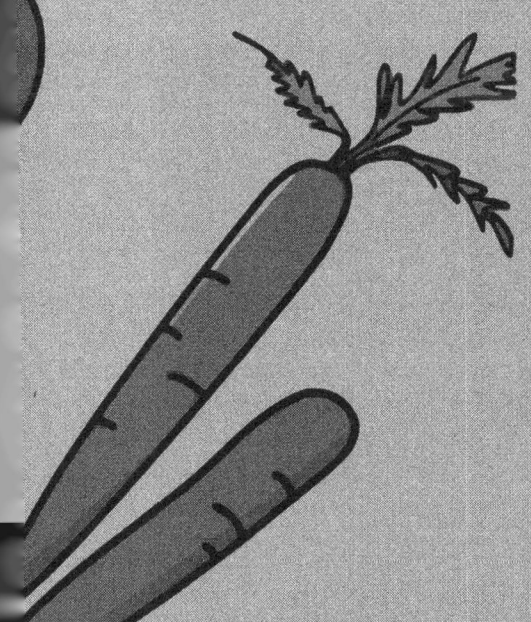

~ EL AJO ~

El olor picante característico del ajo proviene de la alicina, un compuesto azufrado con propiedades antibacterianas.

El ajo limpia y purifica, combate las bacterias, los hongos y determinados parásitos, y tiene propiedades antisépticas y antiinfecciosas para las vías respiratorias. Además, contribuye a reducir la hipertensión arterial. Es uno de los vegetales-condimento más preciado de los que la naturaleza nos ha dado.

> Alcalinizante, sobre todo en crudo
>
> Antibiótico natural, combate las infecciones
>
> Antiséptico para los bronquios
>
> Importantes ventajas contra el cáncer e inflamaciones
>
> Ayuda a bajar la tensión y a reforzar el sistema cardiovascular
>
> Estimulante general

LO MÁS SANO

Antibacteriano: en el año 1951, en la revista científica *Advances in Enzymology*, se presentaron los poderosos efectos antibacterianos del ajo sobre patologías como la disentería, la enteritis, el tifus y el cólera.

Antioxidante: el consumo regular de ajo tiene un efecto positivo en la prevención de enfermedades cardiovasculares, primera causa de mortalidad en los países industrializados. Gracias a sus antioxidantes, el ajo tiene la capacidad de reducir, ligeramente, las placas arteriales, así como su formación.

Hipotensor: consumidos cotidianamente, el ajo, su aceite esencial o el extracto de ajo pueden a reducir un poco la hipertensión arterial (siempre que no sea demasiado elevada).

Información general: el ajo se utiliza tradicionalmente por muchos otros efectos beneficiosos: acción antiséptica sobre las vías respiratorias, activación de la secreción gástrica, desinfección de los intestinos, bajada de azúcar en la sangre, estimulación del corazón, alcalinización del organismo, etc. Además, alivia los dolores dentales, ya sea tomando su decocción o aplicándolo directamente sobre el diente.

SUS BENEFICIOS NUTRICIONALES

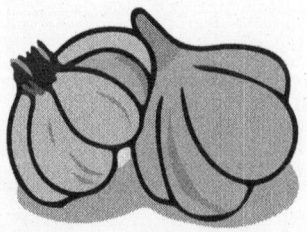

El ajo es un vegetal muy apreciado por su poder antioxidante y antienvejecimiento celular. Asociado a un alimento rico en potasio (frutas y verduras), se incrementa su acción hipotensiva. Sus principales componentes son el aceite esencial (0,25%), glúcidos

(27%), selenio, vitaminas (A, B1, B2, B3, B5, B6, C y E), fibras (3%), proteínas (6%), minerales y oligoelementos. Por orden descendiente encontramos: potasio, azufre, fósforo, calcio, magnesio…; en fin, casi todos los minerales. El ajo contiene también celulosa, sílice, ácidos grasos esenciales y antioxidantes.

Un diente de ajo (3 g) te aporta:

4 kcal
0,2 g de proteínas
1 g de glúcidos
0,1 g de fibras
Índice glucémico: 15
Índice PRAL: -2,65
(POR 100 G)
Índice ORAC: 5708
(por 100 g)

CONSEJOS PRÁCTICOS

¿Cómo elegirlo?

Los dientes deben estar bien firmes y apretados.

¿Cómo consumirlo?

Un diente de ajo cada día: es mejor comer los dientes de ajo crudos, cortados a trozos o machacados para beneficiarse de todas sus virtudes. Si no se consume un diente de ajo, como mínimo, al día, sus efectos apenas se notan. Para neutralizar el olor del ajo, se puede tomar unos granos machacados de café, anís, comino o cardamomo, o bien masticar perejil o una manzana. Si no, siempre queda la solución del extracto de ajo en cápsulas.

El ajo de los viajeros: consumir un diente de ajo crudo antes de una comida cuando se está de viaje puede proteger contra la «diarrea del turista».

Receta contra el golpe de frío: si sufres problemas pulmonares, bronquitis o anginas, he aquí una receta muy efectiva: pon en remojo dos dientes de ajo cortados en trozos en un bol de agua durante cuatro horas, y después bébete el agua. Repite la operación cada dos horas.

¿Cómo conservarlo?

Se han de guardar al aire libre en un lugar fresco y seco.

Detalles sobre los estudios

Un estudio realizado por unos investigadores con más de mil mujeres ha demostrado que un componente del ajo, el sulfuro de alilo, disminuye la artrosis de cadera.

Un grupo de investigadores australianos ha analizado once estudios que demuestran que el ajo reduce un poco la hipertensión.

Además, se ha comprobado que el consumo de dos dientes de ajo al día (unos 6 g) es beneficioso para prevenir el cáncer. Muchos estudios han demostrado, in vitro con animales, la eficacia del ajo en la prevención del cáncer de estómago e intestinos. Por último, varias publicaciones médicas ponen en evidencia la acción antitumoral del ajoeno, uno de los componentes azufrados del ajo.

~ LA ALCACHOFA ~

Esta planta, de la que se come la flor, forma parte de la familia de los cardos.

Es especialmente apreciada por el hígado. No son sus brácteas, cuya base comemos en vinagreta, las que drenan más, sino sus hojas, utilizadas en preparaciones farmacéuticas. Sus propiedades medicinales son beneficiosas para la circulación de la sangre, el hígado y los riñones.

> Gran amiga del hígado

> Alcalinizante, sobre todo cruda

> Rica en fibras

> Rica en vitaminas y minerales

LO MÁS SANO

Amiga del hígado: la alcachofa se aconseja sobre todo para el hígado: activa la secreción biliar, «vacía» la vesícula, limpia el hígado y también los riñones. Tiene propiedades diuréticas y es útil para los casos de insuficiencia hepática, el estreñimiento, el síndrome hepatorrenal, la urea, la gota, los reumatismos y el sobrepeso. Un exceso de alcohol, de carne o de medicamentos puede estropear el hígado, y la alcachofa puede estimular la regeneración de las células hepáticas. Además, es energética y constituye una buena fuente de fibras alimentarias.

Buena contra la hipercolesterolemia: el extracto de hojas de alcachofa es beneficioso en caso de colesterol, gracias a dos compuestos, la cinarina, que hace bajar el nivel de colesterol en la sangre, y la leuteolina, que lucha contra la formación del colesterol malo.

Antioxidante: la alcachofa contiene una gran variedad de antioxidantes: compuestos fenólicos (ácido clorogénico, narirutina, apigenina-7, rutinosida, cinarina) y autocianinos (cianidina, peonidina, delfinidina). Su cinarina actúa sobre la base de los triglicéridos y protege el hígado de la hepatitis.

Prebiótico: gracias a su inulina, un glúcido complejo no digestivo con efectos laxantes, que hace la función de prebiótico, la alcachofa favorece el desarrollo de bacterias buenas en el intestino grueso, reduciendo el riesgo de cáncer de intestino y aliviando el estreñimiento.

SUS BENEFICIOS NUTRICIONALES

La alcachofa tiene un poder saciante elevado. Una de tamaño mediano aporta 5 g de fibras, que representa el 15% de la dosis diaria recomendada. Contiene mucho cobre,

Detalles sobre los estudios

La silimarina, antioxidante de la alcachofa, puede contribuir a prevenir y a tratar determinados cánceres, en especial, el de piel. Los estudios revelan que la inulina disminuye el riesgo de cáncer de intestino grueso en los hombres. Otros estudios, realizados en animales, demuestran un efecto protector contra el cáncer de mama y de intestino. La inulina influye también en la regulación de los lípidos sanguíneos (grasas circulantes) y en el control de la glucemia, pero estos puntos todavía están por confirmar.

vitaminas (B9, K, B1, B2, B3, B5 y B6) y numerosos minerales (hierro, magnesio, manganeso, calcio, fósforo, potasio y zinc).

CONSEJOS PRÁCTICOS

¿Cómo elegirla?

Debe estar firme y bien apretada. Además de las alcachofas grandes como las de Bretaña (Francia), hay otras más pequeñas: la alcachofa nueva y la alcachofa pimienta (una variedad violeta).

¿Cómo consumirla?

La alcachofa se cocina al vapor o en agua hirviendo. Una vez cocida, debe consumirse rápidamente porque, si no, se corre el riesgo de que produzca hongos tóxicos. Se puede comer cruda también: es aún mejor. Cruda o cocida, se puede comer fría o tibia, en vinagreta o simplemente aliñada con aceite de oliva; también se puede comer el corazón caliente en estofado o gratinado.

Al día siguiente de una copiosa comida, después de tomar 15 ml de extracto de alcachofa, la secreción de la bilis se refuerza y la «crisis del hígado» mejora rápidamente.

¿Cómo conservarla?

Se conserva varios días en el frigorífico.

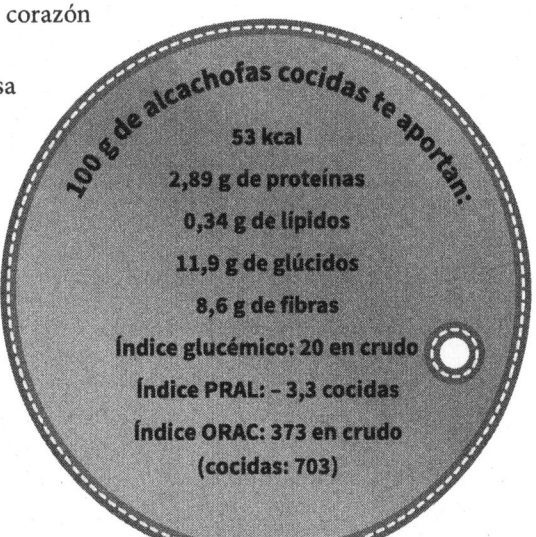

100 g de alcachofas cocidas te aportan:

53 kcal

2,89 g de proteínas

0,34 g de lípidos

11,9 g de glúcidos

8,6 g de fibras

Índice glucémico: 20 en crudo

Índice PRAL: – 3,3 cocidas

Índice ORAC: 373 en crudo

(cocidas: 703)

~ EL ESPÁRRAGO ~

El espárrago es depurativo y diurético, por lo que resulta muy útil para «la limpieza de primavera».

Drenante, rico en minerales, vitaminas y antioxidantes, el espárrago tiene numerosas virtudes, tanto fresco como en conserva.

LO MÁS SANO

Drenante: el espárrago es un excelente drenante de la vesícula biliar y de los riñones, lo que le convierte en un magnífico desintoxicante que contribuye a mejorar la piel. Limpia también los intestinos gracias a su riqueza en fibras.

Ácido fólico y estrógenos: después del hígado de buey, es la fuente más importante de vitamina B9 (ácido fólico), la cual es imprescindible en las mujeres embarazadas para prevenir los riesgos de malformaciones del tubo neural del feto. Sus propiedades están presentes también cuando están en conserva. El espárrago contiene asimismo pequeñas cantidades de isoflavonas y de lignanos, buenos fitoestrógenos (compuestos vegetales con una estructura similar a la de los estrógenos).

Antioxidantes interesantes: los flavonoides y los ácidos fenólicos están presentes en los espárragos, más en los verdes y violetas que en los blancos. El esparrago contiene pigmentos carotenoides: betacaroteno, luteína, zeaxantina, capsantina.

Remineralizante: es rico en hierro y aporta también otros minerales (manganeso, fósforo, selenio y zinc). Es, pues, interesante en caso de anemia y de convalecencia. Sus fructooligosacáridos u oligofructuosas son los prebióticos, que favorecen el desarrollo de las buenas bacterias del intestino: contribuyen también a una buena absorción de los minerales, así como a la reducción del colesterol malo y de los triglicéridos.

Detalles sobre los estudios

Los fitoestrógenos que contienen los espárragos pueden reducir el riesgo de algunos cánceres, como el de mama. El espárrago posee antioxidantes de mejor calidad y en más cantidad que algunas verduras famosas en este aspecto (cebolla, ajo, brócoli, pimiento). Un estudio también ha confirmado que el espárrago es más rico que muchas frutas y verduras en dos tipos de tioles: glutatión y acetililcisteína 10, ambos poderosos antioxidantes. Se ha encontrado en los espárragos otro compuesto azufrado, el dímero, que tiene propiedades antioxidantes.

Información general: el espárrago se recomienda en caso de diabetes, glicosuria renal (presencia de azúcar en la orina), bronquitis crónica, congestión pulmonar, tuberculosis, reumatismos, artritis, dermatosis, complicaciones y palpitaciones cardíacas, hipertensión, retención de agua, cataratas... Hipócrates los aconsejaba en caso de sobrepeso y de problemas de piel.

De todas formas, hay que tener cuidado y no abusar de ellos, puesto que irritan los riñones, aunque sean buenos para los cálculos renales. Se han de evitar en caso de cistitis y reumatismos articulares agudos.

SUS BENEFICIOS NUTRICIONALES

100 g de espárragos te aportan:
22 kcal
2,4 g de proteínas
0,22 g de lípidos
4,1 g de glúcidos
2 g de fibras
Índice glucémico: 15
Índice PRAL: -2,2
Índice ORAC: 2.252 crudos (1.644 hervidos)

El espárrago tiene una capacidad saciante elevada; es remineralizador y posee importantes propiedades antioxidantes. Por otra parte, cinco espárragos cubren un 25% de la ración diaria recomendada de folatos, y entre un 15 y un 20% de la dosis aconsejada para las mujeres embarazadas y lactantes. El espárrago es una buena fuente de vitamina K y contiene también vitaminas A, B1, B2, B3, B6 y C.

CONSEJOS PRÁCTICOS

¿Cómo elegirlos?

Se han de escoger los que tienen las puntas bien firmes y compactas y que no estén secos.

¿Cómo consumirlos?

Los espárragos blancos se han de pelar antes de cocinarlos, cosa que no ocurre con los verdes y violetas, si son muy frescos. El espárrago también es delicioso crudo.

Cocido pero no demasiado: la cocción parece aumentar el índice de compuestos fenólicos del espárrago, pero no deben hervirse demasiado tiempo porque al hacerlo se reduce su contenido en flavonoides.

¿Cómo conservarlos?

Cuanto más tiempo pase antes de consumirlos, más fibrosos se vuelven, sobre todo a temperatura ambiente, porque sus azúcares se transforman rápidamente en almidón. A fin de conservarlos una o dos semanas en el frigorífico, basta con envolver la base del manojo con papel de cocina húmedo y meterlo todo en una bolsa de plástico.

~ LA BERENJENA ~

L a berenjena es muy poco calórica: es, pues, uno de los productos básicos en cualquier régimen para perder peso y limpiar el organismo.

> Diurética

> Antioxidante

> Alcalinizante, sobre todo cruda

> Su textura puede sustituir a la carne

Los investigadores han analizado varias variedades de berenjenas y han descubierto que cuanto más amargas son, más compuestos fenólicos contienen, que son poderosos antioxidantes. Pero en Occidente no nos suele gustar lo amargo, por lo que los investigadores están intentando modificar genéticamente las berenjenas para que sean más dulces conservando, al mismo tiempo, sus propiedades antioxidantes.

LO MÁS SANO

Estimulante: la berenjena estimula el hígado, la vesícula biliar, el páncreas, los intestinos, el bazo, los riñones y el corazón, ya que tiene efectos calmantes.

Antioxidante: es apreciada por sus antioxidantes: ácidos fenólicos (cloregénico), pigmentos antioxidantes de la categoría de los antocianinos (contenido sobre todo en la piel) y la nasunina presente en las variedades de piel oscura.

Remineralizante: esta verdura tiene un contenido en potasio muy elevado (260 mg por 100 g) y contiene poco sodio (3 mg como máximo). Su densidad en otros minerales es interesante: magnesio, zinc, manganeso y cobre. También aporta vitaminas A (poca), B1, B6, C y E.

SUS BENEFICIOS NUTRICIONALES

La berenjena es antioxidante, sobre todo si se come con piel, y muy poco calórica a pesar de que se desconfíe de su capacidad de absorber el aceite como una esponja. Su poder saciante elevado y su sabor pronunciado la convierten en una verdura ideal para los vegetarianos y para todos aquellos que quieran reducir el consumo de carne.

CONSEJOS PRÁCTICOS

¿Cómo elegirla?

La piel tiene que estar lisa y brillante (una piel mate o manchada indica que no es fresca), y las hojas bien verdes.

Detalles sobre los estudios

En los estudios sobre los antioxidantes de la berenjena se ha comprobado que esta verdura ayuda a reducir el nivel de colesterol malo y de las grasas circulantes en la sangre. Son estudios realizados in vitro en animales, por lo que todavía se han de confirmar en el hombre.

El ácido clorogénico y la nasunina (uno de los principales pigmentos de la piel de la berenjena) han demostrado in vitro que poseen un interesante poder antioxidante. También en estudios realizados en el laboratorio se ha comprobado que la nasunina disminuye la proliferación anormal de vasos sanguíneos asociados al desarrollo de tumores y de enfermedades cardiovasculares. Estos resultados todavía están por confirmar en el hombre.

¿Cómo consumirla?

La berenjena con ajo y aceite de oliva es un plato tradicional en la dieta mediterránea, beneficioso para la salud y con fama de aumentar la esperanza de vida. Se consume en estofado, frita, cocida al horno o a la parrilla. También se puede comer cruda, es muy buena. Además, desde un punto de vista nutritivo, es más interesante comerla cruda.

Siempre madura: tanto si se come cruda como cocida, es importante que esté suficientemente madura; en caso contrario, contendrá solanina, una sustancia inofensiva a dosis pequeñas, pero tóxica si el consumo es elevado.

¿Cómo conservarla?

La berenjena se conserva mal en el frigorífico. Se ha de comer enseguida.

Fibras: las fibras de la berenjena están compuestas de protopectinas, pectinas y celulosas. Las protopectinas y las pectinas son solubles y hacen que las berenjenas se vuelvan esponjosas durante la cocción. Todos sabemos que las fibras aumentan la actividad de las buenas bacterias del intestino grueso, estimulan el peristaltismo y, por eso, aceleran el tránsito de los residuos alimentarios y, por tanto, su evacuación. Los líquidos que contiene la berenjena hacen que las fibras (como la celulosa) sean más viscosas, lo que facilita su eliminación. La berenjena, muy rica en fibras, sacia mucho porque su volumen se hincha en el estómago, por lo que es un alimento muy apreciado por aquellos que quieren controlar el peso.

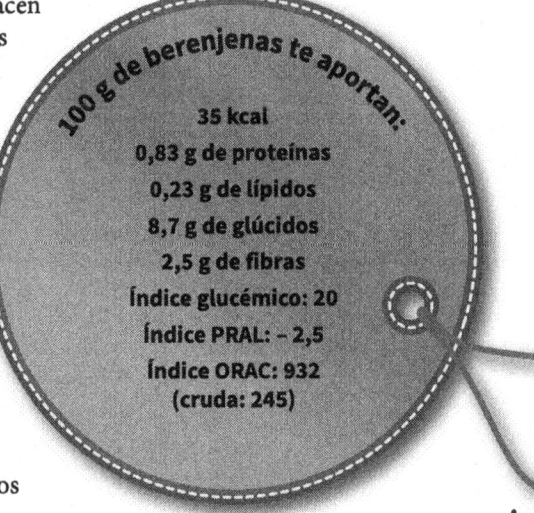

100 g de berenjenas te aportan:

35 kcal
0,83 g de proteínas
0,23 g de lípidos
8,7 g de glúcidos
2,5 g de fibras
Índice glucémico: 20
Índice PRAL: – 2,5
Índice ORAC: 932
(cruda: 245)

~ LA REMOLACHA ~

La remolacha se suele comer cocida, pero cruda está también muy buena. Sus hojas tienen muchas propiedades beneficiosas.

La remolacha siempre se utiliza cruda en los zumos de desintoxicación. Además, proporciona energía y revitaliza el organismo. Para ser una hortaliza contiene mucho azúcar (en forma de sacarosa), pero su carga glucémica es poco elevada.

LO MÁS SANO

Rica en nutrientes: las hojas de la remolacha son ricas en vitaminas, especialmente A, K, B2 y B9, pero también B1, B6, C y E. Son remineralizantes porque contienen cobre, hierro, magnesio, manganeso y un poco de calcio y potasio. Gracias a su contenido en hierro y cobre especialmente, son muy beneficiosas en caso de anemia. Además, el magnesio y las vitaminas del grupo B desempeñan un papel importante en el funcionamiento del sistema nervioso, siendo muy efectivas para reducir el nerviosismo.

Antioxidante: la remolacha es una de las pocas hortalizas que contiene betalaínas, pigmentos responsables de su color, con un fuerte poder antioxidante in vitro. Posee además, en especial en su piel y en sus hojas, compuestos fenólicos, entre ellos los flavonoides. Crudas o cocidas, sus hojas, contienen luteína y zeaxantina, dos compuestos antioxidantes de la familia de los carotenoides con efectos beneficiosos sobre algunos tipos de cáncer y sobre la córnea y la retina del ojo.

Información general: la remolacha se digiere fácilmente. Estimula el hígado y purifica el organismo, sobre todo la sangre. Disminuye el dolor de cabeza, la gota, la fiebre o la desnutrición. Gracias a su vitamina B9 (ácido fólico), se ha utilizado en la medicina tradicional china, junto con la zanahoria, para aliviar los problemas de la menopausia. La vitamina B9, cuya función principal es reducir los riesgos de malformación del tubo neural de los fetos (espina bífida), puede también desempeñar una ligera función antidepresiva.

100 g de remolacha te aportan:

30 kcal

0,73 g de proteínas

0,09 g de lípidos

7,1 g de glúcidos

1,2 g de fibras

Índice glucémico: 30 (cocida: 65)

Índice PRAL: – 3,1

Índice ORAC: 1.786

SUS BENEFICIOS NUTRICIONALES

Por su riqueza en minerales y vitaminas, la remolacha es una hortaliza revitalizante y dinamizante. Es nutritiva, rica en fibras que mejoran el tránsito intestinal y el bienestar digestivo. Además, contiene potentes antioxidantes, útiles contra el envejecimiento celular.

> Energizante

> Antioxidante

> Desintoxicante, alcalinizante

> Propiedades anticáncer

CONSEJOS PRÁCTICOS

¿Cómo elegirla?

Se vende cruda o cocida. Si es cruda, se ha de comprar muy firme, y si es cocida, tiene que tener la piel lisa. La más común es la remolacha roja, pero hay otras variedades, como la amarilla, que empiezan a tener fama.

¿Cómo consumirla?

Cruda o cocida, es deliciosa en ensaladas. Se prepara también en sopa. Sus hojas, crudas o cocidas, se consumen como las de las espinacas o las acelgas. Los granos germinados son una gran fuente de vitalidad.

El zumo de Breuss: este zumo tan famoso se obtiene de mezclar el zumo de remolacha roja, zanahoria, apio, patata cruda y rábano.

Un zumo ruso vitaminado: se puede también mezclar el zumo de remolacha con zanahoria, apio o pepino, limón y kéfir.

¿Cómo conservarla?

En la nevera, en una bolsa de plástico perforada.

Detalles sobre los estudios

Los estudios demuestran que el consumo de varios compuestos de la remolacha disminuyen en el animal la aparición de determinados cánceres: la betanina, un pigmento, desempeña un papel preventivo en el cáncer de piel, hígado y pulmón, mientras que los carotenoides que se encuentran en las hojas disminuyen el riesgo de aparición de cáncer de mama y de pulmón.

Según varios estudios, la luteína y la zeaxantina, dos carotenoides que se encuentran, por ejemplo, en las hojas de la remolacha (también en el brócoli, el calabacín o el apio), son beneficiosas para la salud de los ojos porque provienen la degeneración macular, las cataratas y la retinosis pigmentaria.

~ EL BRÓCOLI ~

El brócoli es reconocido como uno de los alimentos más sanos, sobre todo si se come crudo.

Es una hortaliza que destaca por prevenir el cáncer y muchos estudios confirman su efecto beneficioso en este sentido.

> Alcalinizante, sobre todo crudo
>
> Propiedades contra el cáncer
>
> Prevención de enfermedades cardiovasculares
>
> Rico en vitaminas C y K

LO MÁS SANO

Anticáncer: gracias a su cóctel de antioxidantes, glucosinolatos (como el sulforafano, que se forma durante la digestión del brócoli, el indol-3-carbinol), luteína, zeaxantina y vitamina C, y de fibras, el brócoli es muy beneficioso para la prevención del cáncer de colon, mama y pulmón. De hecho, igual que las otras verduras de la familia de las crucíferas, su eficacia en esta prevención es superior a la de otras frutas y verduras.

Bueno para el corazón: el consumo cotidiano de crucíferas produce una concentración sanguínea inferior de homocisteína, lo que reduce el riesgo de enfermedades cardiovasculares. En las mujeres menopáusicas, el consumo de brócoli reduce el riesgo de muerte por una enfermedad cardiovascular.

Rico en nutrientes: se habla tanto del contenido en vitamina C de la naranja que muchas veces se olvida que el brócoli proporciona el doble de esta vitamina. Es también una excelente fuente de vitaminas K, B2 y B9 (ácido fólico), además de la A, B5 y B12. Asimismo, aporta cobre, hierro, magnesio, manganeso, fósforo y potasio.

Detalles sobre los estudios

Varios estudios han comprobado que el consumo de plantas de la familia de las crucíferas tiene una acción preventiva contra determinados tipos de cáncer, cuando se comen entre tres y cinco porciones a la semana. Un estudio realizado en 2010 demuestra que el consumo regular de brócoli puede aumentar las posibilidades de sobrevivir a un cáncer de vejiga. Por ejemplo, cinco porciones de brócoli reducen el riesgo de mortalidad asociado a enfermedades cardiovasculares en las mujeres menopáusicas, una propiedad que se debe especialmente a la presencia de un flavonoide: el kaempferol.

Varios estudios han demostrado el efecto del sulfurafano para luchar contra *Helicobacter pylori*, la bacteria responsable de las úlceras gastroduodenales.

Información general: comer brócoli permite luchar contra las inflamaciones respiratorias propias del asma o de la rinitis alérgica. También es bueno para la salud de los ojos, gracias a la luteína y a la zeaxantina (dos carotenoides antioxidantes) que contiene, y ayuda a conservar la memoria y las capacidades intelectuales. La medicina china le reconoce propiedades diuréticas por su naturaleza fría y su sabor amargo.

SUS BENEFICIOS NUTRICIONALES

Rico en vitaminas, minerales y fibras, el brócoli es también muy poco calórico: contiene el 92% de agua. Es tan interesante para las personas preocupadas por el peso que merece figurar en todos los regímenes.

CONSEJOS PRÁCTICOS

¿Cómo elegirlo?

Ha de ser firme, compacto y muy verde (en cuanto empieza a amarillear es que ya no es fresco).

¿Cómo consumirlo?

Es una de las mejores verduras desde el punto de vista nutritivo. Da color a los platos y no es caro. Cocido al vapor o salteado en la sartén, conserva la mayoría de sus beneficios.

Lo más fresco posible: después de comprarlo se ha de consumir lo más rápidamente posible, porque, de lo contrario, pierde una buena parte de sus cualidades.

¿Cómo conservarlo?

En el frigorífico durante cuatro o cinco días en la cubeta de las verduras. El brócoli se congela muy bien.

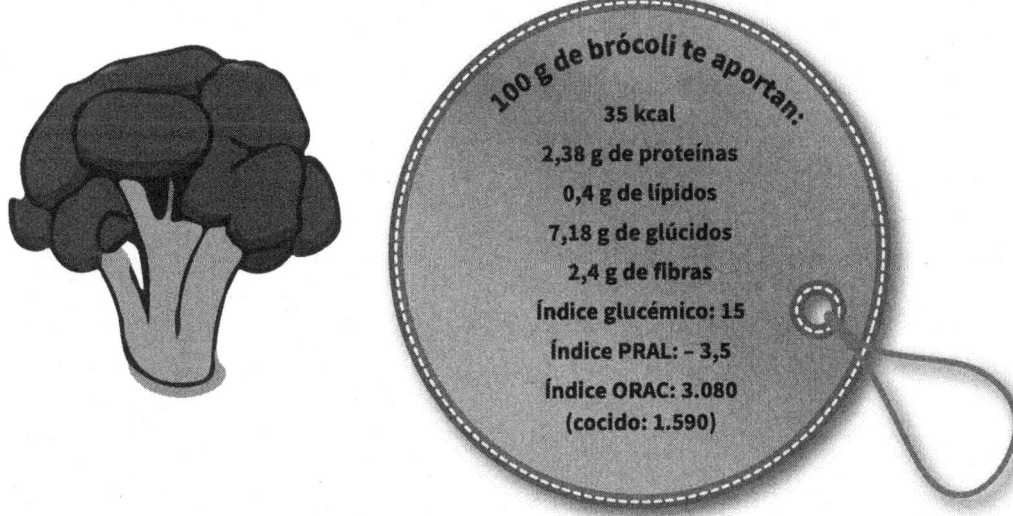

100 g de brócoli te aportan:

35 kcal
2,38 g de proteínas
0,4 g de lípidos
7,18 g de glúcidos
2,4 g de fibras
Índice glucémico: 15
Índice PRAL: – 3,5
Índice ORAC: 3.080
(cocido: 1.590)

~ LA ZANAHORIA ~

> **> Excelente fuente de vitamina A**
> **> Rica en pigmentos retinianos**
> **> Alcalinizante, sobre todo cruda**
> **> Previene las enfermedades cardiovasculares**
> **> Anticancerígena**

Nutritiva y dietética, la zanahoria es también una de las hortalizas que contiene más betacaroteno, que el organismo transforma en vitamina A.

La zanahoria es interesante en la cocina por su riqueza en nutrientes. Su contenido en provitamina A la convierte en una hortaliza muy buena para el crecimiento de las células, la regeneración de los tejidos, la estimulación del sistema inmunitario y el rendimiento de la visión nocturna.

LO MÁS SANO

Contiene cantidades importantes de compuestos antioxidantes bajo la forma de carotenoides, en especial el betacaroteno, la luteína y la zeaxantina, así como también minerales y vitaminas que le confieren numerosas cualidades.

Buena para el corazón: el consumo de alimentos ricos en carotenoides (zanahoria, endivia, calabacín, albaricoque, pimiento, tomate…) ayuda a combatir las enfermedades cardiovasculares, primera causa de muerte de los países ricos. Sus efectos antioxidantes y sus fibras contribuyen notablemente a disminuir el colesterol y los triglicéridos.

Contra el cáncer: la acción de los carotenoides en el organismo, sin duda combinada con la del falcarinol, antifúngico natural de la zanahoria, disminuye el riesgo de cáncer, sobre todo de pulmón.

Buena para la vista: la luteína y la zeaxantina son pigmentos necesarios para la buena salud de los ojos. También el consumo de zanahorias ayuda a prevenir enfermedades propias del envejecimiento de la retina como las cataratas o la degeneración macular.

Rica en vitaminas y minerales: la zanahoria es una fuente excelente de betacaroteno, que el organismo transforma en parte en vitamina A. Aporta también vitaminas B6 y K, B1, B2, B3, C y E, y minerales como el hierro, fósforo y potasio.

SUS BENEFICIOS NUTRICIONALES

Una ración de 100 g de zanahoria aporta el 80% de la dosis diaria recomendada de vitamina A. A pesar de su fama de ser azucarada y

Detalles sobre los estudios

Los estudios realizados en hombres y animales demuestran que el consumo regular de zanahorias, también de espinacas, reduce la tasa de colesterol, de triglicéridos y, en general, el riesgo cardiovascular.

En un estudio se observó que las mujeres que consumen muchas zanahorias (de dos a cuatro porciones a la semana) tienen un riesgo de desarrollar cáncer de pulmón muy reducido (el 40%) en comparación con las que no tienen este hábito; el riesgo disminuye aún más (60% al menos) si el consumo mínimo es de cinco porciones a la semana. Además, las mujeres que consumen zanahorias o espinacas más de dos veces por semana tienen mucho menos riesgo de desarrollar cáncer de mama.

Estudios epidemiológicos certifican que el consumo de alimentos ricos en carotenoides, en especial la luteína y la zeaxantina, disminuye el riesgo de aparición de cataratas.

de que engorda, la zanahoria no se merece estar excluida de las dietas de la gente que se preocupa por su peso, ya que sólo aporta entre 6 y 9 g de glúcidos por cada 100 g, lo que representa una cantidad muy moderada. También pueden comerla los diabéticos.

CONSEJOS PRÁCTICOS

¿Cómo elegirla?

La zanahoria tiene que estar muy firme. Ahora empiezan a aparecer en el mercado otras variedades: blancas, moradas, amarillas…

¿Cómo consumirla?

Se come cruda o cocida: hay múltiples formas de prepararlas. Se puede realzar su sabor con un poco de zumo de limón, algunas especias (por ejemplo, el comino) o una pizca de ajo y perejil.

¿Cruda o cocida?: es preferible comerla cruda para aprovechar al máximo sus principios activos, alcalinizantes y antioxidantes. Como todas las hortalizas, cuanto más fresca mejor. Es preferible no guardarla demasiado tiempo.

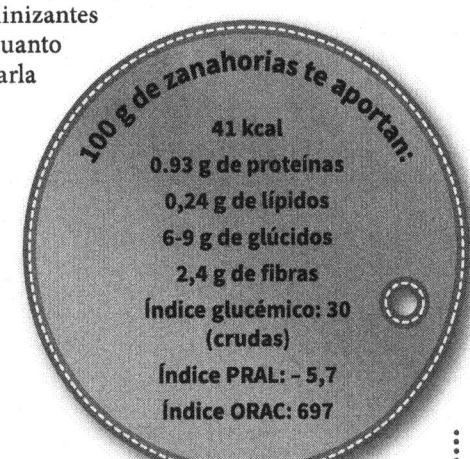

También se puede comer cocida o semicocida: sigue teniendo un gran valor nutritivo.

Con un poco de materia grasa: si añades un poco de materia grasa o de queso a las zanahorias, asimilarás mejor los carotenoides, que son compuestos liposolubles (solubles en la grasa).

¿Cómo conservarla?

En la parte baja del frigorífico.

100 g de zanahorias te aportan:

41 kcal
0.93 g de proteínas
0,24 g de lípidos
6-9 g de glúcidos
2,4 g de fibras
Índice glucémico: 30 (crudas)
Índice PRAL: - 5,7
Índice ORAC: 697

EL APIONABO
~ Y EL APIO EN RAMA ~

> Tonificante

> Purificante

> Alcalinizante, sobre todo crudo

> Rico en vitamina K

> Abre el apetito

El apionabo, que se consume esencialmente en otoño e invierno, es una variedad parecida al apio en rama.

Aunque pertenece a la familia de las «hortalizas de raíz», la bola que se consume es, de hecho, la base del tallo abultada. Rico en vitamina K, el apionabo es un buen tónico para el organismo. Su consumo contribuye, como el de todas las frutas y verduras, a la prevención de enfermedades crónicas como el cáncer y enfermedades cardiovasculares.

LO MÁS SANO

Estimulante y purificante: el apio ayuda a la digestión y presenta propiedades muy eficaces. Es un buen diurético que ayuda a la evacuación de toxinas por la orina, razón por la cual puede ser recomendado en caso de reumatismos, gota y cálculos renales. Por esta razón también es interesante para evitar el sobrepeso; es además muy poco calórico.

Protector: los poliacetilenos (el falcarinol) que contiene pueden intervenir en la prevención del cáncer. Estas sustancias también se encuentran en otras verduras de la familia de las umbelíferas, como la zanahoria, el hinojo y el perejil.

El apio en rama: el apio en rama pertenece a la misma especie que el apionabo pero es una variedad diferente. Es apreciado en la cocina por sus ramas crujientes y sus hojas que son muy aromáticas. También lo emplean los herboristas para drenar

Detalles sobre los estudios

In vitro, los poliacetilenos que se encuentran en el apionabo son capaces de destruir las células cancerígenas.

Además, un estudio realizado en animales ha comprobado que el consumo de apionabo seco y en polvo detiene la pérdida de masa ósea propia del envejecimiento (osteoporosis). Por el momento, esta observación no ha sido confirmada en el ser humano.

el ácido úrico. Hipócrates lo recomendaba para mejorar la digestión. Purifica, tonifica, tiene efectos calmantes y contiene un pigmento carotenoide antioxidante, la luteína, que es beneficiosa contra el envejecimiento de los ojos, además de proporcionar vitaminas K, B6 y C.

SUS BENEFICIOS NUTRICIONALES

El apionabo, sobre todo crudo, es una excelente fuente de vitamina K, que interviene en la coagulación de la sangre y en la fijación del calcio en los huesos. Contiene también buenas cantidades de vitaminas B5, B6 y C, así como, cobre, manganeso y fósforo.

100 g de apio de rama te aportan:

15 kcal
0,7 g de proteínas
0,18 g de lípidos
2,98 g de glúcidos
1,5 g de fibras
Índice glucémico: 15
Índice PRAL: -5
Índice ORAC: 552

CONSEJOS PRÁCTICOS

¿Cómo elegirlo?

Evita el apionabo demasiado grande, porque el interior suele estar vacío. Debe ser bien denso, firme, blanco y sin manchas.

¿Cómo consumirlo?

El apionabo: es delicioso crudo con un poco de manzana. Si le añades un poco de zumo de limón, evitarás que se oxide y se oscurezca. Es muy apreciado también cocido (resulta muy digestivo), en rodajas, en puré, en sopa o en el cuscús. Si secas las hojas, las podrás utilizar como aromatizante.

¿Y el apio en rama?: sus ramas son buenas crudas, mojadas en salsa, braseadas, o en las sopas de verduras, acompañadas de algunas de sus hojas aromáticas.

¿Cómo conservarlo?

El apio en rama se conserva en el frigorífico entre una y dos semanas. Como todas las hortalizas de raíz, se conserva perfectamente varias semanas envuelto en el compartimento para las verduras de la nevera.

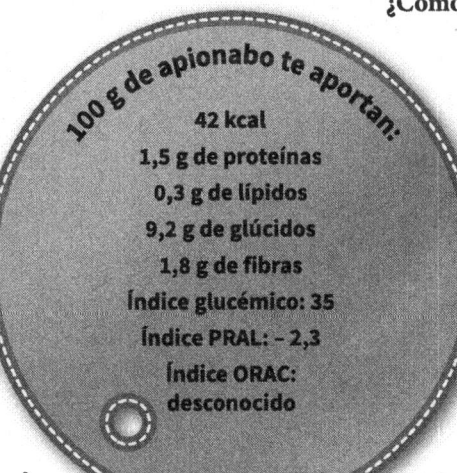

100 g de apionabo te aportan:

42 kcal
1,5 g de proteínas
0,3 g de lípidos
9,2 g de glúcidos
1,8 g de fibras
Índice glucémico: 35
Índice PRAL: – 2,3
Índice ORAC: desconocido

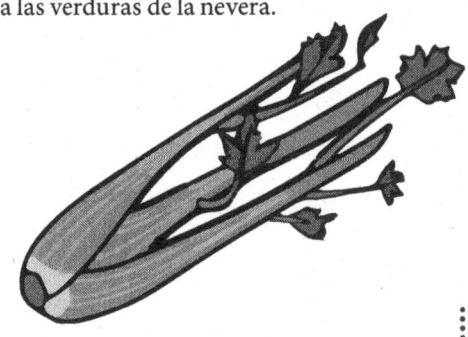

~ EL CHAMPIÑÓN ~

El champiñón común es una especie de hongo que está disponible todo el año y que al igual que las otras variedades aporta muchos beneficios nutritivos.

Suele ser muy perfumado y poco calórico, rico en fibras, remineralizante y lleno de vitaminas. Son hongos muy sanos y que ayudan a combatir el cansancio.

> > Nutritivo, pero poco calórico
> > Puede sustituir a la carne
> > Alcalinizante, sobre todo crudo
> > Rico en minerales, especialmente en cobre

LO MÁS SANO

Rico en nutrientes: además de su abundante contenido en agua, los champiñones son interesantes por sus aportes de vitaminas del grupo B (son especialmente ricos en vitaminas B2, B3 y B5), en vitamina D y en cobre, selenio, potasio, fósforo, hierro y zinc. Pero contienen menos vitamina A que la mayoría de las verduras.

Vegetariano: para los vegetarianos o los habituados a la carne que deseen disminuir su consumo, los champiñones son interesantes por su gusto pronunciado y su firme textura. Además, limitan los riesgos de carencia de vitamina D, cuyas principales fuentes son la carne, el pescado, los huevos y la leche, porque contienen ergosterol, uno de sus precursores. De todas formas, sus proteínas no contienen los aminoácidos que se encuentran en los productos animales, en especial, el triptófano.

Bueno para los intestinos: el champiñón común, igual que todas las demás variedades, contiene mucha fibra, sobre todo almidón, por lo que permite regular el tránsito y luchar contra el estreñimiento. Las enzimas digestivas no atacan al almidón, pero bajo la acción de las bacterias del intestino, éste experimenta una transformación. Este almidón transformado ayuda a mantener una buena salud intestinal favoreciendo el desarrollo de bacterias buenas.

SUS BENEFICIOS NUTRICIONALES

El champiñón común, rico en agua y muy pobre en glúcidos, es muy poco calórico (una porción de 100 g aporta de media 15 kcal), pero es también muy nutritivo. Contiene más proteínas que la mayoría de las hortalizas frescas. Cinco champiñones de tamaño mediano pueden cubrir el 50% de nuestra dosis diaria recomendada de cobre.

CONSEJOS PRÁCTICOS

¿Cómo elegirlos?

Los champiñones han de ser lisos, estar bien firmes y sin manchas.

Detalles sobre los estudios

Un estudio in vitro ha comprobado que determinados compuestos del champiñón pueden disminuir la actividad de una enzima implicada en la evolución del cáncer de mama.

Otros trabajos se han interesado en las lectinas que contienen los champiñones. Estos compuestos son capaces de inhibir, in vitro y en los animales, la multiplicación de células cancerígenas (cáncer de colon).

¿Cómo consumirlos?

Como todos los champiñones, hay que limpiarlos con agua, pero nunca dejarlos en remojo para que no se empapen de agua. Para evitar que se pongan negros, se puede añadir zumo de limón.

Se pueden comer crudos con una salsa, mezclados en ensalada o en carpacho, y también cocidos, pero son deliciosos fritos en la sartén con cebolla o ajo y un poco de aceite de oliva y perejil. Su textura porosa hace que absorban muy bien el perfume de las finas hierbas, del ajo y de las especias.

La recolecta sin supervisión: si se van a buscar champiñones o setas al campo, es importante estar muy bien informado sobre las especies venenosas, incluso mortales, y en caso de duda, habrá que consultar a algún experto. No comas nunca una seta si no estás absolutamente seguro de que es comestible.

¿Cómo conservarlos?

Máximo una semana en el frigorífico en su envase original o, si se compran a granel, en una bolsa de papel.

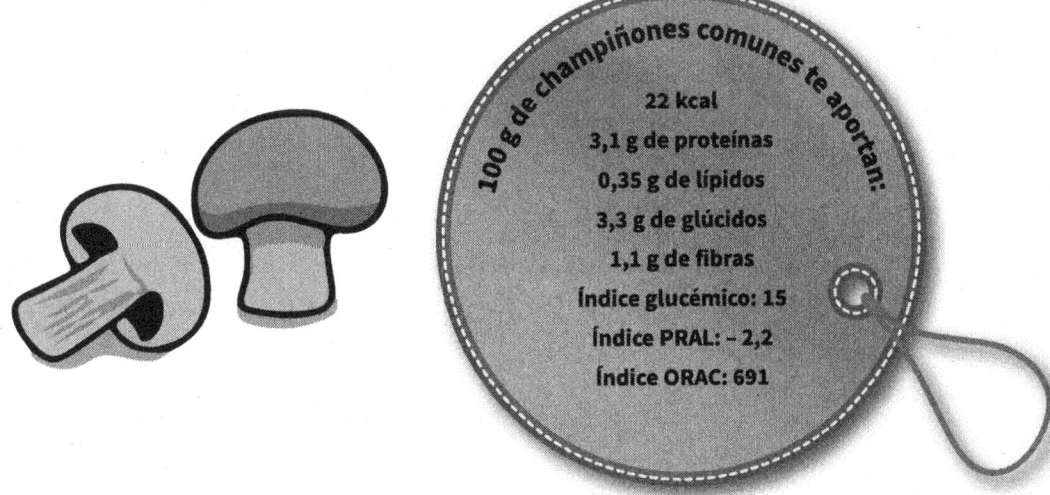

100 g de champiñones comunes te aportan:

22 kcal
3,1 g de proteínas
0,35 g de lípidos
3,3 g de glúcidos
1,1 g de fibras
Índice glucémico: 15
Índice PRAL: – 2,2
Índice ORAC: 691

~ LA ACHICORIA ~

S e denomina también achicoria «rizada» y es una variedad de ensalada similar a la escarola, remineralizante, tónica y muy amiga del hígado.

La achicoria, que se parece a la escarola y también a las variedades derivadas de la achicoria silvestre y la endivia, es rica en antioxidantes y vitaminas.

> Amiga del hígado

> Drenante

> Alcalinizante

> Rica en vitaminas A, B9, K y C

> Rica en cobre

LO MÁS SANO

Aliada de la ligereza: la achicoria rizada tiene propiedades digestivas muy interesantes: es depurativa, digestiva y tónica, una verdadera amiga del hígado. Aporta ácido chicorésico, con propiedades coleréticas (que favorecen la secreción de la bilis), diuréticas y ligeramente laxantes. Contiene inulina (menos que la endivia), un glúcido complejo que favorece la digestión. Este glúcido desempeña una función prebiótica, favoreciendo el desarrollo de bacterias buenas en el intestino y, por consiguiente, mejorando el tránsito intestinal. La raíz de la achicoria, contiene grandes cantidades de inulina.

Rica en nutrientes indispensables: las achicorias son ricas en antioxidantes, sobre todo carotenoides y compuestos fenólicos (flavonoides y ácidos fenólicos), y también vitaminas A, B9, K y cobre. La vitamina A interviene en la regeneración de los tejidos y la visión nocturna; la vitamina B9 participa en el equilibrio nervioso y previene determinadas malformaciones del feto; la vitamina K ayuda a la fijación del calcio en los huesos y desempeña un papel importante en la coagulación de la sangre; el cobre es indispensable para el funcionamiento de numerosas enzimas del organismo y permite la absorción del hierro que entra en la composición de la hemoglobina (la molécula que asegura el transporte del oxígeno en la sangre). La achicoria contiene también, por orden descendente: vitaminas B5 y C, manganeso, vitaminas B1, B2, B6, E y calcio, hierro, magnesio, fósforo, potasio y zinc.

Drenante: actualmente, el organismo tiene la necesidad de drenarse para paliar una alimentación que muchas veces es demasiado rica. La achicoria rizada es excelente para ello. Las achicorias están, además, dentro de la categoría de alimentos de alto contenido en agua y en fibras (las endivias y sus variedades italianas contienen el 95% de agua).

SUS BENEFICIOS NUTRICIONALES

Una ración de 50 g de achicoria rizada aporta el 100% de la dosis diaria recomendada de betacaroteno y el 20% de vitamina A. La achicoria forma parte también de las hortalizas más ricas en fibras.

CONSEJOS PRÁCTICOS

¿Cómo elegirla?

Como todas las ensaladas, debe ser bien fresca y crujiente.

¿Cómo consumirla?

Es muy buena con un poco de buen aceite de oliva y un poco de zumo de limón. Hay otras variedades de achicorias, con grandes hojas crujientes, que se pueden cocinar.

¿Cómo conservarla?

Una vez lavada y escurrida, se envuelve en un trapo húmedo y se coloca en el frigorífico en un recipiente hermético.

100 g de achicoria rizada te aportan:

20 kcal
1,2 g de proteínas
0,4 g de lípidos
3,6 g de glúcidos
3,2 g de fibras
Índice glucémico: 15
Índice PRAL: – 3,1
Índice ORAC: desconocido

Detalles sobre los estudios

Varios estudios demuestran que la inulina, contenida en particular en las achicorias (sobre todo en sus raíces), pero también en el tupinambo y la alcachofa, puede reducir el desarrollo del cáncer de colon. Además, estudios realizados en animales demuestran que mejora la absorción del calcio y del magnesio, pero estos resultados todavía se han de confirmar en humanos. En cuanto a los efectos de la inulina sobre las grasas circulantes en la sangre, los resultados son contradictorios, pero se puede afirmar que ayuda a reducir los triglicéridos en las personas que tienen un índice demasiado elevado.

~ LA COL VERDE ~

Esta verdura bate todos los récords de interés por sus propiedades medicinales.

¡La col sirve para todo! La información que se ofrece en este apartado hace referencia a la col verde, pero es también válida para las otras variedades de col: col blanca, col roja, col rizada, coles de Bruselas, coliflor...

LO MÁS SANO

Sus principales cualidades: es depurativa, diurética, cicatrizante de las mucosas digestivas, expectorante hipoglucémica. Combate la anemia, la depresión, la retención de líquidos, la diarrea, la migraña, tanto si se consumen las hojas externas como el corazón. La col es antiinflamatoria y alivia la sinusitis. Gracias al betacaroteno que contiene, transformado en vitamina A por el organismo, estimula el sistema inmunitario y la visión nocturna (las hojas exteriores contienen 50 veces más betacaroteno que las hojas interiores). Gracias a sus fibras, alivian el estreñimiento. Sus glucosinolatos (indoles y sinigrina) y sus sulfurafanos (un compuesto azufrado) contribuyen a la prevención del cáncer. Además, es rica en vitamina K, aporta calcio y hierro, manganeso, potasio, fósforo, sodio, magnesio, zinc, cobre y vitaminas B1, B2, B3, B5, B6, B9 y C.

Buena para los intestinos: el zumo de col cruda (sobre todo de col rizada) hecho en casa tiene un efecto cicatrizante sobre los intestinos y las úlceras de estómago.

Prebióticos: las fibras de las frutas y hortalizas contribuyen a la buena salud del sistema digestivo. El chucrut y todos los productos lactofermentados (leche cuajada, queso blanco, kéfir, pan de levadura madre, pepinillos...) estimulan la digestión, regulan el tránsito intestinal y ayudan a desarrollar las buenas bacterias del intestino.

Rica en folatos: el folato o vitamina B9 es sobre todo conocido porque tiene un papel primordial en la constitución de la médula espinal del feto, pero también ayuda al equilibrio nervioso y a mantener una tasa normal de homocisteína en el organismo, reduciendo el riesgo de enfermedades cardiovasculares.

Antiinflamatoria: sus hojas, aplicadas sobre la piel, hacen desaparecer todo tipo de inflamaciones gracias a su azufre.

Las otras coles: la col roja, cuyo color viene dado por el licopeno (el carotenoide

Detalles sobre los estudios

En un estudio realizado sobre las funciones intelectuales de mujeres mayores, en especial sobre la memoria, se ha observado que el consumo frecuente de col está asociado a un menor declive. Esta conclusión, de momento, no está del todo demostrada.

Una revista de literatura científica demuestra una relación entre el consumo regular de col y la disminución del riesgo de contraer cáncer, sobre todo de pulmón y de páncreas. Coherentemente con esta conclusión, un estudio in vitro sobre la sinigrina de la col (transformada en el organismo en alilo isotiocianato) demuestra la capacidad de este compuesto para limitar el crecimiento de células cancerígenas.

que colorea también el tomate) es muy antioxidante: contiene más del doble de antioxidantes que las demás coles. La coliflor tiene gusto a mostaza debido a sus glucosinolatos. Las coles de Bruselas contienen más folato (vitamina B9) que todas las demás coles.

SUS BENEFICIOS NUTRICIONALES

La col verde proporciona el triple de calcio metabolizado que la leche de vaca. Una ración de 80 g de esta verdura aporta la dosis diaria media de los adultos. De la misma manera que ocurre con las otras verduras de la familia de las crucíferas, el consumo regular de col verde (entre dos y tres veces por semana) reduce el riesgo de desarrollar un cáncer.

CONSEJOS PRÁCTICOS

¿Cómo elegirla?

Debe ser pesada y compacta.

¿Cómo consumirla?

En crudo es más nutritiva. Es deliciosa con pasas o granos de comino, un buen aceite y un poco de zumo de limón. La col roja combina bien con manzanas y castañas.

El chucrut: intenta hacer la receta de chucrut de pescados, es ligera y deliciosa.

¿Cómo conservarla?

En la nevera se conserva unos diez días.

Interesante: las coles contienen goitrogenos que pueden ralentizar el funcionamiento de la glándula tiroidea, pero normalmente la cocción los inactiva.

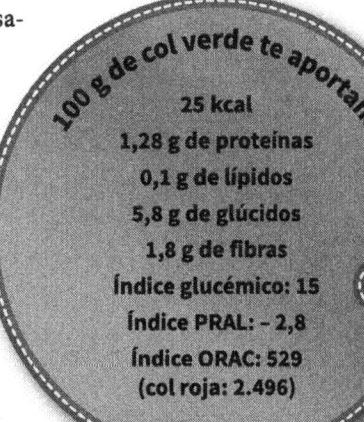

100 g de col verde te aportan:

25 kcal
1,28 g de proteínas
0,1 g de lípidos
5,8 g de glúcidos
1,8 g de fibras
Índice glucémico: 15
Índice PRAL: – 2,8
Índice ORAC: 529
(col roja: 2.496)

~ EL PEPINO ~

El pepino es una de las hortalizas más ricas en agua: ¡representa el 95% de su contenido!

Debido a su riqueza en agua, el pepino es uno de los alimentos recomendados para hacer una dieta de adelgazamiento y resulta también una verdura especialmente refrescante. Pertenece a la misma familia que el melón, también muy hidratante.

LO MÁS SANO

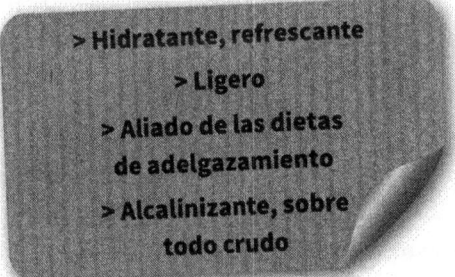

> Hidratante, refrescante

> Ligero

> Aliado de las dietas de adelgazamiento

> Alcalinizante, sobre todo crudo

Diurético: su contenido elevado de potasio y bajo de sodio hace que el pepino favorezca el drenaje del organismo y la buena eliminación renal: una proporción potasio/sodio elevada es garantía de un buen diurético. Esta propiedad lo convierte en un buen limpiador del organismo, muy útil para luchar contra las intoxicaciones y las enfermedades reumáticas.

Bueno para el intestino: se aconseja comerlo cocido en caso de irritación de los intestinos y de cólicos. El zumo de pepino, si se consume en ayunas, tiene propiedades depurativas.

Bueno para la piel: si se aplica sobre la piel, en forma de loción o de cataplasma, es bueno para las arrugas, la piel grasa, las rojeces, la descamación y el prurito.

Minerales y vitaminas: el agua del pepino contiene diversos minerales: potasio,

Detalles sobre los estudios

En los periodos de canícula, cuando todo se calienta, el pepino se mantiene fresco. Incluso en pleno sol, su temperatura interior es 7 °C más baja que la temperatura ambiente.

Un estudio pone de manifiesto la presencia de compuestos fenólicos antioxidantes en el pepino. De todas formas, la concentración es menor que en muchas otras hortalizas. La piel del pepino contiene otro compuesto antioxidante, la peroxidasa, parecida a la que encontramos en el rábano picante. Aunque este último ha mostrado su capacidad de hacer bajar los triglicéridos, el colesterol y la glucosa sanguínea en los animales, estas propiedades todavía no han sido investigadas en la peroxidasa del pepino.

fósforo, calcio, magnesio, hierro, zinc y también un poco de cobre y selenio. En cuanto a las vitaminas, contiene sobre todo (y especialmente en la piel) vitamina K, necesaria para la fabricación de las proteínas asociadas a la coagulación de la sangre; tiene también un papel importante en la formación de los huesos.

SUS BENEFICIOS NUTRICIONALES

Rico en agua, muy poco calórico y diurético, el pepino es la hortaliza ideal para las personas que quieren adelgazar, especialmente en verano, por su efecto refrescante cuando se come crudo.

CONSEJOS PRÁCTICOS

¿Cómo elegirlo?

El pepino debe estar firme, la piel ha de ser muy verde, no brillante y lisa. Cuanto más pequeño es (25-30 cm), más sabroso.

¿Cómo consumirlo?

Combina muy bien con el eneldo: puedes añadir a tu ensalada una gota de aceite esencial de eneldo. Si se mezcla con yogur, ajo y menta, se obtiene el famoso *tzatziki* griego.

Como es habitual, en la piel se encuentran la mayoría de los nutrientes. ¡No dejes de comerla! Aunque los pepinos de invernadero no suelen ser amargos, los cultivados al aire libre sí lo son. En este caso, se recomienda pelarlos y cortarles el extremo más puntiagudo (el que se fija al tallo). Para las personas que en crudo los encuentran indigestos, se aconseja dejarlos escurrir con sal durante 24 horas o escogerlos muy frescos, pelarlos y **quitar**les las pepitas (sobre todo en caso de flatulencias).

¡Pruébalos cocidos!: también se pueden comer cocidos. Córtalos a dados y cuécelos al vapor o hervidos con un poco de aceite de oliva. Preparados así, alivian las irritaciones intestinales. Son también deliciosos en potaje, con cebolla, un dado de caldo de pollo y un poco de perejil.

¿Cómo conservarlo?

El pepino se puede guardar en la nevera entre una y dos semanas.

100 g de pepino te aportan:

15 kcal
0,65 g de proteínas
0,1 g de lípidos
3,5 g de glúcidos
0,75 g de fibras
Índice glucémico: 15
Índice PRAL: – 2,4
Índice ORAC: 232

~ EL PEPINILLO ~

El pepinillo procede de la selección de una variedad de pepino con frutos peque-ños, recolectados para madurar (pepinillos a la rusa o a la polaca) o antes (peque-ños pepinillos al vinagre).

Codiciados para acompañar a la carne, las ensaladas mixtas y los sándwi-ches, realzan el valor de los alimentos a los que acompa-ñan. Tienen un sabor algo ácido o agridulce, son crujientes y buenos para el aperitivo. Además de por sus cualidades gustativas, esta pequeña hortaliza es sobre todo inte-resante por sus propiedades digestivas.

LO MÁS SANO

El primo pequeño del pepino: el pepinillo posee una composición parecida a la del pepino. Sus vitaminas B son un poco menos elevadas, igual que su contenido en vitamina C, pero tiene más provitamina A (betacaroteno) y hierro. Esto tiene poca importancia desde un punto de vista nutricional, ya que normalmente el consumo es reducido. Sólo el contenido de sodio es particularmente elevado: proporciona unos 700 g por cada 100 g de pepinillos (equivalente a unos 2 g de sal).

Cuidado con la sal: las personas que tienen hipertensión, insuficiencia cardíaca o problemas renales deberían tener cuidado porque estas enfermedades exigen una alimentación con poco sodio.

Bueno para la digestión: su sabor ligeramente ácido estimula las secreciones digestivas y abre el apetito. Tendrá pues que descartarlo de la alimentación todo aquel que tenga inflamación digestiva, úlcera, alteraciones de la mucosa de la boca (aftas, gingivitis…) o siga un régi-men ligero en sal y vinagre (exceso de aci-dez, por ejemplo). Las mujeres que están al final del periodo de gestación y que sufren, muchas veces, ardores y acidez, deberían también evitarlos.

100 g de pepinillos al vinagre te aportan:

10 kcal
0,35 g de proteínas
0,12 g de lípidos
2,25 g de glúcidos
1,2 g de fibras
Índice glucémico: 15
Índice PRAL: desconocido
Índice ORAC: desconocido

SUS BENEFICIOS NUTRICIONALES

Los pepinillos son excelentes como aperitivo, antes de las comidas. Los marinados en vinagre son buenos para las personas que tienen una acidez gástrica demasiado baja. Los pepinillos denominados «a la rusa», que se preparan con sal y lactofermentados, estimulan la digestión y favorecen la buena salud intestinal.

CONSEJOS PRÁCTICOS

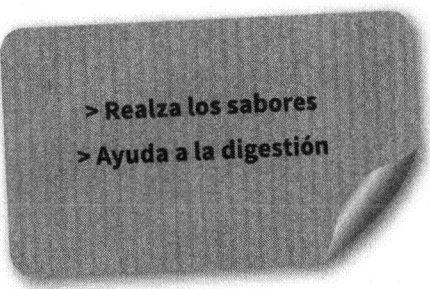

> Realza los sabores

> Ayuda a la digestión

¿Cómo elegirlos?

Los pepinillos lactofermentados son mejores para la salud intestinal que los marinados en vinagre. Se encuentran a granel en algunas verdulerías. Se les suele denominar «pepinillos a la rusa» y son más grandes que los marinados en vinagre porque se han recogido en plena madurez.

Si prefieres un tarro de pepinillos dulces, tendrás un aporte extra de azúcar.

Los pepinillos frescos se encuentran en verano en algunas verdulerías.

¿Cómo consumirlos?

Son buenos en los sándwiches y en algunas vinagretas: ayudan a digerir las pastas y las carnes que son habitualmente difíciles de asimilar por el estómago.

Una receta casera de pepinillos a la sal: limpia bien los pepinillos con un paño o un cepillo, después colócalos verticalmente en un tarro, preferentemente esterilizado. Intercala hierbas aromáticas (eneldo, hinojo, granos de mostaza o de pimienta negra, ajo…). Hierve agua con sal (40-50 g de sal gorda por un litro de agua) y déjala enfriar. Cubre los pepinillos con esta salmuera y cierra el tarro.

Pepinillos en vinagre: deja los pepinillos durante 24 horas en sal gorda para que suelten el agua, escúrrelos y sécalos. Repártelos en los tarros intercalando hierbas aromáticas a tu gusto (cebollines blancos, timo en rama, clavo, pimienta, cilantro, estragón…). Cúbrelos con vinagre (1,5 litros de vinagre de vino blanco para 1 kg de pepinillos frescos). Cierra los tarros y colócalos en un lugar fresco y sombrío durante un mes antes de consumirlos.

¿Cómo conservarlos?

Un tarro abierto se ha de guardar en la nevera y se conserva varias semanas.

Detalles sobre los estudios

Un estudio confirma que añadir pepinillos en vinagre (no azucarados) y yogur (leche fermentada) a una comida que combina alimentos de un gran índice glucémico, hace disminuir la tasa de azúcar en la sangre y por lo tanto el índice glucémico total de la comida. Este efecto se debe principalmente al ácido acético (vinagre) del pepinillo marinado.

~ LA CALABAZA ~

El término «calabaza» designa, en su sentido más amplio, la fruta de muchas especies parecidas a las cucurbitáceas, de las que existen numerosas variedades.

La calabaza, el calabacín, el melón, el pepino, la calabaza vinatera, la esponja vegetal, la alcayota…, todas forman parte de esta tribu.

LO MÁS SANO

Carotenoides en serie: todas las calabazas de piel naranja contienen una gran cantidad de betacarotenos, que el organismo transforma en vitamina A (aunque la campeona en este sentido sigue siendo la zanahoria). La calabaza contiene también luteína y zeaxantina, otros dos carotenoides útiles para mantener la juventud de los ojos (estos compuestos desempeñan un papel preventivo en la aparición de cataratas y en la degeneración macular). La calabaza contiene betacriptoxantino y alfacaroteno, que ayudan a prevenir el cáncer.

100 g de zapallito o calabacín de verano te aportan:

16 kcal
1,1 g de proteínas
0,18 g de lípidos
3,4 g de glúcidos
28 g de fibras
Índice glucémico: 15
Índice PRAL: – 2

Vitaminas y minerales: además de betacaroteno o provitamina A, la calabaza también contiene vitaminas B2, B5, B6, B9, C y K, así como hierro, manganeso y cobre.

Las pipas de calabaza: son famosas por aliviar problemas urinarios, como el síndrome de la vejiga irritable, que provoca incontinencia urinaria y, en el hombre, dificultades de micción vinculadas a la hipertrofia benigna de próstata (con la edad, la próstata aumenta de tamaño y acaba comprimiendo la vejiga, por lo que se tienen más ganas de orinar). Esta última propiedad puede estar relacionada con el zinc que aportan las pipas. Es recomendable consumir un puñado de pipas al día en caso de hipertrofia benigna de próstata o de vejiga irritable. El aceite de pipas de calabaza se utiliza también para aliviar otros problemas de la próstata.

Las pipas poseen asimismo propiedades vermífugas (contra los áscaris y la tenia) y son útiles para prevenir las caries.

Detalles sobre los estudios

Algunos estudios realizados en animales y personas afectadas de diabetes tipo 2 indican que el zumo de calabaza de Siam (Cucurbita fi cifolia) produce una disminución de la glucosa en la sangre. A pesar de que su índice glucémico es elevado (unos 75), la calabaza tiene un contenido en glúcidos puros muy débil (alrededor del 5%), por lo que se puede recomendar a los diabéticos. Además, contienen cucurbitáceos, compuestos amargos específicos (las calabazas que se cultivan ahora contienen menos que las de antes). Las cucurbitáceas extraídas de la calabaza Cucurbita andreana, en particular la cucurbitácea B, han demostrado in vitro su capacidad de reducir el crecimiento de las células cancerígenas.

SUS BENEFICIOS NUTRICIONALES

La calabaza es una hortaliza rica en antioxidantes, pero pobre en calorías, ¡se puede abusar de ella! Además, es rica en fibras, lo que la convierte en una aliada para el buen tránsito intestinal. Los indígenas de América del Norte la consideran la fruta sagrada. Una ración de 150 g de calabaza aporta la totalidad de la dosis diaria recomendada de provitamina A (betacaroteno).

CONSEJOS PRÁCTICOS

¿Cómo elegirla?

No debe estar dañada porque la humedad podría invadirla. Las pipas peladas corren el riesgo de volverse rancias: vigila el envasado.

¿Cómo consumirla?

En sopa gratinada, en tartas o en risotos…, las formas de prepararla son múltiples. Pruébala cruda, también es deliciosa.

Come un puñado de pipas al día en caso de problemas urinarios.

¿Cómo conservarla?

Se puede conservar sin dificultad mucho tiempo, pero en un lugar fresco y seco (no en el frigorífico, porque es demasiado húmedo).

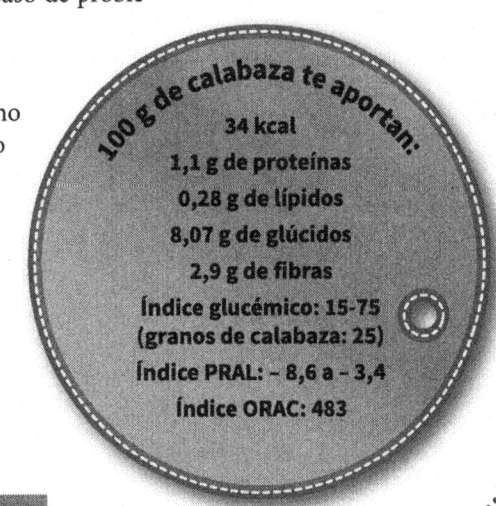

100 g de calabaza te aportan:

34 kcal
1,1 g de proteínas
0,28 g de lípidos
8,07 g de glúcidos
2,9 g de fibras
Índice glucémico: 15-75
(granos de calabaza: 25)
Índice PRAL: – 8,6 a – 3,4
Índice ORAC: 483

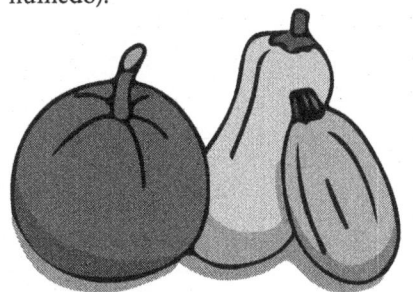

~ EL CALABACÍN ~

Muy rico en agua, con pocas calorías y muy ligero.

Es una de las cucurbitáceas que contiene más potasio, bueno especialmente para el corazón y el cerebro. Se recolecta menos maduro que la calabaza de invierno y es menos nutritivo. Se puede consumir crudo o poco cocido. Es un alimento adelgazante rico en nutrientes.

LO MÁS SANO

Amigo del corazón gracias al potasio: su riqueza en potasio (230 mg por 100 g) es buena para la salud cardiovascular; este oligoelemento facilita las contracciones musculares, en especial las del corazón, y también son muy conocidos sus efectos hipotensores. Además, su bajo contenido en sodio (3 mg por 100 g) hace que se integre sin problemas en las dietas sin sal.

> Muy alcalinizante, sobre todo crudo
> Bueno para el corazón por el potasio
> Densidad mineral

Bueno para los intestinos: el calabacín amarillo es más rico en fibras solubles (pectinas sobre todo); cuanto más grande sea, más fibras insolubles contiene (celulosa y hemicelulosa). El conjunto de estas fibras es beneficioso para el tránsito intestinal: facilitan la evacuación de las heces al reblandecerlas y estimular las contracciones intestinales, favorece también el desarrollo de las buenas bacterias del colon.

Rico en minerales: además de potasio, aporta fósforo, calcio, magnesio, hierro, zinc, manganeso, cobre y molibdeno. Su densidad en minerales contribuye muy eficazmente a mejorar la calidad nutricional de las comidas.

Bueno para los ojos: el calabacín contiene también grandes cantidades de luteína y zeaxantina, dos carotenoides antioxidantes beneficiosos para la salud de los ojos

Detalles sobre los estudios

La rutina, un flavonoide que se encuentra, por ejemplo, en el calabacín, ha demostrado in vitro una actividad antioxidante retardando la oxidación del colesterol malo (LDL), un fenómeno importante de la arteriosclerosis (depósito de grasas, en forma de placas de ateroma, sobre las paredes de las arterias, pudiendo producir su obstrucción). Sin embargo, este resultado todavía no ha sido comprobado en humanos.

(están principalmente implicados en la prevención de patologías relacionadas con la edad, como las cataratas y la degeneración macular). También proporciona diversas vitaminas: provitamina A (betacaroteno), vitaminas B1, B2, B6, B9, C, y E.

Las pepitas: sus pepitas contienen zinc, igual que las de la calabaza.

SUS BENEFICIOS NUTRICIONALES

El calabacín es muy poco calórico: una porción grande de 300 g de calabacín contiene menos de 50 kcal, aunque proporciona muchas fibras, magnesio y vitaminas B1 y B9 (ácido fólico). Una ración de 100 g de calabacín crudo o ligeramente cocido aporta el 50% de la dosis diaria recomendada de vitamina C, y dos veces y media más de potasio que la calabaza.

100 g de calabacín te aportan:

17 kcal
1,2 g de proteínas
0,32 g de lípidos
3,2 g de glúcidos
1 g de fibras
Índice glucémico: 15
Índice PRAL: -4,1
Índice ORAC: 180

CONSEJOS PRÁCTICOS

¿Cómo elegirlo?

Debe ser pequeño, firme y sin manchas negras. Existen diferentes variedades y de diferentes colores: verde, por supuesto el más clásico, pero también amarillo, que es más dulce.

¿Cómo consumirlo?

Es mejor no pelarlo a fin de preservar sus nutrientes. Si se come cocido, se ha de cocer sólo un poco y con muy poca agua para evitar que se pierdan los nutrientes. Si se come en ensalada, es mejor el calabacín amarillo, para que no contenga almidón y así no se tenga que cocer para asimilarlo mejor. Es delicioso, por ejemplo, acompañado de almendras.

También se puede secar con un deshidratador de alimentos o en el horno a muy baja temperatura, con la puerta ligeramente abierta.

¿Cómo conservarlo?

Se conserva mucho menos tiempo que las otras cucurbitáceas, como mucho una semana en la nevera.

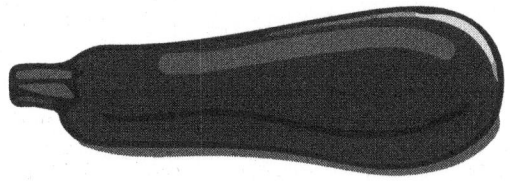

~ EL BERRO ~

Desde la antigüedad, los hombres conocen el berro de los arroyos, que les servía para preparar pociones mágicas.

Rico en vitaminas y minerales, el berro de los arroyos limpia la sangre, tonifica y remineraliza. A otras plantas que también se consumen como verduras, se les denomina también berros, en especial el berro hortelano, con propiedades muy parecidas a las del berro de los arroyos, también denominado «berro de agua».

LO MÁS SANO

Bueno para mantenerse en forma: es una excelente fuente de vitaminas A y K, y, en menor medida, de vitamina C. Representa también una buena fuente de calcio: de hecho, contiene poco, pero de una forma muy fácilmente asimilable por el organismo (calcio biodisponible). Proporciona grandes cantidades de hierro, magnesio y zinc, así como un poco de fósforo. Una dosis de vitamina B6 favorece la absorción del magnesio.

> Fuente de calcio muy biodisponible
> Diurético, purificante, desintoxicante
> Muy alcalinizante
> Muy antioxidante

Protector: sus compuestos azufrados prestan un servicio al hígado, los intestinos, los pulmones y las articulaciones, y son anticancerígenos. Contiene también compuestos antioxidantes (carotenoides y flavonoides), útiles para prevenir enfermedades relacionadas con el envejecimiento (problemas cardiovasculares, algunos cánceres…). Sus isotiocianatos son también efectivos para prevenir algunos cánceres.

Información general: el berro, por sus propiedades diuréticas y depurativas, combate la retención de agua y purifica la sangre de sus toxinas, por ello alivia las molestias urinarias, los cálculos y los reumatismos. Pero es también tónico, remineralizante, estimulante del bazo, antianémico, estomacal, hipoglucemiante y antiparasitario. Ayuda a combatir las bronquitis y los problemas del hígado, y reduce los problemas biliares. Su aceite, que le da un sabor a pimienta, es un antibiótico natural no perjudicial para la flora intestinal.

Sus aplicaciones cutáneas: por estar lleno de cataplasma, el berro se aplica sobre las llagas y úlceras de la piel. El zumo de berro se utiliza para luchar contra la alopecia (caída de cabello).

Todavía mejor que el berro de los arroyos: el berro hortelano, con un tallo y hojas más finas que el de los arroyos, aporta el doble de betacarotenos (provitaminas A) y el triple de luteína y zeaxantina, dos antioxidantes beneficiosos para la salud de los ojos.

Detalles sobre los estudios

El berro contiene muchos isotiocianatos, unos compuestos que, en los estudios realizados con roedores y personas, han demostrado tener un poder de prevención contra la aparición de determinados tipos de cáncer, como el de pulmón en los fumadores.

Además, el consumo de extracto de berro crudo en forma de zumo reduce el riesgo de desarrollar cáncer de colon, mientras que el consumo de berros crudos en forma de hojas tiene el efecto de aumentar la tasa de carotenoides en la sangre y de reducir el riesgo de cáncer, limitando los daños causados en el ADN de los linfocitos.

SUS BENEFICIOS NUTRICIONALES

Una ración de 20 g de berros aportan el 25% de la dosis diaria recomendada de vitamina C.

CONSEJOS PRÁCTICOS

¿Cómo elegirlos?

Deben ser muy frescos, vigorosos y nunca amarillentos.

¿Cómo consumirlos?

Son muy buenas las ensaladas, las sopas o los purés de berros. Se pueden comer sus hojas o beber su zumo, que se encuentra en viales o en ampollas en las tiendas dietéticas. Algunos estómagos no toleran bien la ingesta de berros en gran cantidad.

Interesante: el berro silvestre que puede estar infectado por el gusano trematodo parásito del hígado (depositado por los excrementos de las ovejas), un parásito responsable de una enfermedad denominada «distomatosis».

¿Cómo conservarlos?

Se conservan durante tres o cuatro días en el frigorífico, en una bolsa de papel humidificado.

100 g de berros te aportan:

11 kcal

2,3 g de proteínas

0,1 g de lípidos

1,29 g de glúcidos

0,5 g de fibras

Índice glucémico: 15

Índice PRAL: – 5,7

Índice ORAC: 2.223

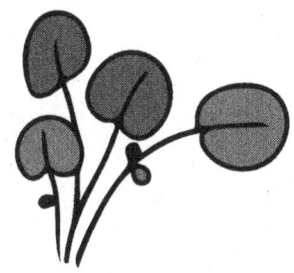

~ LA CHALOTA ~

> Amiga del sistema cardiovascular

> Antiinfecciosa

> Antioxidante

> Alcalinizante

> Anticancerígenas

Es una hortaliza-condimento muy apreciada por su sabor parecido al de la cebolla, pero más sutil. Es también beneficiosa para nuestra salud.

La chalota contiene el ácido 1-propenil sulfénico que es el responsable del lagrimeo, aunque esta sustancia mucilaginosa es también la que le da su consistencia al cocinarla. Forma parte de la familia de las aliáceas: (ajo, cebolla, cebollino y puerro), plantas conocidas y utilizadas ya en el antiguo Egipto por sus virtudes medicinales. Actualmente, los estudios científicos confirman los poderes beneficiosos de estas plantas ricas en antioxidantes, drenantes, fluidificantes de la sangre y antibacterianas.

LO MÁS SANO

Amiga del corazón: la chalota, al igual que el ajo y la cebolla, protege el sistema cardiovascular. Contiene una gran cantidad de potasio, que regula la tensión arterial y estimula las contracciones cardíacas. Es rica en flavonoides, pigmentos antioxidantes cuyo rol es fundamental en la prevención del riesgo de enfermedades cardiovasculares. Las aliáceas también se recomiendan en caso de diabetes.

Vitaminas: la chalota contiene betacaroteno o provitamina A (sobre todo las variedades de carne rosada), vitaminas del grupo B, como la vitamina B6 (que participa en el metabolismo de las proteínas y de los ácidos grasos, así como en la fabricación de neurotransmisores), vitamina C (4 mg por 100 g) y algo de vitamina E.

Rica en minerales: son relativamente abundantes (1 g por cada 100 g), y destaca la cantidad de potasio y de fósforo, pero también de magnesio, hierro, boro, zinc, cobre, flúor y selenio.

Información general: la chalota contiene compuestos antibacterianos y antifúngicos. Es antioxidante, gracias a su betacaroteno, y alcalinizante, por lo que forma parte del repertorio de alimentos anticancerígenos. Es ligera, abre el apetito, algo hipnótica y colerética (activa la producción de bilis por parte de la vesícula biliar). Sus glúcidos son sobre todo fructosanos, que poseen propiedades diuréticas.

SUS BENEFICIOS NUTRICIONALES

Una ración de 50 g de chalotas representa el 17% de la dosis diaria recomendada de betacarotenos y el 9% de los aportes de vitamina B9.

CONSEJOS PRÁCTICOS

¿Cómo elegirla?

Escoge las chalotas que estén muy firmes, sin señales de desecación.

¿Cómo consumirla?

Cruda en ensaladas y cruda o cocida con verduras. La chalota es la hortaliza-condimento del grupo de las aliáceas que mejor se digiere, mucho mejor que la cebolla y, por supuesto, que el ajo. Después de cocinada, se tolera muy bien, especialmente quienes tienen sistemas digestivos delicados.

¿Cómo conservarla?

En un lugar seco y aireado, protegido de la luz. Se conserva durante **varios meses.**

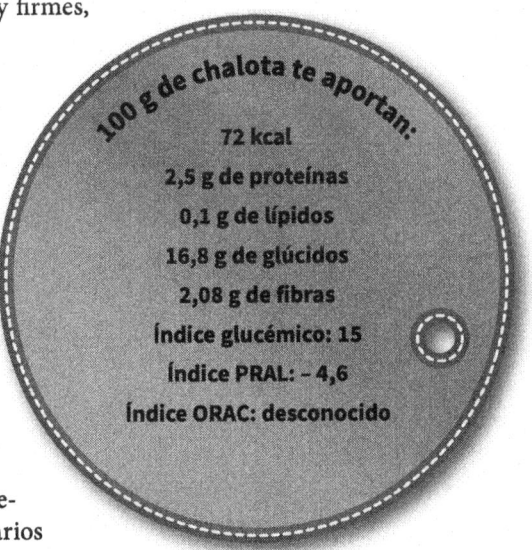

100 g de chalota te aportan:

72 kcal
2,5 g de proteínas
0,1 g de lípidos
16,8 g de glúcidos
2,08 g de fibras
Índice glucémico: 15
Índice PRAL: – 4,6
Índice ORAC: desconocido

Detalles sobre los estudios

Se ha comprobado in vitro que el extracto de chalota ejerce una actividad antioxidante equivalente a la del extracto de ajo y superior a la de muchas variedades de cebollas y de coles. Esta propiedad es, sin duda, atribuible a las grandes cantidades de flavonoides que contiene.

Los alimentos de la familia de las aliáceas (chalota, cebolla, ajo, cebolleta, puerro…) contienen compuestos azufrados que tienen efectos protectores contra el cáncer, en especial, el de esófago y el de estómago.

Por último, un estudio in vitro ha comprobado que el extracto de chalota presenta una actividad antibacteriana y antifúngica. De todas formas, estos efectos todavía no han sido estudiados en humanos.

~ LA ENDIVIA ~

Ligera, diurética, vitaminada y remineralizante, la endivia es ideal para limpiar el organismo en nuestras sociedades de exceso alimentario.

La endivia es una variedad cultivada de la achicoria silvestre, de la cual deriva también la achicoria, cuyas raíces machacadas proporcionan el famoso sucedáneo de café denominado «café de achicoria». Prima de la escarola, la endivia tiene las mismas propiedades, pero menos desarrolladas que las de su ancestro, la achicoria silvestre.

LO MÁS SANO

Antioxidante: es una fuente importante de antioxidantes: compuestos fenólicos (como el ácido chicórico), flavonoides y carotenoides, en especial el betacaroteno y la luteína. Los antioxidantes favorecen la prevención de enfermedades relacionadas con el envejecimiento (enfermedades cardiovasculares) o, en el caso de la luteína, las patologías de la retina (degeneración macular) y del cristalino (cataratas), además de ser efectivos para prevenir el cáncer.

Información general: la endivia, que en un 95% es agua, es, junto con el pepino, una de las hortalizas menos calóricas. Contiene mucho potasio, excelente para el funcionamiento del corazón, y es diurética, lo que favorece la buena depuración renal. Es rica en fibras (mucho más que la escarola o la achicoria), que favorecen y regulan el tránsito intestinal, y también facilita la evacuación de la bilis. Su ligero sabor amargo

Detalles sobre los estudios

Derivada de la misma planta que la endivia (la achicoria silvestre), la achicoria, cuya raíz puede ser tomada como sucedáneo del café, puede ser beneficiosa para la salud cardiovascular. Un estudio clínico, concluye que el consumo diario de un bol (300 ml) de achicoria podría desempeñar un papel preventivo en la trombosis (coágulos que obstruyen la circulación de la sangre). Esta propiedad, que todavía se ha de confirmar, se le atribuye a los compuestos fenólicos presentes en la raíz, combinados con la inulina, un azúcar no digerible que, según los estudios realizados, puede reducir el índice de grasas malas de colesterol y triglicéridos en la sangre. La inulina, además, actúa como prebiótico favoreciendo la absorción de determinados minerales. Varios estudios confirman que desempeña un papel preventivo en la aparición de ciertos cánceres, en especial, el de colon.

estimula con suavidad las secreciones digestivas. La endivia neutraliza un poco la acidez del organismo.

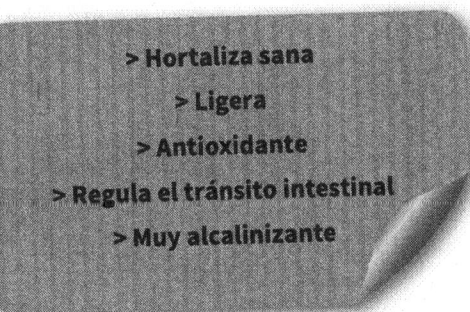

> Hortaliza sana
> Ligera
> Antioxidante
> Regula el tránsito intestinal
> Muy alcalinizante

SUS BENEFICIOS NUTRICIONALES

Muy poco calórica. Aporta algunos minerales y vitaminas útiles para limpiar el organismo en invierno.

CONSEJOS PRÁCTICOS

¿Cómo elegirla?

Tiene que estar bien firme, ser pesada y no tener manchas oscuras. Sus hojas han de estar bien apretadas y sus puntas deben ser de color amarillo. Si son verdes, es que han estado expuestas a la luz, por lo que serán más amargas.

¿Cómo consumirla?

La endivia se come cruda en ensalada, por ejemplo, acompañada de manzana a dados, pasas y granos germinados de alfalfa. Las hojas crudas pueden servirse también como aperitivo con un tartar de salmón, por ejemplo.

Es también muy buena cocida; para contrarrestar su sabor amargo, se ha de quitar el corazón duro y pasarla por agua justo antes de cocerla. Se puede añadir una gota de aceite esencial de limón para evitar que se oxide.

Pruébalo: la endivia también se puede hacer a la parrilla. Se parte en dos longitudinalmente, se aliña con un poco de aceite, sal y pimienta y se pone a cocer varios minutos. Es un buen aperitivo.

¿Cómo conservarla?

Se conserva durante una semana en una bolsa aireada en el cajón de las verduras del frigorífico.

100 g de endivias te aportan:

17 kcal

0,9 g de proteínas

0,1 g de lípidos

4 g de glúcidos

3,1 g de fibras

Índice glucémico: 15

Índice PRAL: – 3,5

Índice ORAC: desconocido

~ LA ESPINACA ~

> Rica en minerales
y vitaminas

> Buena fuente de hierro

> Propiedades anticancerígenas

> Protectora
del corazón

Es famosa por su alto contenido de hierro. Pero además, tiene muchas otras propiedades beneficiosas para la salud.

La espinaca se puede comer cocida, pero también cruda para aprovechar el arsenal de nutrientes que nos aporta. Aunque no sea ni de lejos el alimento que más hierro contiene, su dosis de este mineral, para ser una verdura, es muy elevado. Es mineralizante y estimulante, muy útil durante las convalecencias, para las personas anémicas, cansadas, mayores, etc., porque estimula el corazón y el páncreas. La espinaca es uno de los alimentos que contiene más betaína, sobre todo cruda, buena para el hígado, la salud cardiovascular y la resistencia.

LO MÁS SANO

El hierro, a pesar de todo: para cargarse de hierro y reponer fuerzas, Popeye tendría que comer morcillas, hígado, marisco, avellanas o lentejas. El supuesto contenido gigantesco de hierro de las espinacas deriva de una serie de errores publicados en las revistas científicas de finales del siglo XIX, oficialmente corregidos en el *British Medical Journal* en...¡1981! De todas formas, aunque no sea el alimento más rico en hierro ni siquiera supera a las legumbres (las lentejas van por delante), sigue siendo una buena fuente de este mineral. Además, aporta calcio, muy útil para combatir la osteoporosis, sobre todo, si se come cruda.

Un arsenal completo: además de calcio y hierro, las espinacas proporcionan magnesio, manganeso, cobre, fósforo, potasio, zinc, y vitaminas C, A, K y E, y varias vitaminas del grupo B.

Evitar infartos: para evitar que la homocisteína tenga una tasa sanguínea demasiado elevada (lo cual representa un factor de riesgo cardíaco), tiene que ser convertida en cisteína. Para conseguirlo, el organismo necesita, entre otras, tres vitaminas: B6, B9 y B12, y las espinacas son una de las mejores fuentes vegetales de estas vitaminas.

Buena para los ojos: la luteína y la zeaxantina, dos carotenoides antioxidantes, protegen a los ojos contra las enfermedades propias del envejecimiento (cataratas y la degeneración macular).

Detalles sobre los estudios

Un estudio de mercado ha demostrado que el consumo regular de espinacas, o de zanahorias, más de dos veces por semana reduce el riesgo de desarrollar cáncer de seno. Un seguimiento epidemiológico realizado a unas 500.000 personas ha llegado a la conclusión de que comer espinacas protege contra el cáncer de esófago (adenocarcinoma de esófago).

En un estudio clínico, los investigadores ponen de manifiesto que el consumo cotidiano de espinacas o tomates, aunque sea durante un corto periodo de tiempo, refuerza los glóbulos blancos y los protege contra el estrés oxidativo. Según este estudio, esta capacidad no tiene relación con los carotenoides que estos alimentos contienen, o, en todo caso, no únicamente con ellos.

SUS BENEFICIOS NUTRICIONALES

Una ración de 50 g de espinacas aporta un cuarto de la dosis diaria recomendada de vitamina B9 (ácido fólico) y el 130% de betacarotenos. Sin olvidar el hierro, el calcio y el magnesio, que hacen de ellas un excelente remineralizante.

CONSEJOS PRÁCTICOS

¿Cómo elegirlas?

Si son para cocinar, se han de escoger las hojas brillantes de color verde oscuro. Para acompañar a las ensaladas, son mejores las hojas amarillas (brotes).

¿Cómo consumirlas?

Crudas en ensalada son frescas y ligeramente crujientes. Cocidas, salteadas con ajo, también resultan deliciosas.

Tanto crudas como cocidas: las espinacas cocidas contienen seis veces más luteína, zeaxantina y betaína, y son más ricas en vitaminas y minerales, que las crudas. En cambio, las espinacas crudas alcalinizan más el organismo porque se aprovechan más los minerales. ¡Alterna espinacas cocidas y crudas para beneficiarte de todos sus nutrientes!

¿Cómo conservarlas?

Tres o cuatro días en el compartimento de las verduras del frigorífico.

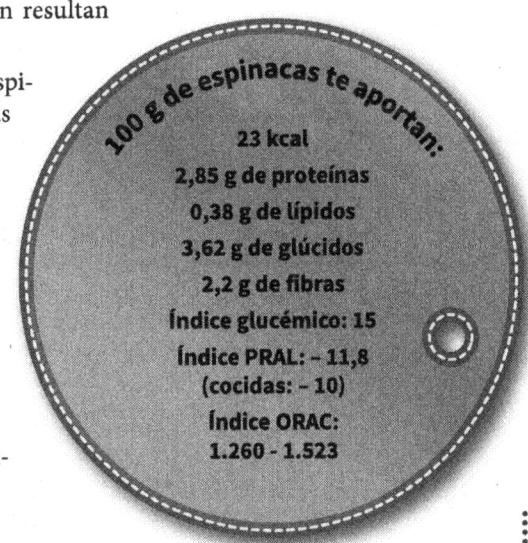

100 g de espinacas te aportan:

23 kcal
2,85 g de proteínas
0,38 g de lípidos
3,62 g de glúcidos
2,2 g de fibras
Índice glucémico: 15
Índice PRAL: – 11,8
(cocidas: – 10)
Índice ORAC:
1.260 - 1.523

~ EL HINOJO ~

Esta hortaliza rica en nutrientes, de sabor anisado, es conocida por los beneficios de su bulbo, de sus semillas y de sus hojas.

Es delicioso tanto crudo como cocido, ligero, fácil de digerir y útil para contrarrestar la retención de líquidos. Por su sabor anisado, combina a la perfección con los pescados y las ensaladas.

LO MÁS SANO

Rico y cargado de vitaminas: el hinojo es una hortaliza que ofrece más proteínas de calidad que la mayoría de las demás hortalizas. Su contenido en fibras y vitaminas también es muy elevado. Suele ser un alimento olvidado dentro de nuestra dieta, y sin embargo aporta una gran cantidad de vitaminas: forma parte de las hortalizas frescas más ricas en vitamina C, provitamina A (betacaroteno), vitamina E (tocoferoles) y vitamina B9 (ácido fólico). Las otras vitaminas B también están presentes: B1, B2, B3, B5 y B6. Sus hojas son antioxidantes.

Remineralizante: el hinojo, que está compuesto de un 8% de agua, contiene minerales en abundancia (1,5 g por 100 g) y muy diversos: potasio (430 mg por 100 g), pero también calcio, fósforo, magnesio y hierro.

Información general: es tónico, diurético, antiparasitario, carminativo (facilita la expulsión de gases). Es útil en caso de digestiones lentas, dolores gástricos, migrañas, vértigos, reumatismos y astenia. Es un antiespasmódico en caso de asma y de afecciones de los órganos respiratorios.

Para las mujeres: es útil en caso de reglas dolorosas o poco abundantes. Es emenagogo (estimula el flujo sanguíneo de la región pélvica y del útero, favoreciendo así las reglas). En la medicina tradicional, sus semillas tienen fama por favorecer la secreción de leche en las mujeres lactantes (efecto galactógeno). Se consume en tisana, normalmente mezclado con granos de comino y de anís verde (un tercio de cada).

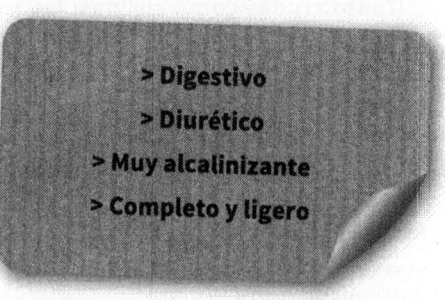

> **Digestivo**
> **Diurético**
> **Muy alcalinizante**
> **Completo y ligero**

Las semillas: machacadas o en tisana, favorecen al estómago y al intestino, y ayudan a que desaparezcan las flatulencias y los gases.

SUS BENEFICIOS NUTRICIONALES

Un plato de hinojo cocido permite saciarse sin tener que preocuparse por su nivel calórico: aporta solamente el 5% de las calorías diarias necesarias. Además proporciona vitamina C y minerales.

CONSEJOS PRÁCTICOS

¿Cómo elegirlo?

El bulbo ha de ser blanco o verde claro, firme y no tener manchas, y exhalar ese olor característico a regaliz y anís. Escoge los bulbos pequeños porque son mucho más tiernos que los grandes. Las hojas deben ser bien verdes.

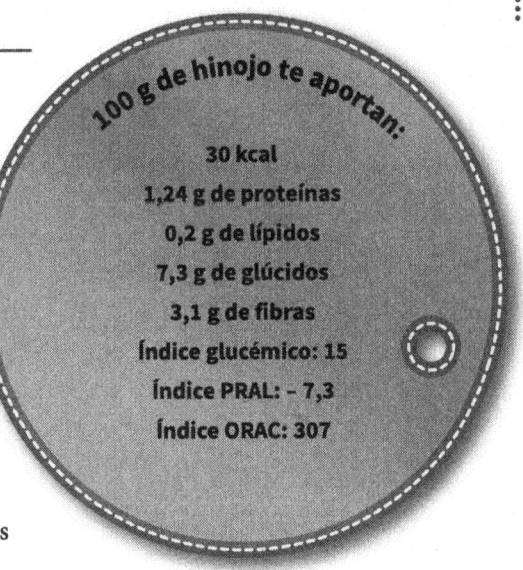

100 g de hinojo te aportan:

30 kcal
1,24 g de proteínas
0,2 g de lípidos
7,3 g de glúcidos
3,1 g de fibras
Índice glucémico: 15
Índice PRAL: – 7,3
Índice ORAC: 307

¿Cómo consumirlo?

Crudo es delicioso en ensaladas, acompañado de un salmón semicrudo. También se come cocido, por ejemplo en el cuscús y en el tajín.

Una receta ideal: cortado a dados, se dora en aceite de oliva, después se añade caldo de verduras y se deja cocer a fuego lento hasta que el caldo se reduzca a la mitad.

¿Cómo conservarlo?

Algunos días en un recipiente hermético y en el frigorífico. Hay que comerlo cuanto antes para que no pierda su sabor.

Detalles sobre los estudios

Un estudio publicado en el año 2009 confirma que los brotes amarillos del hinojo tienen un poder antioxidante muy superior al de las hojas, probablemente debido a su contenido más elevado en compuestos fenólicos y en flavonoides. El extracto de hinojo, testado in vitro en animales, parece tener propiedades preventivas del cáncer de colon, pero este resultado todavía ha de ser comprobado en los humanos. Según algunos trabajos efectuados en animales, el hinojo también tendría efectos hipotensores. Por último, y también en animales (ratas en este caso), el hinojo añadido a la alimentación disminuye la reabsorción ósea.

~ LAS JUDÍAS VERDES ~

Las judías verdes forman parte de todas las dietas hipocalóricas. Son ligeras y muy apreciadas por sus fibras y por la sensación de saciedad que producen.

> Ricas en fibras
>
> Ricas en proteínas
>
> Alcalinizantes
>
> Reconstituyentes

La judía verde pertenece a la familia de las fabáceas o leguminosas: su fruto es una vaina dentro de la cual están contenidas las semillas. Entre sus variedades están: la judía de cera (amarilla), la judía Marbel (verde jaspeada de color violeta) y la judía princesa (de color verde), entre otras. Esta amplia familia comprende también la judía roja de Japón (judía azuki), la judía mungo, las lentejas, la soja, los garbanzos, los guisantes, las habas, la alfalfa, etc.

LO MÁS SANO

Ricas en fibras: las judías verdes contienen una gran cantidad de fibras. Sacian rápidamente, favorecen el buen funcionamiento y la salud de los intestinos (combaten, en especial, el estreñimiento) y participan en la prevención del cáncer. Son fundamentales, sobre todo en la prevención del cáncer de colon. Además, algunas de sus fibras contribuyen a la prevención de enfermedades cardiovasculares y favorecen la regulación de la tasa de azúcar en la sangre en caso de diabetes de tipo 2.

Proteínas: como todas las fabáceas, contienen una gran cantidad de proteínas (1,5 g por una ración de 100 g de judías cocidas), muy superior a la mayoría de las otras verduras.

100 g de judías verdes te aportan:

129 kcal

7,05 g de proteínas

0,75 g de lípidos

24,02 g de glúcidos

9,4 g de fibras

Índice glucémico: 15-30

Índice PRAL: – 2,8

Índice ORAC: 400

Información general: amarillas o verdes, crudas o cocidas, las judías son un buen alimento que nos proporciona una cantidad importante de sustancias nutritivas. Contienen hierro (1 mg por 100 g), que combate la anemia, y vitamina B9, indispensable para el crecimiento de las células. También aportan vitaminas C, K y B2, provitamina A (o betacaroteno), manganeso, que interviene en la formación de huesos y cartílagos, y silicio, que participa en la síntesis del colágeno (proteína importante de los huesos y de la piel). Contienen también antioxidantes del grupo de los

Detalles sobre los estudios

Un estudio epidemiológico ha demostrado que el consumo de judías verdes una o dos veces por semana está asociado a un riesgo más reducido de cáncer de esófago y de estómago. Diversas investigaciones realizadas en animales han demostrado que las judías, igual que otros alimentos con los mismos efectos, disminuyen la degradación de los huesos propia de la edad, un efecto beneficioso que aún no ha sido confirmado en los humanos, por lo que no sabemos todavía cuál sería la cantidad y la frecuencia de consumo de estos alimentos que lo favorecería.

flavonoides, en especial, la quercetina. Son un buen reconstituyente, que es el amigo del hígado y del páncreas. Son diuréticas y depurativas, «purifican» la sangre, aligeran el hígado y participan en la lucha contra los cálculos renales. Por la misma razón, son útiles en caso de reumatismo o de gota.

SUS BENEFICIOS NUTRICIONALES

Son ricas en agua (alrededor del 90%), por lo que resultan poco calóricas. Su contenido en fibras es muy superior al de muchas verduras. Las judías verdes y los cereales forman una buena asociación nutricional, ya que las proteínas de las primeras son ricas en lisina, un aminoácido bastante deficitario en los cereales.

CONSEJOS PRÁCTICOS

¿Cómo elegirlas?

Deben ser muy frescas: firmes, duras, fáciles de romper con los dedos y sin manchas.

¿Cómo consumirlas?

Las judías verdes extrafinas o muy finas se pueden comer crudas en ensalada.

Salteadas en la sartén: preparación de judías verdes a la provenzal: rehoga unas cebollas troceadas y un tomate cortado en una sartén con un poco de aceite de oliva. Saltea las judías en la sartén y después añade por encima perejil troceado y ajo picado.

¿Cómo conservarlas?

Las judías verdes, sobre todo si son finas, se conservan pocos días. Hay que ponerlas en el frigorífico envueltas en un trapo húmedo.

~ LA LECHUGA ~

A pesar de ser una simple ensalada, la lechuga contiene muchos nutrientes.

Batavia, iceberg, romana, cogollos, lechuga rosso, lechuga hoja de roble..., ¡sus variedades son múltiples! A pesar de ser muy poco calórica, contiene muchas vitaminas, minerales y fibras.

LO MÁS SANO

Más o menos antioxidante: la lechuga contiene betacaroteno y compuestos fenólicos (en especial, quercetina y ácidos fenólicos) con poder antioxidante, es decir, protegen el organismo de los efectos de los radicales libres y desempeña un papel preventivo de diversas enfermedades crónicas propias del envejecimiento. Las propiedades antioxidantes de la lechuga varían según sus variedades. Por ejemplo, la lechuga romana y la rizada contienen más compuestos fenólicos y carotenoides (betacaroteno, luteína, zeaxantina) que la lechuga iceberg. De todas las lechugas, son las variedades rojas las que contienen más antioxidantes.

Fibras: la lechuga es rica en fibras que permiten regular el tránsito intestinal y prevenir el estreñimiento. Además, contienen una buena parte de fibras solubles que hacen disminuir el índice de grasas circulantes en la sangre.

Calmante: se dice que la lechuga se recomienda a los que son muy nerviosos, con o sin dolores asociados, a los que padecen insomnio, a quienes sufren palpitaciones y espasmos de las vísceras o del útero, y a los que sufren de los bronquios. Se recomienda también en caso de reglas dolorosas, congestión hepática y nefritis (inflamación de los riñones).

Detalles sobre los estudios

Un estudio certifica que el consumo elevado de hortalizas como la lechuga, el tomate y la zanahoria reduce el riesgo de cáncer de pulmón en los no fumadores. Los extractos fenólicos de la lechuga romana, así como el ácido cafeico purificado, han demostrado in vitro tener un efecto protector contra la degeneración de las neuronas. Los estudios clínicos deberán confirmar si la lechuga puede contribuir a la prevención de enfermedades neurodegenerativas como el Alzheimer. Investigaciones llevadas a cabo con ratas y ratones han demostrado que, añadiendo lechuga a su dieta, se reduce su tasa de lípidos sanguíneos y, en especial, de colesterol malo.

Información general: abre el apetito, refresca, remineraliza, hace bajar el índice de azúcar en la sangre (hipoglucemiante) y favorece la expulsión de los gases intestinales. Puesto que es diurética, se utiliza para «limpiar» la sangre y luchar contra la retención de líquidos, las enfermedades reumáticas y los cálculos.

SUS BENEFICIOS NUTRICIONALES

La lechuga aporta betacaroteno o provitamina A, grandes cantidades de vitaminas K y B9 o ácido fólico (100 g de lechuga aportan el 75% de las necesidades diarias recomendadas), así como vitaminas C y K, hierro, manganeso, potasio, calcio y manganeso.

CONSEJOS PRÁCTICOS

¿Cómo elegirla?

Debe ser bien vigorosa. Las hojas han de estar firmes, sin manchas ni podredumbre.

¿Cómo consumirla?

Se consume, por supuesto, en ensalada, pero también hay otras formas: ensalada cocida guisada con verduras, sopa… No hay que desperdiciar las hojas exteriores, más verdes que las otras, y comerse solamente el corazón: aunque es verdad que son un poco menos tiernas, contienen más betacarotenos, hierro, cobre y vitamina B9.

Con una vinagreta: un poco de materia grasa permite al organismo absorber mejor los carotenoides, en especial, el betacaroteno.

¿Cómo conservarla?

Algunos días en el compartimento para las verduras del frigorífico. Hay que ir con cuidado de no ponerla demasiado cerca de las frutas porque éstas hacen que se pudra.

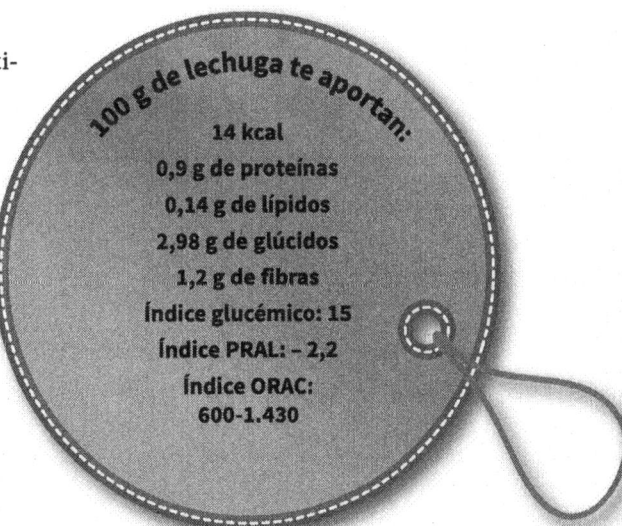

100 g de lechuga te aportan:

14 kcal
0,9 g de proteínas
0,14 g de lípidos
2,98 g de glúcidos
1,2 g de fibras
Índice glucémico: 15
Índice PRAL: – 2,2
Índice ORAC:
600-1.430

~ EL NABO ~

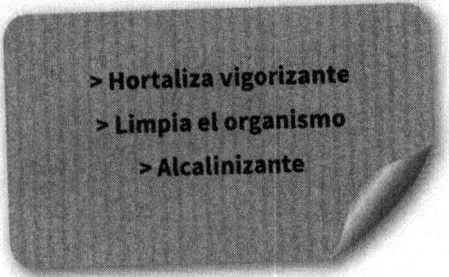

> Hortaliza vigorizante
> Limpia el organismo
> Alcalinizante

El nabo es una hortaliza revitalizante. ¡Es amigo de las personas cansadas!

El nabo, igual que la coliflor o el brócoli, forma parte de las brasicáceas (conocidas también como crucíferas), una familia de hortalizas cuyo consumo regular previene determinados cánceres, sobre todo el de pulmón.

Remineralizante, refrescante y diurético, el nabo es muy beneficioso para todos.

LO MÁS SANO

Lleno de vitaminas y minerales: contiene vitaminas C, B1, B2, B3, B5, B9 y E, potasio, calcio, fósforo, magnesio, hierro, manganeso, zinc, cobre y selenio. Contiene también compuestos azufrados (que le dan su sabor picante particular) que ayudan a prevenir enfermedades como el cáncer, aunque pueden provocar flatulencias en las personas sensibles.

Glucosinolatos apreciados: el nabo, como también las otras crucíferas, contiene glucosinolatos. Estos compuestos se transforman en isotiocianatos (moléculas que ayudan a prevenir el cáncer) cuando se cortan, se pican o se mastican, o al entrar en contacto con la flora bacteriana del intestino.

Combate la bronquitis: en fitoterapia, el nabo se conoce por sus capacidades expectorantes (facilitando la eliminación de secreciones bronquiales) y antitusivas. Es también beneficioso para calmar la tos nerviosa residual.

Grelos superoxidantes: los grelos (hojas) del nabo son una de las mejores fuentes de luteína y zeaxantina, dos compuestos antioxidantes del grupo de los carotenoides que tienen un papel fundamental en la prevención de las enfermedades de los ojos asociadas con el envejecimiento. Contienen además una cantidad elevada de flavonoides, otra familia de antioxidantes: de entre tres a diez veces más que la mayoría de las crucíferas. Son asimismo una buena fuente de vitaminas (A, B9, C y E).

Una gran familia: para variar, también puedes añadir a tu plato la rutabaga (o nabo sueco), cuyas propiedades son muy similares.

SUS BENEFICIOS NUTRICIONALES

Una ración de 150 g de nabo proporciona, por lo menos, el 5% de la dosis diaria recomendada de vitaminas B1, B2, B6 y B9. Rico en agua, su aporte energético es escaso (22 kcal por 100 g) pero es una hortaliza muy remineralizante.

Detalles sobre los estudios

Estudios epidemiológicos han demostrado que el consumo de hortalizas de la familia de las crucíferas puede ayudar a prevenir determinados cánceres, especialmente el de pulmón y, en las mujeres, el de ovarios y riñones. Contribuyen también a frenar la pérdida de las capacidades intelectuales (estudio realizado en mujeres de edad avanzada). Además, otros trabajos demuestran que el consumo cotidiano de crucíferas reduce el riesgo de enfermedades cardiovasculares.

CONSEJOS PRÁCTICOS

¿Cómo elegirlo?

El nabo joven es más crujiente, jugoso y su interior no es hueco. Los manojos de nabos jóvenes se compran en primavera y es cuando hay que aprovechar para comerse los grelos y aprovechar su riqueza en antioxidantes. Se pueden también sembrar y recolectar: es uno de los cultivos de jardín más fáciles de cuidar para alguien que se inicie en esta tarea.

¿Cómo consumirlo?

Es delicioso para realzar el gusto de las sopas de verduras, y también se puede comer crudo, sobre todo cuando son jóvenes. El nabo se prepara como las patatas, solo o con otras hortalizas, en puré, en estofado, al horno, salteado…

Sus hojas se cocinan como las espinacas, crudas o cocidas.

Eficaz para combatir el frío: en caso de anginas, es muy eficaz tomarlo haciendo gárgaras: hierve un nabo grande cortado en medio litro de agua.

¿Cómo conservarlo?

El nabo se conserva varias semanas en el frigorífico, pero sus grelos apenas aguantan una semana.

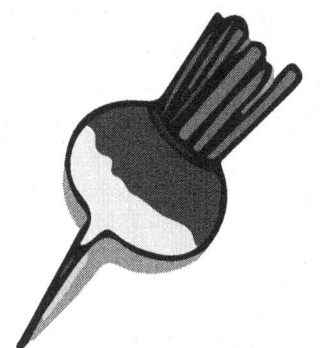

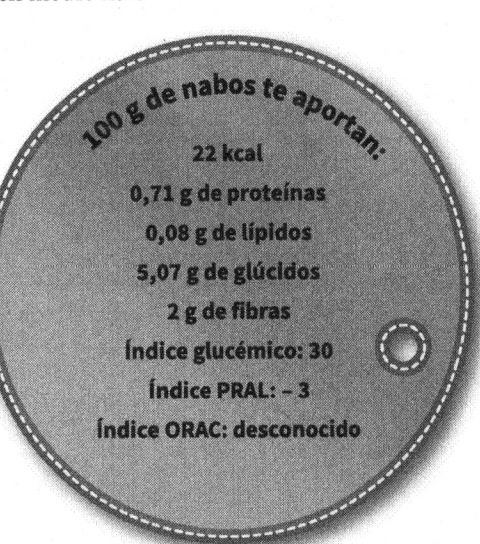

100 g de nabos te aportan:

22 kcal

0,71 g de proteínas

0,08 g de lípidos

5,07 g de glúcidos

2 g de fibras

Índice glucémico: 30

Índice PRAL: – 3

Índice ORAC: desconocido

~ LA CEBOLLA ~

He aquí un verdadero «alimento medicinal». Sus propiedades antioxidantes y alcalinizantes ayudan a combatir el envejecimiento.

Hay un refrán que dice: «Ajo, cebolla y limón, y déjate de inyección». Además de sus remarcables cualidades de hortaliza aromática, se le atribuyen también propiedades tónicas, diuréticas, hipoclucémicas, antibacterianas y analgésicas. Contiene numerosos compuestos que los estudios han comprobado que ayudan a prevenir el cáncer.

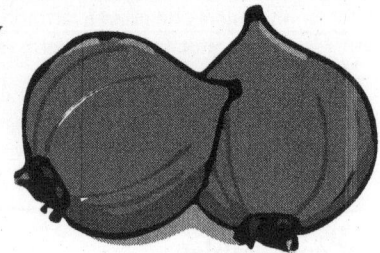

LO MÁS SANO

Dinamizante: la cebolla contiene vitaminas A, B1, B2, B3, B5, B6, B9, C y E, y sales minerales. Por orden decreciente: potasio, azufre, calcio, cloro, magnesio, sodio, fósforo, hierro, zinc, boro, manganeso, cobre, flúor, yodo, níquel, cobalto, cromo y selenio.

Antibacteriana y antiséptica: cuando es fresca, la cebolla tiene capacidad antimicrobiana, es decir, impide la multiplicación de las bacterias (no las elimina), por ello es tan apreciado su uso externo, como antiséptico natural. Se aconseja utilizar en forma de cataplasmas en caso de heridas, quemaduras, abscesos, forúnculos o picaduras de insectos.

Amiga del corazón y de los vasos sanguíneos: aunque es menos eficaz que el ajo en este sentido, la cebolla es un buen protector cardiovascular. Su consumo regular disminuye la acumulación de plaquetas de sangre, reduciendo el riesgo de trombosis, y baja el nivel de triglicéridos en la sangre. Contiene también compuestos hipoglucémicos.

Anticancerígena: la cebolla contiene antioxidantes (antocianinas, flavonoides), compuestos de azufre (que hacen llorar cuando se pelan), selenio, además de otras sustancias que previenen ciertos cánceres o que se ha demostrado, in vitro, que tienen la capacidad de inhibir el crecimiento de células cancerígenas. Las variedades de cebollas rosas, rojas y violetas contienen más antioxidantes que las amarillas, que a su vez contienen más que las blancas.

100 g de cebollas te aportan:

40 kcal
1,1 g de proteínas
0,1 g de lípidos
9,3 g de glúcidos
1,7 g de fibras
Índice glucémico: 15
Índice PRAL: – 2,1
Índice ORAC: 450-900

SUS BENEFICIOS NUTRICIONALES

Es rica en agua, pero también en vitaminas y minerales, como el selenio y el cobalto, relativamente raros. No está demasiado provista de fibras (1,7 g por una ración de 100 g), pero su mezcla es buena para el tránsito intestinal. La cebolla fresca representa un buen aporte de vitamina C.

> **> Polivalente, buena para la salud y la longevidad**
>
> **> Antibiótico natural**
>
> **> Tónica, diurética**

CONSEJOS PRÁCTICOS

¿Cómo elegirla?

Debe estar dura, con la piel seca y no mostrar ninguna señal de germinación.

¿Cómo consumirla?

Cruda en ensaladas o cocida sola o con otras verduras, la cebolla es un alimento cotidiano de las comidas. En primavera, aprovecha las cebollas frescas, más dulces, con sus bonitos tallos verdes y tiernos que no hay que desaprovechar. También se pueden consumir sus granos germinados.

Contra la migraña: las cataplasmas de cebolla cruda sobre la frente alivian las migrañas.

Cruda siempre que se pueda: la cocción disminuye la actividad antioxidante de la cebolla (a menos que se coman en sopa, que retiene su agua). Siempre es mejor comerla cruda para aprovechar todas sus propiedades.

¿Cómo conservarla?

Se conserva varios meses lejos de la luz y de la humedad, en un lugar seco.

Detalles sobre los estudios

Varios estudios epidemiológicos confirman que el consumo de cebollas disminuye el riesgo de desarrollar determinados cánceres. La cantidad necesaria varía según el cáncer: así, un estudio confirma que las personas que consumen entre una y siete porciones de cebolla por semana presentan un riesgo menor de padecer cáncer de colon y de laringe, y las mujeres previene el cáncer de ovarios; las que comen más de siete porciones por semana tendrán menos peligro de desarrollar cáncer de esófago, boca y faringe. La cebolla también desempeña un papel preventivo en el cáncer de cerebro, estómago y próstata. De todas formas, algunos estudios no han podido demostrar ningún vínculo entre el consumo de cebollas (o de aliáceas en general) y la disminución del riesgo de cáncer.

Una prueba realizada con cerdos consistente en añadir cebolla cruda a su alimentación (una cantidad que sería equivalente a una ración de entre media y una cebolla al día) durante seis semanas ha reducido significativamente su índice de triglicéridos en la sangre.

~ EL PEREJIL ~

Sería triste no ver el perejil más que como un condimento decorativo.

El perejil figura en el pelotón de cabeza de las hortalizas y frutas con más contenido en vitamina C. Es un estimulante general y nervioso con funciones purificantes remarcables. Existen tres variedades principales: el perejil de hoja lisa, el perejil de hoja rizada y el perejil cuya parte aprovechable es la raíz.

LO MÁS SANO

Vitaminado y remineralizante: el perejil tiene una concentración de vitamina C cuatro veces mayor que la naranja y la col, y dos veces mayor que el berro. De todas formas, como se consume en pequeñas cantidades, el aporte al final es inferior al de una naranja o al de una porción de col. También es rico en betacaroteno (o provitamina A, transformada en vitamina A en el organismo). Contiene vitaminas K, E y B, hierro en buena cantidad, potasio, calcio, fósforo y magnesio.

Purifica el organismo: es desintoxicante, depurativo (limpia la sangre) y diurético, bueno para problemas del hígado, insuficiencia biliar, celulitis, reumatismo y gota. En resumen, es ideal en las sociedades modernas, donde «se come demasiado» y donde el asunto del organismo no es una prioridad.

La anemia de las reglas caprichosas: el perejil es sobre todo un buen emenagogo (capaz de aumentar la menstruación). Regulariza las reglas, incluso si se han interrumpido hace tiempo y alivia los dolores menstruales. Para estos problemas, el zumo fresco es el único modo de administración eficaz: se deben tomar 100 g al día de zumo de perejil durante la semana anterior a la fecha prevista del principio de la regla.

Detalles sobre los estudios

La apigenina, principal flavonoide del perejil, ha demostrado ser, en varios estudios in vitro, un poderoso antioxidante y un eficaz antimutágeno. Se ha comprobado que, en las ratas, reduce la aparición del cáncer de piel producido por la exposición a los rayos ultravioletas. Un estudio realizado con ratas diabéticas que consistía en hacerles comer extracto de perejil consiguió reducir su nivel de azúcar en la sangre.

Información general: es rico en compuestos antioxidantes (flavonoides como la apigenina y carotenoides como el beta-caroteno y la luteína), que protegen al organismo contra las enfermedades propias del envejecimiento, como las cardio-vasculares y algunos cánceres. Gracias a su potasio, contribuye a reducir la hipertensión arterial. Sus hojas frotadas sobre la piel calman las irritaciones y los picores de picaduras de insectos. Facilita la digestión. Da buen aliento al neutralizar los componentes azufrados que aparecen en determinados alimentos, el ajo, por ejemplo.

SUS BENEFICIOS NUTRICIONALES

Una ración de 10 g de perejil crudo, que vienen a ser unas dos o tres cucharadas soperas, aporta entre el 15 y el 20% de la dosis diaria recomendada de vitamina C. La misma cantidad puede proporcionar hasta el 35% de la ración recomendada de betacaroteno (o provitamina A)… ¡Esta cantidad contiene menos de 5 kcal!

CONSEJOS PRÁCTICOS

¿Cómo elegirlo?

Sus hojas deben ser muy verdes, sus tallos firmes y sólidos, no debe estar amarillento ni blando.

No se debe coger nunca en la naturaleza: el perejil silvestre no existe y puede tratarse de la cicuta, una planta mortal.

¿Cómo consumirlo?

Se utiliza tradicionalmente el perejil liso y rizado como aromatizante. Se puede consumir crudo, picado a última hora y espolvoreado encima de una ensalada o de cualquier plato. ¡Añádelo a cualquier plato! Para aprovechar plenamente todos sus nutrientes, hay que consumir entre dos y tres cucharadas soperas. Algunos platos, como el tabulé libanés, cuyo ingrediente principal es el perejil, son muy interesantes en este sentido. El perejil del que se aprovecha la raíz se come en sopas y en guisos.

Infusión: se puede hacer infusión de perejil añadiendo 50 g por cada litro de agua hervida. Es útil para los reumatismos, cálculos y todos los problemas de la menstruación, de los riñones y de la próstata.

¿Cómo conservarlo?

El perejil se conserva en la nevera, en una bolsa agujereada, en la parte de abajo, o a temperatura ambiente en un vaso con agua.

100 g de perejil te aportan:

36 kcal
2,97 g de proteínas
0,78 g de lípidos
6,3 g de glúcidos
3,3 g de fibras
Índice glucémico: 5
Índice PRAL: − 11,1
Índice ORAC: 1.301

~ LOS GUISANTES ~

Los guisantes aportan la energía que el organismo utiliza poco a poco.

Los guisantes son de la familia de las fabáceas (leguminosas) como las lentejas, judías, habas, soja... Son una fuente importante de proteínas vegetales. Se encuentran frescos en primavera y al principio del verano, pero, como muchas hortalizas, si se conservan congelados se pueden comer todo el año.

> > Energéticos
> > Ricos en proteínas
> > Ricos en fibras
> > Ricos en vitaminas C, K, B y en provitamina A

LO MÁS SANO

Mineralizantes y vitaminados: aportan buenas cantidades de manganeso, indispensable para el funcionamiento de numerosas enzimas; cobre, que contribuye, junto con el hierro, a la formación de la hemoglobina de los glóbulos rojos; y hierro, que permite el transporte del oxígeno en la sangre. Contienen también magnesio, fósforo y zinc.

Son ricos en vitamina C, lo que favorece la absorción del hierro que contienen, estimula el sistema inmunitario y contribuye a la salud de los huesos, cartílagos, dientes y encías. Los guisantes crudos son una excelente fuente de vitamina K para la mujer, un poco menos para el hombre porque sus necesidades son superiores. También contienen betacaroteno (provitamina A), que se transforma en vitamina A en el organismo, y vitaminas B1, B2, B3, B5, B6 y B9.

Proteínas: los guisantes, igual que todas las fabáceas, son ricos en proteínas (de media entre tres y cinco veces más que la mayoría de las verduras frescas).

Energía: más ricos en glúcidos que la mayoría de las hortalizas (12% de media), más que la zanahoria por ejemplo (7%), pero menos que la patata (19%), son también más energéticos que la media. Su índice glucémico no es demasiado elevado (no hace incrementar el nivel de azúcar en la sangre). Sus proteínas y sus fibras contribuyen a sus cualidades energéticas. Los guisantes jóvenes son más azucarados: su contenido de sacarosa, fructosa y glucosa (que se convierten en almidón) puede llegar a representar el 80% del total de glúcidos.

Detalles sobre los estudios

Un estudio realizado en humanos ha demostrado que el consumo de guisantes y de brócoli aumenta de forma significativa la tasa de betacaroteno en la sangre, algo que no ocurre con las espinacas, aunque su contenido de betacaroteno sea muy superior. Igualmente, la luteína contenida en los guisantes y en el brócoli es más asimilable por el organismo que la de las espinacas.

Fibras: los guisantes contienen una cantidad interesante de fibra, más los viejos que los jóvenes. Conforme van madurando, su índice de fibras solubles (pectinas sobre todo) disminuye, mientras que sus fibras insolubles aumentan.

SUS BENEFICIOS NUTRICIONALES

Los guisantes combaten rápidamente el hambre: 150 g de guisantes (alrededor de 350 g de vainas a desgranar) son suficientes para aportar unas 120 kcal. Una porción aporta el 25% de la dosis diaria recomendada de vitaminas C y B, así como de luteína y zeaxantina, antioxidantes beneficiosos para los ojos.

CONSEJOS PRÁCTICOS

¿Cómo elegirlos?

Cuanto más frescos y más jóvenes mejor, porque sus azúcares se transforman rápidamente en almidón. Las vainas deben estar muy verdes y firmes, sin manchas, así los guisantes estarán crujientes. Desgránalos justo antes de prepararlos.

¿Cómo consumirlos?

Si son jóvenes, resultan deliciosos tanto cocidos como crudos. Añádeles finas hierbas y menta. Las vainas de la variedad cuya parte comestible es la raíz se comen enteras (vainas y granos).

Receta ideal: cuece los guisantes en agua o al vapor y sírvelos rociados con un poco de aceite de oliva y con chalota picada.

¿Cómo conservarlos?

Los guisantes se conservan varios días frescos en el frigorífico.

100 g de guisantes cocidos te aportan:

84 kcal

5,36 g de proteínas

0,2 g de lípidos

15,6 g de glúcidos

6,65 g de fibras

Índice glucémico: 50 (crudos: 35)

Índice PRAL: – 0,1

Índice ORAC: 600 (descongelados sin cocer)

~ EL CHILE ~

He aquí un ingrediente que se debería utilizar más a menudo por sus múltiples beneficios para la salud.

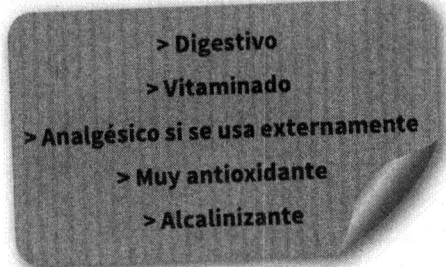

> Digestivo
> Vitaminado
> Analgésico si se usa externamente
> Muy antioxidante
> Alcalinizante

Primo del pimiento, el chile debe su sabor picante a la capsaicina que contiene. Existen numerosas variedades con diferentes sabores, desde los más dulces (la paprika, por ejemplo) hasta los más fuertes (cayena, chile de espeleta, chile antillano…), a veces difíciles de digerir si uno tiene el estómago delicado.

LO MÁS SANO

Vitaminado: los chiles contienen más vitamina C que los cítricos, sobre todo el chile de cayena. De todas formas, se suelen consumir en cantidades muy moderadas. Son ricos en vitaminas B1, B2, B6 y K.

Gran capacidad antioxidante: los chiles fuertes contienen varios tipos de antioxidantes y su contenido aumenta a lo largo de su maduración. La luteolina es el antioxidante principal del chile, seguido de la capsaicina y de la quercetina. Estos compuestos previenen algunos cánceres y enfermedades cardiovasculares. De todas formas, como la cantidad que se suele comer es reducida, el efecto antiácido y antioxidante es mínimo.

Antídoto contra el dolor: se utilizan los chiles aplicándolos localmente para aliviar determinados dolores (en forma de loción, ungüento, crema…): artritis reumatoide, artrosis, afecciones de los nervios (nerviopatías), etc. Al principio la sensación que producen es de quemazón, debido a la capsaicina, pero después se experimenta un efecto analgésico.

Información general: el chile descongestiona, favorece la expectoración, produce calor y es calmante. Hace salivar y activa la digestión, pero se desaconseja en caso de hemorroides. Se dice que los chiles permiten soportar mejor el calor intenso de los trópicos. Además, su actividad antimicrobiana permite conservar los alimentos a pesar de no tener frigorífico.

SUS BENEFICIOS NUTRICIONALES

El chile y su capsaicina aumentan la sensación de saciedad, permitiendo disminuir el aporte alimentario y el metabolismo de base (las reservas energéticas estando en reposo), dos factores muy útiles para la gente que quiere perder peso. Algunas variedades de chiles picantes aportan alfatocoferol, una forma de vitamina E.

CONSEJOS PRÁCTICOS

¿Cómo elegirlo?

Compra siempre chiles frescos en los mercados o en las tiendas de alimentos asiáticos. Se suelen vender en bolsitas que contienen varios. También se puede encontrar chile seco entero o en polvo.

¿Cómo consumirlo?

Realza el sabor de tus platos añadiendo una pizca de chile fresco, seco, triturado o en polvo. Combina sorprendentemente bien con el chocolate.

Para atenuar el picante: la capsaicina no es soluble en agua, pero sí en las materias grasas. Para calmar el picor del chile, es inútil beber mucha agua; lo más recomendable es comer productos grasos como el queso.

¡Atención!: cuando cocines chiles frescos, no te toques los ojos sin antes lavarte las manos.

10 g de chiles rojos secos te aportan:

32 kcal
1,06 g de proteínas
0,59 g de lípidos
7 g de glúcidos
2,87 g de fibras
Índice glucémico: 15
Índice PRAL: – 31,1
(por 100 g)
Índice ORAC: 19.672
(por 100 g)

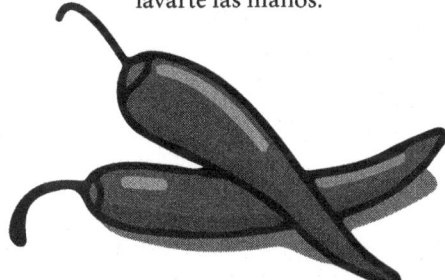

¿Cómo conservarlo?

El chile fresco se conserva unos diez días en el refrigerador en una bolsa de plástico. Los que no se vayan a utilizar en ese periodo de tiempo se pueden congelar.

Detalles sobre los estudios

Cada vez hay más estudios sobre los efectos preventivos del cáncer que posee el chile. Sus diferentes antioxidantes han demostrado estas propiedades preventivas in vitro en los animales. Según diferentes estudios realizados con ratas, gatos y humanos, la capsaicina tendría un efecto protector de la mucosa del estómago contra las úlceras. En cambio, un estudio llevado a cabo con humanos, en el sur de la India, publicado en el año 2000, concluye que el consumo elevado de chiles picantes supone un factor de riesgo de cáncer de estómago. Otros trabajos certifican que comer regularmente chiles picantes puede provocar un reflujo gastroesofágico.

~ EL PUERRO ~

El puerro es un gran clásico entre las verduras.

Forma parte, como el ajo y la cebolla, de la familia de las aliáceas. Es rico en vitaminas, minerales y fibras, y además muy poco calórico. Está disponible todo el año. Francia es el primer productor europeo de puerros, sus tierras proporcionan un tercio de la producción total de la Unión Europea.

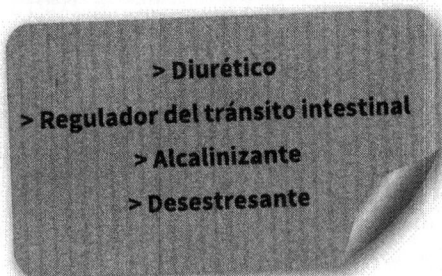

> Diurético
> Regulador del tránsito intestinal
> Alcalinizante
> Desestresante

LO MÁS SANO

Vitaminado: el puerro contiene betacaroteno (o provitamina A), que se transforma en vitamina A en el organismo, vitaminas B6, B9 (folato), C y K. Sus vitaminas están más concentradas en las hojas verdes que en el tallo blanco. Aporta al organismo hierro, cobre y manganeso. Buen tonificante para los nervios, el puerro combate el estrés y la fatiga.

Diurético y digestivo: es una hortaliza rica en agua y muy digestiva. Su parte blanca contiene fructosanos, azúcares complejos con propiedades diuréticas. Es rico en mucílagos, fibras solubles que le dan su consistencia blanda después de la cocción, contribuyen a la hidratación de las heces y, por consiguiente, ayudan a combatir el estreñimiento. Las fibras insolubles (en especial, la celulosa) contenidas en las hojas verdes estimulan también el tránsito intestinal.

Anticancerígeno: el consumo de las aliáceas previene determinados cánceres. Se han realizado estudios sobre todo del ajo y de la cebolla, pero el puerro también

Detalles sobre los estudios

En un experimento que consistió en dar a conejos durante tres meses extracto de puerros, se comprobó que su colesterol total y su colesterol malo (LDL) se había reducido considerablemente. Según los investigadores, esto podría deberse a los flavonoides y las saponinas del puerro. Estos estudios todavía han de confirmarse en humanos.

Un estudio in vitro manifiesta que la actividad antioxidante del puerro (equivalente a la del pescado) es inferior a la de la col roja y verde, brócoli, guisantes, coliflor y tomate, e inferior también a la de numerosas frutas (fresa, frambuesa, ciruela, pomelo, naranja, uva o manzana). En este estudio, tan solo el plátano y la lechuga presentaron una capacidad antioxidante inferior a la del puerro.

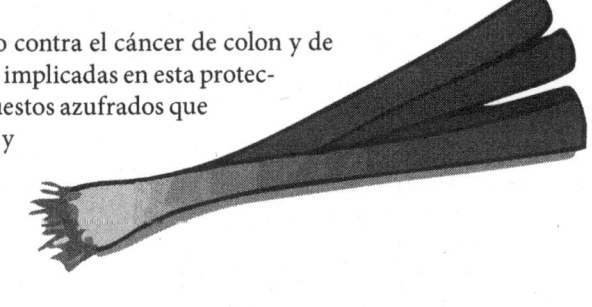

ayuda a proteger el organismo contra el cáncer de colon y de estómago. Entre las moléculas implicadas en esta protección, se encuentran sus compuestos azufrados que se liberan cuando se cortan, y el kaempferol, un compuesto antioxidante del grupo de los flavonoides (presente en gran cantidad en las hojas verdes).

SUS BENEFICIOS NUTRICIONALES

Una ración de 100 g. de puerros aporta el 15% de la dosis diaria recomendada de glúcidos, el 23% de betacaroteno (provitamina A) y el 14% de hierro. Rico en agua, es poco calórico: 31 kcal por una porción de 100 g.

CONSEJOS PRÁCTICOS

¿Cómo elegirlo?

El tallo del puerro ha de ser recto, rígido, firme, blanco y sin manchas. Las hojas han de ser muy verdes, ni amarillas ni secas.

¿Cómo consumirlo?

Se puede consumir crudo, cortado en finas lonchas y mezclado con crudités.

Cocido, es casi imprescindible en los potajes, acompañado de patatas. Resulta delicioso frío como entrante, acompañado de una vinagreta con huevo duro cortado a dados, o caliente con otras verduras.

También lo verde: aunque la parte blanca sea más tierna, no desperdicies la parte verde porque es la **más rica** en vitaminas y antioxidantes.

¿Cómo conservarlo?

Se conserva en el frigorífico entre ocho y diez semanas. En cambio, el puerro pequeño temprano apenas aguanta unos diez días. Sea cual sea la verdura, siempre es mejor consumirla lo más rápidamente posible porque, de lo contrario, van perdiendo sus nutrientes.

100 g de puerros cocidos te aportan:

31 kcal
0,81 g de proteínas
0,2 g de lípidos
7,62 g de glúcidos
1 g de fibras
Índice glucémico: 15 (crudos)
Índice PRAL: – 1,5 (crudos)
Índice ORAC: 569 (crudos)

~ EL PIMIENTO ~

> > Rico en vitamina C
> y provitamina A
> > Alcalinizante
> > Antioxidante
> > Rico en fibras

El pimiento es la hortaliza fresca más rica en vitamina C después del perejil.

Verde, amarillo, naranja, rojo: diferentes colores representan las diferentes etapas de maduración de una misma verdura. El pimiento contiene capsaicina, que es la que le da su sabor picante a su primo el chile, pero su cantidad es veinte veces inferior.

LO MÁS SANO

Vitaminado: el pimiento es rico en vitamina C, en betacaroteno o provitamina A (que se convierte en vitamina A en el organismo) y en vitamina B6. Las vitaminas B1, B2, B3, B5, B9, E y K también están presentes. Encontramos también hierro, cobre, sodio, calcio, potasio, fósforo, magnesio, zinc, manganeso y selenio.

Antioxidante y anticancerígeno: la composición rica del pimiento en vitamina C y E, betacaroteno y otros carotenoides y flavonoides, le confiere propiedades importantes antioxidantes y antitóxicas. Su luteolina (un flavonoide) contribuye al buen funcionamiento del sistema inmunitario y, por lo menos en las ratas, activa los circuitos neuronales implicados en las facultades intelectuales. Los antioxidantes, que protegen las células del organismo de los efectos nefastos de los radicales libres, contribuyen a prevenir determinados cánceres y otras enfermedades relacionadas con el envejecimiento y favorecen la salud cardiovascular. El consumo de pimientos reduce, en particular, el riesgo de tumores cerebrales.

¿Qué color elegir?: el pimiento rojo contiene el doble de vitamina C que el verde y cantidades más elevadas de betacaroteno y de betacriptoxantina, dos precursores de la vitamina A. Aporta también un poco de licopeno, otro carotenoide. En cambio, el pimiento verde es mucho más antioxidante por su contenido en flavonoides, que disminuye con el paso del tiempo (el pimiento rojo contiene entre cinco y ocho veces menos flavonoides que el verde). Hay que destacar que estos flavonoides se encuentran principalmente en la piel.

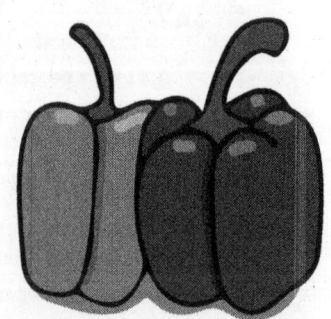

SUS BENEFICIOS NUTRICIONALES

Una ración de 100 g de pimiento crudo aporta 120 mg de vitamina C, y 200 g de pimiento cocido proporcionan 100 mg ¡La ración diaria recomendada de vitamina C para un adulto es de 110 mg! Es una de las hortalizas más ricas en fibras, siendo al mismo tiempo muy poco calórica: 18 kcal por 100 g de pimiento crudo (21 kcal si está cocido).

CONSEJOS PRÁCTICOS

¿Cómo elegirlo?

El pimiento ha de estar bien firme, su piel ha de ser brillante y su aspecto carnoso.

¿Cómo consumirlo?

Se puede pelar para que sea más digestivo, pero al pelarlo se pierde una parte de sus nutrientes. Hay que retirar de su interior las partes blancas y las pepitas porque son poco asimilables. Es mejor comer pimientos de todos los colores para beneficiarse de todos sus nutrientes.

100 g de pimiento te aportan:

18 kcal
0,8 g de proteínas
0,3 g de lípidos
3,9 g de glúcidos
1,2 g de fibras
Índice glucémico: 15
Índice PRAL: - 2,7
Índice ORAC: 850

Crudo, cocido, frío o caliente: el pimiento se come crudo, mezclado por ejemplo con ensalada verde. Cocido, se puede comer caliente salteado con otras verduras o relleno. Una vez asado, se deja enfriar, se corta en láminas y se le añade un poco de aceite de oliva y de ajo, ¡una deliciosa ensalada mediterránea! Como cóctel antioxidante, mézclalo con zanahorias y una ramita de apio.

Interesante: la cocción puede destruir hasta el 60% de su vitamina C. Después de veinte días en el frigorífico, el pimiento verde no pierde la vitamina C, pero el rojo pierde un 15%. A temperatura ambiente (20 °C), el contenido en vitamina C del pimiento verde aumenta, pero el del rojo disminuye (un 25% en diez días).

¿Cómo conservarlo?

Se puede conservar una semana a temperatura ambiente o quince días en el frigorífico.

Detalles sobre los estudios

Un estudio confirma que el consumo cotidiano de 500 ml de gazpacho aporta 78 mg de vitamina C y aumenta de forma significativa la tasa de vitamina C en la sangre (del orden del 24%).

Otro estudio realizado con 94 mujeres afectadas de tumor cerebral (glioma) y con 94 personas de control muestra una reducción del riesgo de cáncer asociado al consumo de verduras y, en especial, de pimientos. Según los investigadores, los compuestos que contiene el pimiento inhiben la formación de nitrosaminas cancerígenas.

~ EL RÁBANO ~

De color rosa, negro o blanco, el rábano es una hortaliza ligera que purifica el organismo y aporta un buen arsenal de vitaminas y minerales.

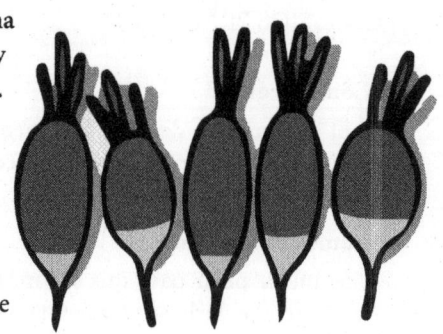

Esta hortaliza-raíz pertenece a la familia de las crucíferas, como la col, el brócoli, el berro… Es un excelente diurético que estimula las funciones de eliminación y un buen amigo del hígado. El rábano negro es indispensable en las «curas desintoxicantes», mientras que el rosa se come como aperitivo o entrante.

LO MÁS SANO

Vitaminas y minerales: la riqueza en vitaminas B1 y C del rábano lo convierte en un tónico eficaz. Su alto contenido en potasio pero bajo en sodio explica sus propiedades diuréticas. Contiene además compuestos azufrados que refuerzan las capacidades de drenaje de la vesícula biliar y combaten la hinchazón y la aerofagia.

Encontramos también vitaminas del grupo B (en especial, B3, B6 y B9) y un poco de betacaroteno (provitamina A), precursor de la vitamina A. El rábano es rico en minerales; además de potasio, contiene calcio, magnesio, azufre, hierro, cobre, zinc, flúor, yodo y selenio.

El rábano negro: sus virtudes purificadoras son bien conocidas. Es muy diurético, y por lo tanto un gran desintoxicante del hígado. Se recomienda en casos de reumatismo, gota, infección urinaria y enfermedades reumáticas. Alivia las molestias digestivas asociadas a la pereza de la vesícula biliar estimulando la secreción de la bilis y

Detalles sobre los estudios

El rábano contiene glucosinolatos, el negro mucho más (de 2 a 5 veces más) que el rojo y el blanco. Cuando el rábano se corta, se pela o se digiere, sus compuestos se transforman en isotiocianatos que contribuyen a reducir el desarrollo del cáncer. Un estudio in vitro demuestra que dos de estos isotiocianatos tienen propiedades antimutágenas (impiden que muten las células del ADN). Las antocianinas, antioxidantes del rábano rojo, han demostrado in vitro y en los animales propiedades anticancerígenas. La peroxidasa (una enzima) contenida en el rábano hace, en los ratones, bajar la tasa de grasas (colesterol y triglicéridos) circulantes en la sangre, así también como el nivel de glucosa.

favorece los movimientos peristálticos del intestino, que permiten el avance de su contenido, además de prevenir la aparición de cálculos biliares. Es un excelente drenante de toxinas. Para aprovecharse de todos estos beneficios se han de comer crudos o en extracto, que se comercializa en ampollas o jarabes.

El rábano rosa: tiene las mismas propiedades que el negro, pero en menor cantidad. Es también un buen drenante hepático y renal, y un excelente estimulante pulmonar.

> Diurético
> Muy alcalinizante
> Muy antioxidante
> Amigo del hígado y de la vesícula biliar
> Remineralizante

SUS BENEFICIOS NUTRICIONALES

Además de ser ricos en minerales, 100 g de rábanos aportan 23 mg de vitamina C, lo cual representa el 20% de la ración diaria recomendada para un adulto. Y todo con un aporte calórico muy reducido: ¡16 kcal por 100 g! El rábano proporciona también una buena parte de fibras que contribuyen a regular el tránsito intestinal.

CONSEJOS PRÁCTICOS

¿Cómo elegirlo?

Debe estar bien firme y tener los grelos vigorosos, bien verdes y no amarillos. Apriétalos un poco para verificar que no están vacíos.

¿Cómo consumirlo?

Rosa: el rábano rosa (o rojo) se come tal cual, crudo o en ensaladas mixtas. Sus grelos (hojas) también se pueden comer crudos en ensalada cuando son jóvenes. Si son más maduros, se preparan en potaje.

Negro: el rábano negro tiene un sabor más fuerte. Córtalo o rállalo unos minutos antes de servirlo. Para suavizar un poco el sabor, se puede añadir un poco de crema vegetal, de soja por ejemplo.

¿Cómo conservarlo?

En la parte baja del frigorífico, los rábanos rosas se conservan unos diez días y los negros más de quince. En cambio, los grelos del rábano rosa se marchitan muy rápidamente. Como siempre, mejor comer las frutas y verduras frescas lo antes posible.

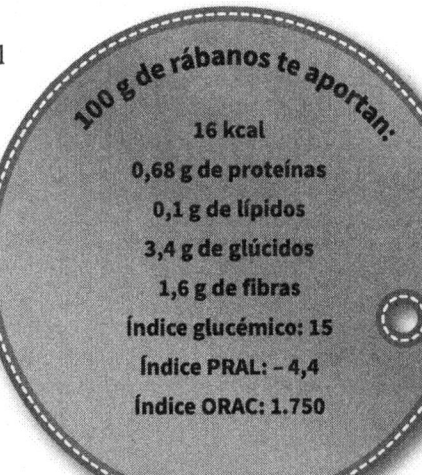

100 g de rábanos te aportan:

16 kcal
0,68 g de proteínas
0,1 g de lípidos
3,4 g de glúcidos
1,6 g de fibras
Índice glucémico: 15
Índice PRAL: – 4,4
Índice ORAC: 1.750

~ LA RÚCULA ~

Con su sabor algo fuerte, esta ensalada, consumida desde siempre en Italia, se ha impuesto en la mayoría de las mesas como acompañamiento de numerosos platos de influencia mediterránea.

Pertenece a la familia de las brasicáceas o crucíferas (col, nabo, berro, rábano…), cuyas virtudes contra el cáncer son ahora reconocidas. Lo mismo que el berro y la lechuga, es una hortaliza depurativa, estimulante, tonificante y remineralizante, recomendada en caso de anemia. Es también hipoglucemiante.

LO MÁS SANO

Un concentrado de cosas buenas: la rúcula ofrece una variedad enorme de vitaminas y minerales: mucha vitamina K, betacaroteno (o provitamina A, precursora de la vitamina A), vitaminas B (B1, B2, B3, B5, B6 y B9), vitaminas C y E, potasio, fósforo, calcio, sodio, magnesio, hierro, zinc, cobre, manganeso y selenio.

Anticancerígena: contiene diversos componentes que desempeñan un papel importante en la prevención del cáncer: flavonoides (principalmente, la quercetina y kaempferol) y carotenoides (sobre todo luteína y betacaroteno, en mayor cantidad que la lechuga, por ejemplo), que son dos grandes grupos de antioxidantes, igual que los glucosinolatos. Éstos no tienen efectos anticancerígenos, pero al cortarse, masticarse o digerirse se descomponen en isotiocianatos, que son reconocidos como sustancias que limitan el riesgo de cáncer. Las semillas de rúcula, germinadas o no, tienen más glucosinolatos que las hojas.

100 g de rúcula te aportan:

25 kcal
2,6 g de proteínas
0,7 g de lípidos
3,6 g de glúcidos
1,6 g de fibras
Índice glucémico: 15
Índice PRAL: – 7,8
Índice ORAC: desconocido

SUS BENEFICIOS NUTRICIONALES

Una ración de 100 g de rúcula aporta el 25% de la dosis diaria recomendada de calcio y vitamina B9. La tasa de vitamina K de esta porción de rúcula cubre además las necesidades diarias de esta vitamina porque representa el 150% de la ración recomendada.

CONSEJOS PRÁCTICOS

¿Cómo elegirla?

Escoge sobre todo las hojas pequeñas por-

Detalles sobre los estudios

Pocos trabajos se han realizado sobre la rúcula, en comparación con los que se han hecho sobre otros miembros de la familia de las crucíferas como la col o el brócoli. Los estudios muestran su composición en glucosinolatos, compuestos conocidos por sus propiedades contra el cáncer una vez transformados en isotiocianatos. Se ha demostrado científicamente la actividad antioxidante de la glucoerucina purificada (uno de los glucosinolatos principales de la rúcula). También se ha demostrado que las semillas de rúcula poseen un fuerte poder antioxidante y que protegen a los riñones de los daños oxidativos causados por los radicales libres.

que serán más perfumadas. No deben estar marchitas ni marrones, ni dañadas por la humedad.

¿Cómo consumirla?

Las hojas y las semillas germinadas combinan estupendamente con las ensaladas verdes o las ensaladas de patatas. Existen en el mercado unas bolsas con mezcla de hojas de diferentes ensaladas verdes que también tienen rúcula. Forman parte de la receta del mézclum provenzal. Las hojas también se utilizan para preparar pestos, o pueden cocerse como una verdura durante unos minutos en un cazo de agua hirviendo. Sus semillas secas pueden sustituir a las de la mostaza.

> Rica en vitaminas K y B9

> Muy, muy alcalinizante

> Buena contra el cáncer

Semillas germinadas: concentran todos los nutrientes de las plantas. Para hacerlas germinar tú mismo, utiliza un germinador (se encuentra en las tiendas bio o de dietética), un frasco o incluso un plato hondo en el que habrás puesto un papel para alimentación. Después, tendrás que aclarar y escurrir las semillas dos o tres veces al día. En tan solo tres días verás aparecer las primeras hojas.

¿Cómo conservarla?

Se conserva en el frigorífico apenas una semana, dentro en una bolsa de plástico entreabierta.

~ EL TOMATE ~

Refrescante y poco calórico, el tomate es la verdura estrella de las ensaladas de verano. Es una de las hortalizas que más se consume.

Es ligero y puede formar parte de todos los platos, incluso en las dietas de adelgazamiento. Es una buena fuente de vitaminas A, C y E, y de carotenoides antioxidantes, principalmente el licopeno, un pigmento que le proporciona su característico color rojo.

> > Rico en licopeno
>
> > Rico en vitamina C
>
> > Antioxidante
>
> > Anticancerígeno
>
> > Amigo del sistema cardiovascular

LO MÁS SANO

Rico en licopeno: este antioxidante pertenece al grupo de los pigmentos carotenoides y es de suma importancia. Una tasa elevada de licopeno en la sangre es un factor de prevención contra enfermedades cardiovasculares y hace bajar el nivel de colesterol. Reduce también el riesgo de determinados cánceres, principalmente el de pulmón y el de estómago, y en el hombre, el de próstata. El licopeno está más concentrado y se asimila mejor en presencia de un cuerpo graso y el tomate lo transforma, sobre todo si es cocido.

Compuestos fenólicos: representan otra categoría de antioxidantes muy presentes en el tomate, en particular, en la piel. Participan, en sinergia con el licopeno, la vitamina C y las fibras, en sus efectos beneficiosos.

Vitaminado: el tomate es una buena fuente de vitamina C, otro antioxidante. Su tasa varía en función del modo de producción y del periodo del año: en los tomates de campo y de verano, su cantidad es mucho más elevada. Está más concentrada en la piel que en la carne. El tomate contiene también betacaroteno (o provitamina A), que se transforma en vitamina A en el organismo, vitaminas B (en especial, B3 y B6), E y K. Es una buena fuente de potasio, que favorece las contracciones musculares, regulariza la tensión arterial y contrarresta los aportes de sodio de nuestra alimentación, generalmente demasiado elevados.

Antimosquitos: para aliviar una picadura de mosquito, frótala con las hojas del tomate arrugadas.

SUS BENEFICIOS NUTRICIONALES

Al contener un 95% de agua, 100 g de tomates no aportan más que entre 15 y 21 kcal pero proporcionan entre 10 y 20 mg de vitamina C, que pueden llegar a ser 30 mg si se trata de tomates de verano cultivados en el campo (cerca del 30% de los 110 mg recomendados diariamente a los adultos). Según su grado de madurez, 100 g de tomates aportan también entre el 6 y el 16% de la ración diaria recomendada de provitamina A (betacaroteno).

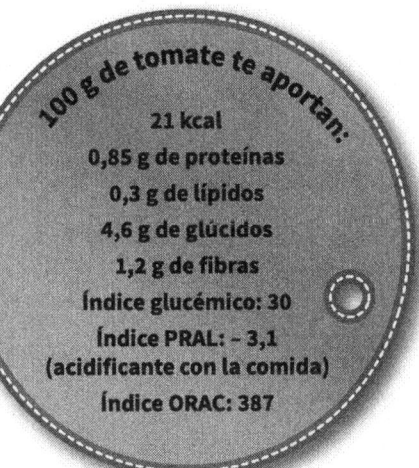

100 g de tomate te aportan:

21 kcal
0,85 g de proteínas
0,3 g de lípidos
4,6 g de glúcidos
1,2 g de fibras
Índice glucémico: 30
Índice PRAL: – 3,1
(acidificante con la comida)
Índice ORAC: 387

CONSEJOS PRÁCTICOS

¿Cómo elegirlo?

Existen numerosas variedades disponibles actualmente durante todo el año. Pero es preferible comerlos en verano para aprovechar su madurez y su riqueza óptima de nutrientes.

¿Cómo consumirlo?

Corta los tomates en el último minuto para que no pierdan sus nutrientes. Córtalos en trozos pequeños y añádeles un poco de aceite de oliva para mejorar la absorción del licopeno. También los puedes comer en forma de zumo o cocidos.

Con la piel: a menos que no la digieras bien, conserva la piel: es la parte del tomate más rica en antioxidantes y betacaroteno.

¿Cómo conservarlo?

Lo mejor es guardarlos a temperatura ambiente para preservar su sabor.

Detalles sobre los estudios

Un estudio realizado con unas 40.000 mujeres concluye que el consumo elevado de productos hechos con tomates y aceite es beneficioso para la salud cardiovascular. Otros trabajos demuestran que comer diariamente productos con tomate (zumos, salsa, extracto de tomate…) reduce la oxidación del colesterol malo (LDL), que es un factor de riesgo cardiovascular. Disminuye también la agregación de plaquetas de la sangre y, por lo tanto, el riesgo de formación de coágulos que pueden obstruir la circulación sanguínea (trombosis).

Por último, varios estudios confirman la función anticancerígena de los productos elaborados con tomates, en particular, en la prevención del cáncer de próstata. El licopeno reduce la proliferación de ciertos tipos de células cancerígenas, pero no actúa solo, porque el consumo de licopeno no da tan buenos resultados como el de los alimentos a base de tomate o de extracto de tomate.

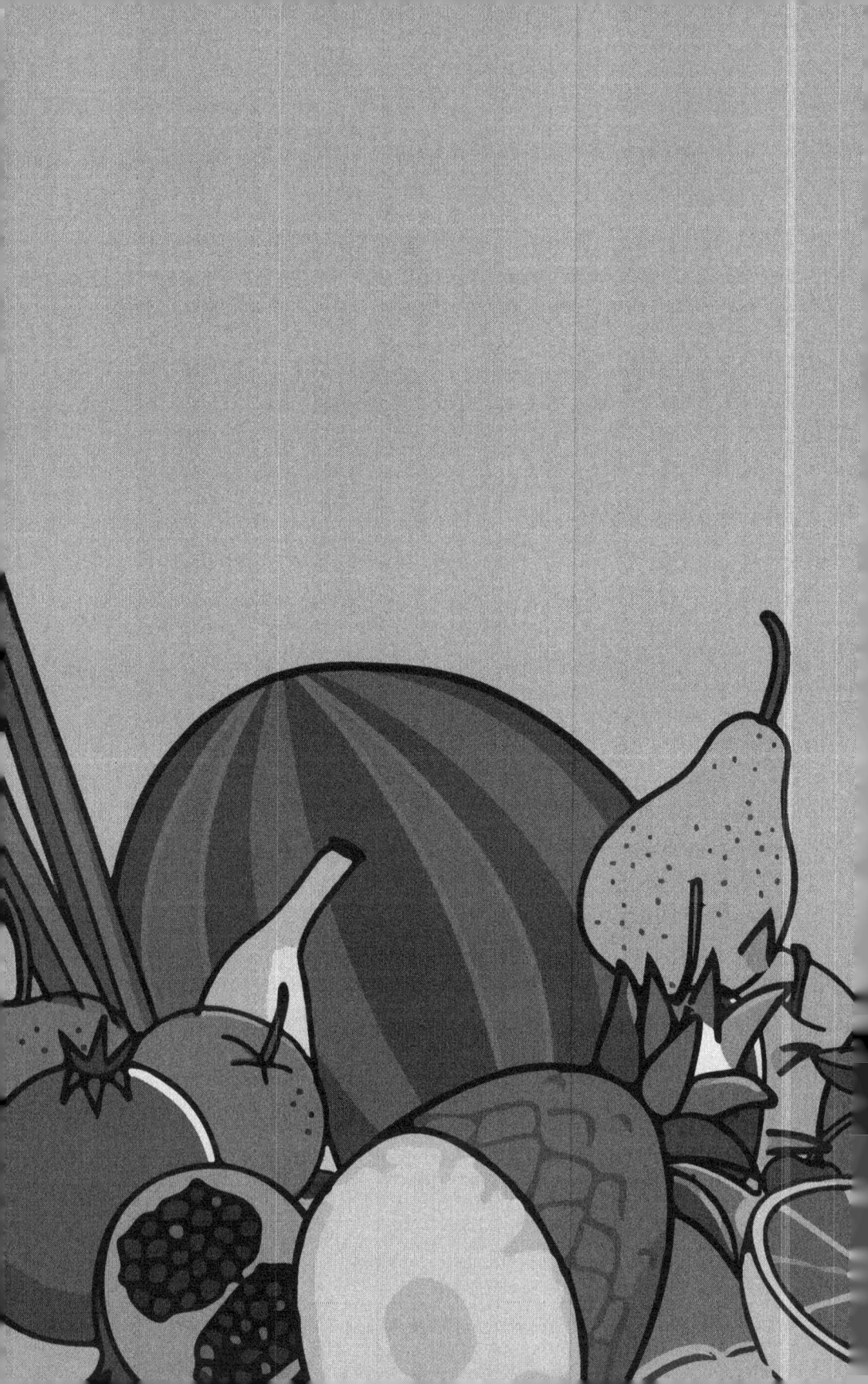

FRUTAS Y FRUTOS

~ SECOS ~

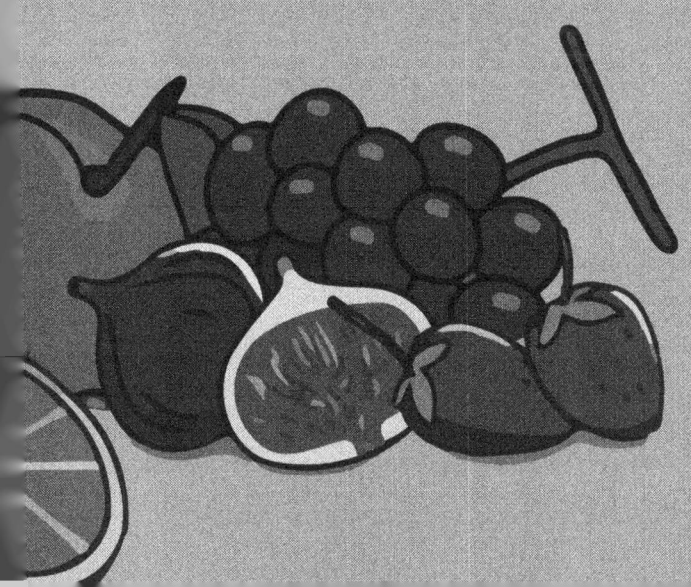

~ EL ALBARICOQUE ~

Fresco o seco, el albaricoque es apreciado por sus cualidades gustativas y nutritivas.

El albaricoque es poco calórico y da una buena sensación de saciedad, lo que lo convierte en un alimento interesante para los que siguen una dieta de adelgazamiento.

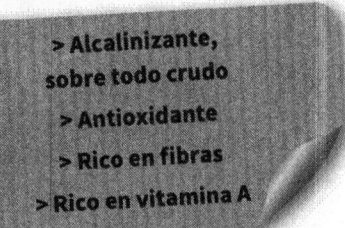

> Alcalinizante, sobre todo crudo

> Antioxidante

> Rico en fibras

> Rico en vitamina A

Contiene vitamina A y carotenoides, principalmente betacarotenos (que le dan su color anaranjado), pero también una pequeña cantidad de licopeno. El betacaroteno se transforma en el organismo en vitamina A. El contenido total de carotenoides de la piel es de dos a tres veces superior al de la carne. Sin embargo, la zanahoria continúa siendo líder en este sentido: aporta el doble de carotenoides que el albaricoque.

El albaricoque seco también proporciona una variedad de vitaminas B3, B5 y K. Lo mismo que ocurre con todas las frutas, el albaricoque fresco es una gran fuente de vitamina C antioxidante.

LO MÁS SANO

Antioxidante: aporta una gran cantidad de antioxidantes diferentes, en especial los compuestos fenólicos de la familia de los flavonoides. Éstos neutralizan los famosos radicales libres e impiden también la aparición de enfermedades cardiovasculares, cánceres y diversas enfermedades crónicas. Las frutas frescas, los purés, las confituras y los zumos contienen prácticamente los mismos antioxidantes, pero en menor cantidad que los albaricoques secos.

Rico en fibras: frescos o secos, aportan fibras que evitan el estreñimiento, disminuyen las irritaciones y el riesgo de cáncer de colon. Por su débil carga glucémica, las frutas frescas son muy adecuadas para los que padecen diabetes tipo 2.

Detalles sobre los estudios

Hay numerosos estudios que demuestran que el consumo de frutas y hortalizas, sobre todo crudas, disminuye el riesgo de enfermedades cardiovasculares y de cánceres, las dos bestias negras de nuestra sociedad moderna. Son los antioxidantes, como la famosa vitamina C, los que tienen esta función protectora.

Combate la anemia: sus minerales, en especial el cobre, el hierro y el magnesio, combaten la anemia.

Información general: el albaricoque seco es bueno para los ojos gracias al betacaroteno y a los antioxidantes. Fresco o seco, contiene también el tan apreciado potasio.

Un albaricoque fresco (35 g) te aporta:

17 kcal

0,5 g de proteínas

0,14 g de lípidos

3,9 g de glúcidos

0,7 g de fibras

Índice glucémico: 20

Índice PRAL: – 4,3 (por 100 g)

Índice ORAC: 1.340 (por 100 g)

SUS BENEFICIOS NUTRICIONALES

El albaricoque fresco sacia mucho y su poca densidad calórica lo convierte en una fruta muy apreciable.

El seco es el que suelen tomar los deportistas por la energía que aporta y por su alto contenido en minerales. La cantidad de azúcar de un albaricoque seco es casi la misma que la del fresco, pero como en todas las frutas secas, el azúcar está más concentrado. El índice glucémico del albaricoque seco (35) es pues más elevado que el del fresco (20); sin embargo, sigue siendo bastante poco para ser una fruta seca.

Consumir cinco o seis albaricoques secos proporciona una media del 13% de la ración diaria recomendada de hierro.

Una taza mediana de albaricoques frescos o secos cubre una buena parte de la ración diaria recomendada de fibras para hombres y mujeres.

CONSEJOS PRÁCTICOS

¿Cómo elegirlo?

Debe estar bien maduro y para ello su color debe ser amarillo-naranja, la piel ha de estar bien lisa y ha de ser perfumado. Como todas las frutas, se debe consumir siempre bien maduro. Evita las frutas recolectadas verdes, porque nunca maduran bien. Opta por los productores locales porque los albaricoques resisten mal la manipulación durante el transporte. Suele ocurrir que las frutas secas o en conserva son más sabrosas, esto se debe a que son recolectadas cuando están maduras.

¿Cómo consumirlo?

El albaricoque se come crudo durante todo el periodo de producción. Su zumo, disponible todo el año, se recomienda para los problemas derivados de la falta de hierro (anemia). Las frutas secas no son exclusivas de los deportistas; son un aporte interesante, por ejemplo, en el desayuno.

¿Cómo conservarlo?

Si se compran ya maduros, no se conservan más de dos o tres días a temperatura ambiente y hasta una semana en el frigorífico.

Atención a los sulfitos: los albaricoques frescos, secos o en confitura, pueden contener sulfitos, utilizados como conservantes (los famosos E220, E221...). Lee bien las etiquetas. Una cantidad demasiado grande de sulfitos puede provocar reacciones alérgicas en las personas sensibles.

Recuerda: los albaricoques secos favorecen el tránsito intestinal.

~ LA ALMENDRA ~

Fruto oleaginoso por excelencia, la almendra se puede considerar prácticamente un complemento polivalente de la alimentación.

La almendra es rica en ácidos grasos monoinsaturados, fitoesteroles, fibras solubles, proteínas vegetales (contiene un 20% de proteínas), vitaminas y minerales. Contribuye al mantenimiento del buen colesterol y a la remineralización del esqueleto y tonifica los intestinos.

LO MÁS SANO

Sus buenas grasas: más de la mitad de los lípidos que contiene la almendra son ácidos grasos monoinsaturados, buenos para la salud, sobre todo el ácido oleico (también contenido en el aceite de oliva y de colza).

Buena para el corazón: la almendra y los frutos secos, en general, ejercen una acción hipocolesterolemiante gracias a sus buenos ácidos grasos y a sus fitoesteroles (de estructura similar a la del colesterol de los productos animales). Las almendras son ricas en las proteínas que contienen la arginina, un aminoácido con efectos cardioprotectores, porque disminuyen el colesterol malo.

Rica en fibras: contiene muchas fibras que ayudan a regularizar el tránsito intestinal, mientras que disminuye las ganas de comer.

Antioxidante: es rica en antioxidantes, que aniquilan la acción de los radicales libres, entre ellos, la vitamina E (alfa-tocoferol), protege contra las enfermedades cardiovasculares, la diabetes y la hipertensión, incluso contra la esclerosis en placas. Varios estudios indican que los escualenos, antioxidantes y anticancerígenos, impiden el crecimiento de los tumores.

SUS BENEFICIOS NUTRICIONALES

La almendra es una excelente fuente de magnesio, manganeso, cobre, vitaminas B2 y E. Tampoco le falta fierro, zinc, calcio, potasio (una ración de 100 g aporta 740 mg., justo por detrás de las lentejas, los guisantes y las judías secas), vitaminas B1, B3 y B9.

Las almendras tienen un contenido elevado de fitoesteroles. Una ración de 30 g de almendras (alrededor de 325 almendras), aporta 34 mg de estos compuestos.

Este fruto seco es rico en proteínas: 100 g de almendras cubren el 35% de la ración diaria recomendada para un hombre de 75 kg y el 44% para una mujer de 60 kg.

Detalles sobre los estudios

Un estudio efectuado con unas 80.000 mujeres durante un periodo de 14 años confirma que el consumo de ácidos grasos monoinsaturados está correlacionado con la disminución del riesgo de padecer enfermedades cardiovasculares.

Según los datos epidemiológicos, un consumo diario de 30 g de almendras podría reducir un 45% el riesgo de enfermedades cardiovasculares cuando estos alimentos sustituyen a otros ricos en grasas saturadas.

Comer almendras es bueno para la diabetes tipo 2, disminuye el riesgo de formación de cálculos biliares y el de cáncer de colon en la mujer.

CONSEJOS PRÁCTICOS

¿Cómo elegirlas?

Verifica que sean bien firmes, que no estén manchadas ni húmedas.

¿Cómo consumirlas?

Se comen en cualquier momento, en el desayuno o añadidas a los guisos.

¿Cómo conservarlas?

Se conservan en un envase cerrado, en un lugar seco y lejos de la luz.

Las almendras y las alergias: como ocurre con muchos otros frutos secos y oleaginosos, las almendras pueden provocar alergia.

Las almendras y el aumento de peso: varios estudios epidemiológicos concluyen que el consumo regular de frutos secos oleaginosos no está asociado, contrariamente a lo que **algunos** dicen, al aumento de peso. Determinados compuestos contenidos en las almendras aumentan la sensación de saciedad y el metabolismo corporal, y hacen que la absorción de lípidos no se complete.

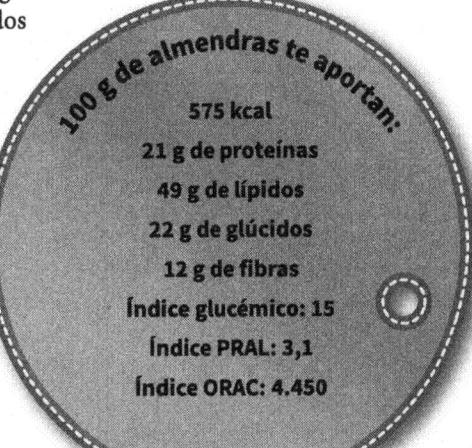

100 g de almendras te aportan:

575 kcal

21 g de proteínas

49 g de lípidos

22 g de glúcidos

12 g de fibras

Índice glucémico: 15

Índice PRAL: 3,1

Índice ORAC: 4.450

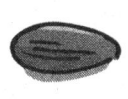
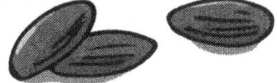

~ LA PIÑA ~

Contiene bromelina, una enzima que facilita la digestión de las proteínas, combate la artritis y ayuda a la circulación sanguínea en caso de enfermedades cardiovasculares o inflamaciones.

> Alcalinizante, sobre todo cruda

> Favorece la circulación sanguínea, antiateromas

> Digestiva

> Diurética, desintoxicante

> Remineralizante

Esta fruta de invierno es muy valiosa: aporta minerales, oligoelementos y vitamina C en grandes cantidades a los organismos fatigados.

Las vitaminas están muy presentes (A, C, B1, B2, B3, B5, B6, B9, B12, E y K). Sus oligoelementos son, por orden descendente: potasio, calcio, magnesio, fósforo, sodio, hierro, cobre y zinc.

LO MÁS SANO

Buena para el corazón y la circulación sanguínea: la piña contiene bromelina en sus tallos, en sus raíces y, por supuesto, en sus frutos. La bromelina en realidad es un compuesto de varias sustancias parecidas. Son enzimas proteolíticas con virtudes muy interesantes que permiten fluidificar la sangre, disminuir la formación de placas de ateroma y reducir las inflamaciones. Es un complemento alimentario para todas las enfermedades del corazón en las que las coronarias se taponan o van a taponarse. Los efectos benéficos de los extractos de bromelina se han demostrado a partir de dosis de 500 mg y más. La bromelina se utiliza también para prevenir tumores o edemas pulmonares y para facilitar la digestión. Se encuentra en la piña fresca, no en la cocida o en conserva.

Digestiva: la bromelina, que pertenece a la familia de las proteasas, facilita la digestión de las proteínas. Además se utiliza para hacer la carne más tierna.

Diurética, desintoxicante: la piña se aconseja en las dietas indicadas para combatir la retención de líquidos, como ocurre cuando hay celulitis (retención de agua y no de grasas).

Propiedades antioxidantes: además de la vitamina C, se encuentra el ácido gálico y otros compuestos fenólicos, buenos antioxidantes, que confieren a esta fruta excelentes propiedades antioxidantes, similares a las de otras frutas exóticas: el lichi, el mango...

Antiparasitaria: una de las funciones menos conocidas de la piña es su capacidad de luchar contra determinados parásitos, en particular, las amebas y los protozoos.

Antialérgica: la piña se recomendaba antiguamente en caso de alergia al polen.

Antirreumática: esta propiedad se debe a la ya mencionada bromelina, a los ácidos málico y cítrico, a las vitaminas A, B y C, y a la presencia de determinados elementos (yodo, manganeso, hierro, azufre y magnesio).

100 g de piña te aportan:

45 kcal

0,55 g de proteínas

1,12 g de lípidos

11,8 g de glúcidos

1,4 g de fibras

Índice glucémico: 45

Índice PRAL: – 2,20

Índice ORAC: 790

SUS BENEFICIOS NUTRICIONALES

La piña es rica en glúcidos (95%), proteínas (4%) y lípidos (1%). Sus azúcares principales son la sacarosa, la glucosa y la fructosa. Proporciona al organismo vitamina C: 100 g de piña aportan de promedio el 25% de la ración diaria recomendada. Además, un vaso de zumo de piña contiene 60 mg de vitamina C, lo que representa el total de la ración diaria recomendada. Su índice de saciedad es elevado: 4,5. Es rica en oligoelementos: 200 g de piña proporcionan más de 2 mg de manganeso, siendo esta cantidad superior a la ración diaria recomendada.

CONSEJOS PRÁCTICOS

¿Cómo elegirla?

Como todas las frutas, hay que comprarla bien madura. Se puede saber su grado de madurez por su peso, su perfume y la facilidad con que las hojas se desprenden al presionarla.

¿Cómo consumirla?

Cuanto más fresca sea la piña, más se aprecia su sabor delicioso y sus efectos positivos sobre la salud. Las virtudes proteolíticas de su zumo pueden aprovecharse para hacer más tierna la carne. El zumo de piña combate también las infecciones. En cambio, el zumo se ha de evitar en los postres que contienen gelatina, porque impide que se solidifique. Como fruto seco, la piña es interesante siempre que no sea con azúcar añadido.

¿Cómo conservarla?

Se conserva fácilmente una semana a temperatura ambiente o en la nevera. Si está ya empezada, pon la parte abierta sobre un soporte para evitar la oxidación.

Detalles sobre los estudios

Estudios efectuados en animales o a partir del cultivo de células confirman que la bromelina tiene un efecto directo sobre las células cancerígenas. Esta enzima también es reconocida por su capacidad para disolver los coágulos de sangre, lo cual es interesante en caso de enfermedades cardiovasculares. La piña participa también en la regulación de los sistemas inmunitario, inflamatorio y hemostático, favoreciendo la coagulación de la sangre.

~ EL AGUACATE ~

El aguacate es producido por un árbol frutal; pero es una fruta que, según el país y la tradición culinaria, se consume como verdura o como fruta.

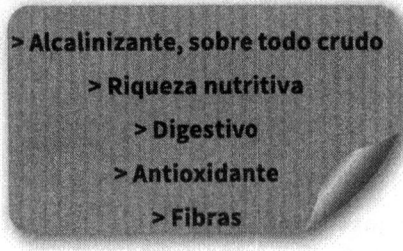

> Alcalinizante, sobre todo crudo
> Riqueza nutritiva
> Digestivo
> Antioxidante
> Fibras

El aguacate es muy rico en minerales y, cosa inhabitual para una fruta, en aceites y en vitamina E. Se consume por su gran riqueza nutritiva, pero también por sus cualidades digestivas y sus fibras.

El aguacate contiene hasta un 58% de lípidos, 34% de glúcidos y 8% de proteínas. Posee grasas buenas (pocas grasas saturadas). Proporciona al organismo vitamina B6 (piridoxina), la cual interviene en la síntesis de los neurotransmisores, estas sustancias químicas que permiten a las neuronas comunicarse entre sí.

LO MÁS SANO

Bueno para la piel: el ácido pantoténico (o vitamina B5) está muy presente en el aguacate: participa en el metabolismo de los lípidos y de los glúcidos y mejora la calidad de la piel.

El aguacate es también una importante fuente de vitamina K (indispensable para la coagulación de la sangre) y una buena fuente de cobre, oligoelemento necesario para la formación de la hemoglobina y del colágeno.

Taninos (proantocianidinas), carotenoides (luteína principalmente) y vitamina E: ¡el aguacate es rico en antioxidantes! Los taninos protegen a los lípidos sanguíneos del estrés oxidativo, la vitamina E aporta cualidades antioxidantes y también cicatrizantes y contra el envejecimiento de la piel. Además, el aguacate, facilita la absorción de los antioxidantes presentes en otros alimentos. Se ha demostrado que el hecho de

Detalles sobre los estudios

Los frutos crudos contienen derivados de ácidos grasos particulares que han demostrado ser muy eficaces para reparar los daños causados en el hígado por determinadas toxinas.

Varios estudios in vitro demuestran que el aguacate participa en la prevención del cáncer. Uno de estos estudios ha constatado la disminución de células cancerígenas humanas de la próstata. La persenona A, compuesto natural del aguacate, disminuye la actividad de las enzimas implicadas en el desarrollo del cáncer.

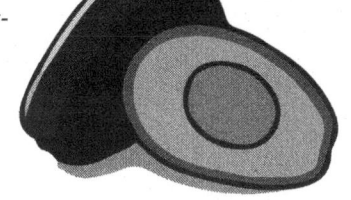

añadir aguacate a una comida permite aumentar la absorción de los carotenoides (betacaroteno y licopeno) que contiene. La buena absorción de los carotenoides se atribuye a las materias grasas del aguacate.

Digestivo: el aguacate se digiere y se asimila fácilmente, lo que le permite distribuir con rapidez por todo el cuerpo todas sus propiedades beneficiosas.

Rico en fibras: con sus 6 o 7 g de fibras que contiene una porción de 100 g podemos decir que es una buena fuente de fibras.

Enfermedades cardiovasculares: los investigadores han puesto de manifiesto que el aguacate contiene gran cantidad de fitoesteroles: más de 80 g por cada 100 g Estos fitoesteroles tienen una composición parecida a la del colesterol animal, pero son beneficiosos para la salud cardiovascular.

Información general: se recomienda consumirlo en muchos casos: convalecencia, obesidad, agotamiento, colibacilosis, afecciones (gástricas, intestinales, hepatobiliares). Actúa previniendo enfermedades cardiovasculares y refuerza el sistema inmunitario, en especial, de las personas mayores.

Medicina china: lo aprecia por sus cualidades beneficiosas sobre el hígado y porque ayuda a la evacuación de la mucosidad gracias a la lubrificación de los pulmones.

SUS BENEFICIOS NUTRICIONALES

Sus grasas buenas, su poder antioxidante fiable, su capacidad alcalinizante y su índice glucémico débil hacen del aguacate un alimento noble y echan por tierra los temores infundados de que engorda.

CONSEJOS PRÁCTICOS

¿Cómo elegirlo?

Siempre sin manchas, aunque no esté maduro no importa, el aguacate madurará en tu cocina al cabo de unos días si lo dejas a temperatura ambiente. Para acelerar su maduración, se puede envolver en papel de periódico y conservarlo a temperatura ambiente.

¿Cómo consumirlo?

El aguacate se come crudo con una vinagreta o en ensalada mixta. Pero también se puede comer azucarado, con un buen azúcar en polvo o chafado con un plátano.

¿Cómo conservarlo?

Se mantiene bien fuera de la nevera durante varios días, alrededor de una o dos semanas, según lo maduro que esté al comprarlo. Una vez cortado, su carne se oxida rápidamente, para impedirlo basta con rociarlo con zumo de limón.

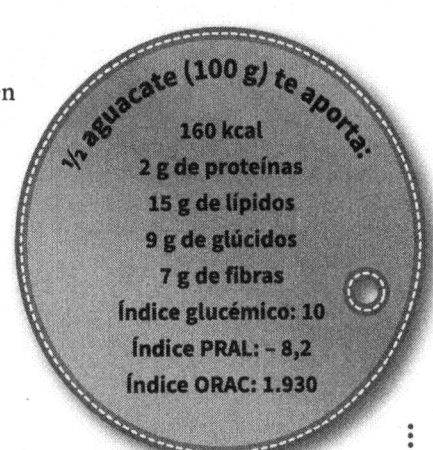

½ aguacate (100 g) te aporta:

160 kcal
2 g de proteínas
15 g de lípidos
9 g de glúcidos
7 g de fibras
Índice glucémico: 10
Índice PRAL: – 8,2
Índice ORAC: 1.930

~ EL PLÁTANO ~

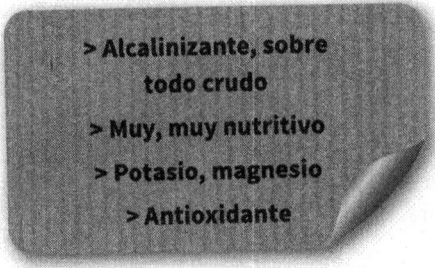

> Alcalinizante, sobre
todo crudo
> Muy, muy nutritivo
> Potasio, magnesio
> Antioxidante

Producido por una «hierba gigante», el platanero, el plátano se recolecta en África, Centroamérica, América del Sur y Asia.

En estos países, suele comerse como un alimento de subsistencia y no como un postre, ya que su riqueza nutricional es importante (azúcares, vitaminas, oligoelementos y fibras) y está disponible todo el año.

Sus azúcares, fibras, vitaminas y otros oligoelementos forman una coalición muy nutritiva, sin duda un poco excesiva para los que quieren adelgazar. El plátano aporta principalmente vitaminas (A, B6, B9 y C) y minerales (manganeso, cobre, magnesio, potasio, fósforo, calcio y hierro).

LO MÁS SANO

Fuente de potasio: el plátano es, al mismo tiempo, rico en potasio y muy pobre en sodio. Bueno para el equilibrio nervioso, en especial en caso de confusión mental y depresión, el potasio también es útil en caso de hipertensión o de enfermedades cardiovasculares. Permite reducir la presión arterial (tensión), normaliza los latidos del corazón y contribuye a prevenir la formación de coágulos. Participa asimismo en el buen funcionamiento de los riñones.

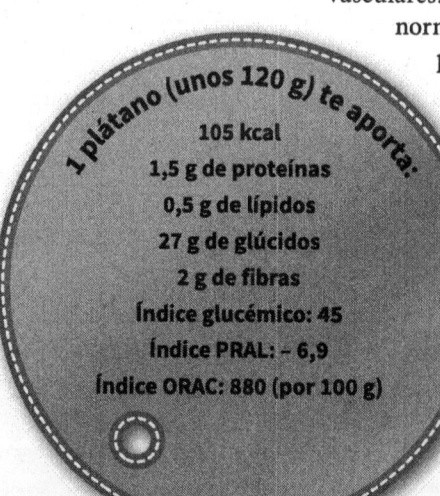

1 plátano (unos 120 g) te aporta:

105 kcal
1,5 g de proteínas
0,5 g de lípidos
27 g de glúcidos
2 g de fibras
Índice glucémico: 45
Índice PRAL: – 6,9
Índice ORAC: 880 (por 100 g)

Antioxidantes: el plátano tiene una gran capacidad antioxidante muy útil para evitar las complicaciones cardiovasculares porque contiene dopamina y vitamina C. Según un estudio, el consumo de plátanos durante una comida reduce la formación de radicales libres, lo que provoca una disminución de la oxidación del colesterol malo (LDL).

Antidiarreas: por el hecho de ser tan rico en fibras, el plátano ayuda a regular el tránsito intestinal. Los azúcares lentos de los plátanos verdes son útiles para aliviar los síntomas

Detalles sobre los estudios

Un estudio efectuado con unas 60.000 mujeres en Suiza confirma que existe una relación entre el consumo elevado de frutas y la reducción del riesgo de cáncer de riñón. De todas las frutas estudiadas, es en el plátano donde han encontrado una mayor correlación. El plátano tendría el mismo efecto beneficioso sobre el riesgo de cáncer de colon.

El almidón del plátano verde ayuda a perder peso a las personas obesas que tienen diabetes tipo 2 y también a mejorar la sensibilidad de las células a la insulina.

de fuertes diarreas, porque estimulan indirectamente la reabsorción del agua por el colon.

Información general: por sus ricos aportes nutritivos, es bueno para los huesos, el crecimiento y la artritis.

Medicina china: utiliza el plátano en caso de estreñimiento y de úlceras. Es una fruta que protege la mucosa del estómago.

SUS BENEFICIOS NUTRICIONALES

El plátano es tan nutritivo como la carne y su poder saciante es elevado. Un plátano pequeño (100 g) aporta el 40% de la ración diaria recomendada de glúcidos. Sus azúcares se digieren rápidamente, lo que es interesante para los deportistas o para las personas que necesitan energía. Se compone de un 94% de glúcidos, un 4% de proteínas y un 1% de lípidos.

CONSEJOS PRÁCTICOS

¿Cómo elegirlo?

Las pequeñas manchas marrones informan que el plátano está maduro, mientras que sus extremidades verdes indican lo contrario.

¿Cómo consumirlo?

Mejor consumirlo muy maduro para digerirlo mejor. Recuerda que las frutas ácidas se comen entre horas, excepto el plátano y el dátil.

¿Cómo conservarlo?

Se conserva mejor a temperatura ambiente, lo que además le permite seguir madurando, y después en la nevera para ralentizar su maduración. Con el frío, la piel se pone negra.

~ LA CEREZA ~

Una cura de un día comiendo únicamente cerezas es una manera fácil y agradable de purificar el organismo, remineralizarlo y regenerarlo.

La cereza contiene potasio, que le confiere sus propiedades diuréticas y ligeramente laxantes; fibras, que estimulan el funcionamiento intestinal; y potentes antioxidantes para combatir el envejecimiento celular.

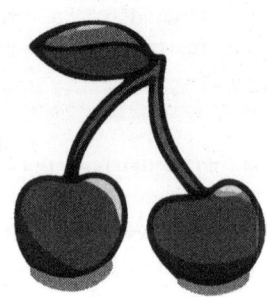

También es rica en vitaminas A, C y E, indispensables para la calidad de la piel, la vista, el crecimiento y los vasos sanguíneos. Contiene asimismo vitaminas B1, B2 y B3, y numerosos minerales (hierro, calcio, fósforo, cloro, azufre, magnesio, sodio, potasio, zinc, cobre, manganeso y cobalto).

LO MÁS SANO

Diurética y depurativa: la infusión de cerezas y de sus tallos es diurética: las tisanas de los tallos de las cerezas están indicadas en casos de enfermedades relacionadas con la polución, también en caso de cistitis, infección urinaria, cólicos y gota.

Antiinflamatoria: la cereza es rica en antocianinas, antioxidantes con importantes propiedades antiinflamatorias. En este sentido, pueden contribuir a aliviar los dolores debidos a inflamaciones (crisis de gota, artritis…).

Antioxidante: la cereza fresca posee el récord en betacaroteno antioxidante (400 mg por 100 g). Las cerezas ácidas tienen una concentración cinco veces mayor de antioxidantes que las variedades dulces.

Información general: la cereza regula las funciones del hígado y del estómago; combate el estreñimiento porque es un poco laxante (por la presencia del sorbitol); relaja el sistema nervioso y facilita la concentración. Útil en caso de insomnio, la cereza

Detalles sobre los estudios

Según un informe de la Universidad de Michigan, las cerezas son más eficaces que la aspirina para aliviar el dolor de cabeza.

Dos estudios efectuados sobre las cerezas con ratas confirman que un régimen rico en cerezas ácidas, o el uso de extractos ricos en antocianinas, permite reducir la aparición de tumores en el intestino. El extracto de cerezas dulces disminuye también in vitro la proliferación de células anticancerígenas de colon y de mama.

contiene también melatonina, hormona que regula el sueño, y pectina, una fibra soluble que se disuelve en el organismo y forma en el intestino una especie de gel pegajoso que se pega a las sustancias nocivas para evacuarlas sin dañarlo.

> Alcalinizante, sobre todo cruda

> Diurética

> Afecciones reumáticas

> Antioxidante y remineralizante

SUS BENEFICIOS NUTRICIONALES

Contiene un 90% de glúcidos, un 7% de proteínas y un 2% de lípidos. Tiene un poder saciante elevado.

Cuanto más rojas sean las cerezas, más elementos beneficiosos para la salud proporcionan.

CONSEJOS PRÁCTICOS

¿Cómo elegirlas?

Deben ser lisas y firmes, sin manchas marrones.

¿Cómo consumirlas?

Entre comidas.

Azúcares: la cereza contiene fructosa (índice glucémico 25) y glucosa (índice glucémico 100), ¡es demasiado! Además de ser la fruta roja más azucarada, es una de las frutas más calóricas. ¡Ve con cuidado! Las personas diabéticas, las propensas a engordar y las que tienen sobrepeso, deberían tener cuidado con ellas.

¿Cómo conservarlas?

Hay que comerlas lo antes posible. Se pueden conservar entre tres y cuatro días en la nevera.

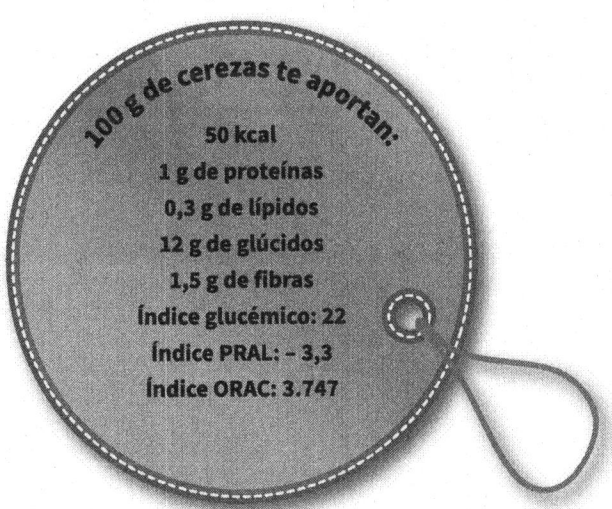

100 g de cerezas te aportan:

50 kcal
1 g de proteínas
0,3 g de lípidos
12 g de glúcidos
1,5 g de fibras
Índice glucémico: 22
Índice PRAL: – 3,3
Índice ORAC: 3.747

~ LA CASTAÑA ~

¡La castaña contiene tanta vitamina C como el limón!

Es muy nutritiva y calórica, su harina contiene un 75% de glúcidos. Aporta vitaminas B, C y E, y minerales (manganeso, potasio, calcio, magnesio, fósforo, sodio, hierro y cobre) y fibras. Forma parte de los frutos más ricos en potasio. En cuanto al manganeso, la castaña cocida contiene más que el fruto crudo. El manganeso participa en la prevención de los daños causados por los radicales libres y en la composición de numerosas enzimas, proteínas que desempeñan un papel fundamental en las reacciones bioquímicas que se desarrollan en nuestro organismo.

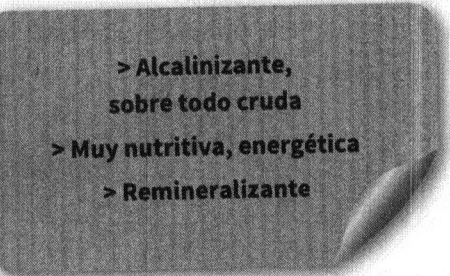

> Alcalinizante, sobre todo cruda
> Muy nutritiva, energética
> Remineralizante

LO MÁS SANO

Saciante y nutritiva: este fruto tiene un gran valor calórico: ¡casi 200 kcal por 100 g de castañas!

Buena para el corazón y la hipertensión: el potasio ayuda a reducir la hipertensión y contribuye a la buena salud del corazón porque regula el ritmo cardíaco. Esta riqueza en potasio es una ventaja para reducir los efectos nefastos del sodio en exceso (hipertensión, retención de agua) que produce el consumo de sal demasiado elevado en nuestra alimentación.

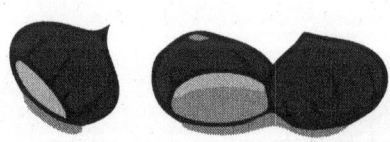

Glúcidos: los glúcidos de la castaña son sobre todo almidones. De la castaña se extrae una harina sin gluten, útil para sustituir a las harinas que sí lo contienen (harina de trigo, de cebada, de avena o de centeno). Las personas celíacas (intolerantes al gluten) o las que quieran simplemente cuidar sus intestinos también pueden comer el pan y las pastas preparadas con harina de castaña.

Información general: este fruto reconstituyente se recomienda en caso de convalecencia.

SUS BENEFICIOS NUTRICIONALES

Tiene una composición parecida a la del trigo.

Es pobre en grasas, lo cual es raro para un fruto seco.

Tiene un poder saciante elevado y es rica en fibras.

Detalles sobre los estudios

Más del 57% del almidón de la castaña cruda se presenta en una forma que es difícil de digerir y se conserva tal cual en el intestino grueso. La proporción de almidón resistente disminuye alrededor del 17% si las castañas están asadas.

CONSEJOS PRÁCTICOS

¿Cómo elegirla?

Debe ser brillante y firme.

¿Cómo consumirla?

Conviene comerla madura y bien cocida. Se puede comprar asada o asarla en casa en el horno. Se come también asada con leche caliente, en *marron glacé*, en crema o en puré, con el pavo de Navidad. Además de su cáscara dura, la castaña tiene una piel fina en el interior que hay que quitar porque es amarga. También se puede hervir durante tres o cuatro minutos en agua.

¿Cómo conservarla?

Se conserva preferentemente en el frigorífico unos diez días o a temperatura ambiente una semana. Pasado este tiempo, la castaña empieza a encogerse y a endurecerse por dentro. Para conservar las castañas frescas varias semanas, incluso varios meses, hay que cubrirlas con agua durante 24 horas, después hay que secarlas lejos del sol y guardarlas encima de arena.

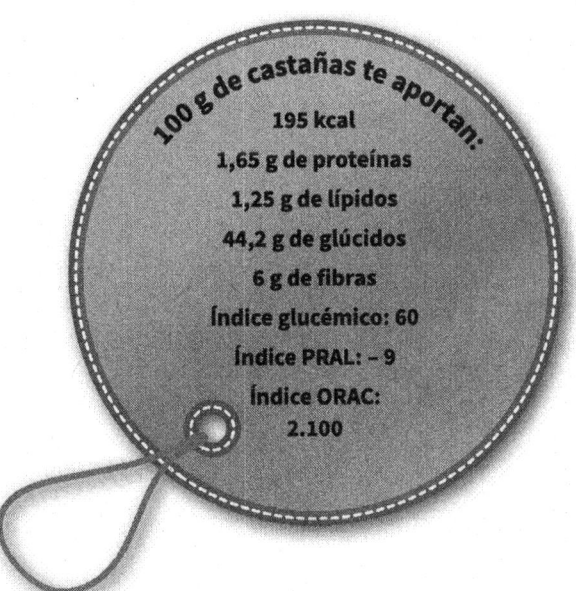

100 g de castañas te aportan:

195 kcal

1,65 g de proteínas

1,25 g de lípidos

44,2 g de glúcidos

6 g de fibras

Índice glucémico: 60

Índice PRAL: − 9

Índice ORAC: 2.100

~ EL LIMÓN ~

E l limón es un antiséptico natural. Se consume de diferentes maneras. La riqueza de su composición es una ayuda fenomenal para la salud.

Ayuda a la destrucción de los microbios (bacterias y virus). En cuanto a las vitaminas, esta fruta aporta vitamina A, vitaminas del grupo B (B1, B2, B3, B5) y vitamina C. Las más presentes son la vitamina A, que participa en la regeneración de los tejidos, y la vitamina C, que es un poderoso antioxidante. Es rica en sales minerales y oligoelementos: calcio, potasio, hierro, manganeso, fósforo, cobre, silicio y sodio.

LO MÁS SANO

Inmunoestimulante: el limón dinamiza los glóbulos blancos, que son los pilares de nuestras defensas inmunitarias. Combate la gripe, la bronquitis y los parásitos intestinales.

Antioxidante: gracias principalmente a sus flavonoides, la eriocitrina y la hesperetina, que son antioxidantes, actúa previniendo y curando determinados cánceres. Estos antioxidantes refuerzan la acción de la vitamina C, permitiendo así una mejor oxidoreducción.

Remineralizante: este cítrico se recomienda especialmente para las enfermedades «modernas» (cánceres, enfermedades cardiovasculares) porque favorece el que haya demasiada acidez en el organismo y porque tiene muchos minerales. El calcio del limón se asimila directamente: es muy apreciado durante el crecimiento y participa en la reparación de las afecciones óseas, fracturas, osteoporosis y reumatismos. El potasio que contiene combate la invasión de toxinas y ayuda a las glándulas suprarrenales, por esto se dice que el limón limpia y purifica el organismo.

Protector: por último, mejora la circulación sanguínea gracias especialmente a su vitamina PP (B3 o niacina), que protege las venas y las arterias.

SUS BENEFICIOS NUTRICIONALES

Un zumo de limón cubre prácticamente la ración diaria aconsejada de vitamina C.

> Antibiótico natural

> Excelente contenido en vitaminas C y A

> Aporta calcio, potasio y muchos otros minerales

> Potente antioxidante

Tiene una alta densidad nutricional: es, de alguna manera, un concentrado de energía. Tiene un poder saciante importante: 5.

CONSEJOS PRÁCTICOS

¿Cómo elegirlo?

Elige limones de piel lisa y brillante,

señales ambas de vitalidad. Para poder aprovechar la piel, compra limones biológicos.

¿Cómo consumirlo?

Exprimir el limón y beberlo inmediatamente es la mejor manera de aprovechar el conjunto de sus nutrientes, porque la vitamina C, por ejemplo, se oxida con el aire. Pero como es una fruta ácida, se consume fuera de las comidas, por lo menos una hora antes o cuatro horas después. Si es en zumo, se puede tomar media hora antes de la comida.

La cura del limón: el limón es muy adecuado para la «limpieza de primavera». Es en esta estación cuando se hace la cura del limón. Consiste en comer normalmente y beber zumo de limón entre las comidas aumentando la dosis cada semana. Se empieza tomando el zumo de un limón la primera semana, después tres, cinco, siete y nueve, y después se va reduciendo la toma en orden inverso. Esta cura permite eliminar la urea, el ácido úrico, disminuir los reumatismos y alcalinizar y remineralizar el organismo. También se limpian los órganos y las articulaciones. No obstante, puede provocar algunas alteraciones, puesto que se movilizan las toxinas y por el exceso de acidez.

El huevo en el limón: en caso de fractura ósea, es bueno beber el zumo de un limón en el que se ha dejado marinando durante toda la noche un huevo entero, con cáscara y todo. La cáscara del huevo, al contacto con el limón, se descompone, liberando sus sales minerales directamente asimilables. Basta con beberse el líquido formado por el zumo de limón y la cáscara de huevo disgregada.

¿Cómo conservarlo?

El limón se conserva varias semanas en el cajón de las verduras y una o dos semanas a temperatura ambiente. Para conservar su frescor es recomendable no comprarlos con mucha anterioridad.

> Un zumo de un limón fresco (entre 60 y 65 g) te aportan:
> 16 kcal
> 0,3 g de proteínas
> 5,6 g de glúcidos
> 0,3 g de fibras
> 98 mg de potasio
> 16 mg de calcio
> 0,32 mg de hierro
> Índice glucémico: 20
> Índice PRAL: – 2,4 (por 100 g)
> Índice ORAC: 1.346 (por 100 g)

Detalles sobre los estudios

Los estudios científicos realizados in vitro confirman que la pectina del limón (fibra soluble que se aloja en la corteza y las pieles blancas alrededor de la carne) impide el crecimiento de tumores cancerígenos.

El limón es excelente para alcalinizar y remineralizar el cuerpo. Posee numerosos ácidos cítricos, ácido málico y citratos de calcio y de potasio. Sus diferentes citratos participan en la alcalinización y en la purificación del organismo. El ácido cítrico se neutraliza por sus sales alcalinas durante la digestión. Aunque el limón tiene un sabor muy ácido, y por eso se dice desde hace tiempo que es acidificante, en realidad se alcaliniza una vez absorbido por el organismo.

~ LA CLEMENTINA ~

> Alcalinizante, sobre todo cruda

> Vitamina C, antioxidante

> Antiinflamatoria

> Combate enfermedades modernas

La clementina es un híbrido de la mandarina sin pepitas y más fácil de comer. El consumo es muy elevado.

Como todos los cítricos, contiene mucha vitamina C y otros antioxidantes. Los estudios científicos destacan los beneficios de la clementina y de sus primas, la mandarina y la tangerina, sobre las patologías modernas. Es rica en flavonoides, con muchas propiedades antioxidantes y antiinflamatorias. Entre ellos, la nobiletina, concentrada especialmente en la piel, facilita la eliminación de las toxinas por la linfa. Los limonoides son otros antioxidantes típicos de los cítricos cuyo contenido aumenta con la maduración de la fruta. ¡Consúmelos, pues, bien maduros!

LO MÁS SANO

Anticancerígena y anti enfermedades cardiovasculares: los flavonoides como la nobiletina, así como los limonoides (abacunone, limoneno), han demostrado in vitro una fuerte capacidad de detener la proliferación de determinadas células cancerígenas. De todas formas, se desconoce en qué cantidad y en qué forma el organismo es capaz de utilizar estos compuestos.

Detalles sobre los estudios

El consumo de cítricos permite reducir el riesgo de cánceres relacionados con el tubo digestivo y el sistema respiratorio.

Según un estudio publicado en el año 2003, dos compuestos presentes en los cítricos (el limoneno y la nomilina) inhiben la reproducción del virus de inmunodeficiencia humana (VIH) y también la actividad de una enzima (la proteasa) indispensable para su maduración.

Según numerosas investigaciones realizadas, consumir regularmente una clementina o una mandarina disminuye las arrugas y mejora la elasticidad de la piel.

La tangeretina (flavonoide presente sobre todo en la tangerina) tiene la particularidad de atravesar la barrera que aísla normalmente el cerebro de la circulación sanguínea, incluso después de una administración por vía oral. Sus efectos protectores podrían aplicarse a las neuronas: una vía de investigación interesante para el tratamiento del Parkinson.

La betacriptoxantina es un carotenoide cuyo poder antioxidante ayuda a combatir las enfermedades cardiovasculares y el cáncer.

La clementina tiene además mucha más betacriptoxantina que la mayoría de las variedades de naranjas, pero menos limonoides que el limón o la naranja.

Amiga de los huesos: la esperetina, flavonoide útil para los huesos, es también más abundante en la clementina y en la tangerina que en las naranjas. La betacriptoxantina presente en la clementina ayuda a fabricar también buenos huesos.

Información general: la clementina es también interesante por sus numerosos minerales y oligoelementos, como el potasio y el cobre, y por sus vitaminas B1, B3, B6, B9 y C. Como todos los cítricos, es rica en fibras, principalmente en pectina que se encuentra sobre todo en la piel y en la membrana blanca que cubre la carne.

SUS BENEFICIOS NUTRICIONALES

Una clementina aporta una buena dosis de vitamina C.

Aunque tengan un sabor ácido, las clementinas no son acidificantes, a diferencia de las naranjas. Al contrario, después de su digestión, dejan residuos alcalinizantes.

CONSEJOS PRÁCTICOS

¿Cómo elegirla?

Debe estar bien dura y la piel bien pegada a la carne.

¿Cómo consumirla?

Se come tal cual o en zumo.

Durante la estación de las clementinas, se puede sustituir el famoso zumo de naranja por el zumo de clementina: limpiará las vías digestivas. El zumo de frutas frescas tiene la ventaja de que se digiere fácil y rápidamente, lo que permite comer al cabo de media hora y no tener que esperar una hora como cuando se come la fruta entera.

¿Cómo conservarla?

Se conserva una semana en un lugar a temperatura ambiente o unos veinte días en el frigorífico.

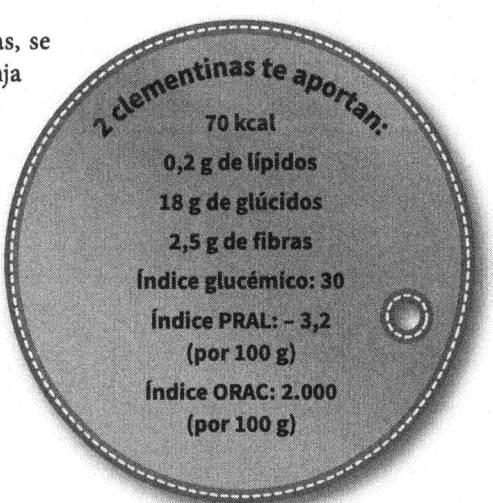

2 clementinas te aportan:

70 kcal

0,2 g de lípidos

18 g de glúcidos

2,5 g de fibras

Índice glucémico: 30

Índice PRAL: – 3,2
(por 100 g)

Índice ORAC: 2.000
(por 100 g)

~ EL DÁTIL ~

El dátil seco es ideal para combatir la fatiga. Su riqueza en azúcares le confiere un alto valor energético que «dopa» al organismo y le nutre rápida y eficazmente.

Tiene un gran poder antioxidante y contiene fibras insolubles y solubles. Es el único fruto no ácido junto con el plátano y, por tanto, puede consumirse en cualquier momento, incluso durante las comidas.

Es un fruto muy rico en azúcares rápidos (glucosa, fructosa y sacarosa, especialmente), es decir, «buenos carburantes» para los músculos. El dátil es perfecto para las actividades deportivas intensas. Su contenido en glúcidos asciende al 65%, cuatro veces más que el de la mayoría de las frutas frescas. El revés de la moneda: ¡el dátil es muy calórico!

> Alcalinizante, sobre todo crudo
> Muy nutritivo y energético
> Antioxidante
> No es ácido

LO MÁS SANO

Poderosa acción antioxidante: los dátiles frescos contienen una importante concentración de antioxidantes, carotenoides y compuestos fenólicos. De todas formas, los pierden cuando se deshidratan: mejor comerlos frescos que secos.

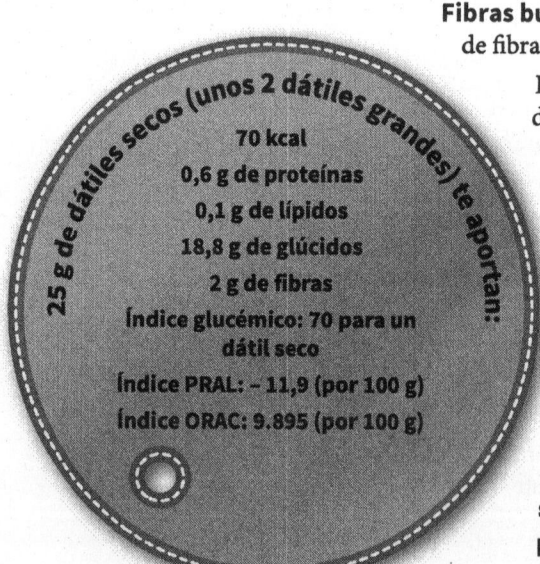

25 g de dátiles secos (unos 2 dátiles grandes) te aportan:

70 kcal
0,6 g de proteínas
0,1 g de lípidos
18,8 g de glúcidos
2 g de fibras
Índice glucémico: 70 para un dátil seco
Índice PRAL: – 11,9 (por 100 g)
Índice ORAC: 9.895 (por 100 g)

Fibras buenas: este fruto es una buena fuente de fibras y una gran ayuda para la digestión.

Los dátiles están compuestos de más del 50% de fibras insolubles (para un excelente tránsito intestinal) y casi la misma cantidad de fibras solubles (que permiten regular mejor el nivel de colesterol y la glucemia).

Remineralizante: es rico en vitaminas B2, B3, B5, B6 y D, pero su contenido en vitamina C es bastante escaso. En cambio, encontramos sales minerales como potasio, calcio, magnesio y selenio, además de cobre y cromo.

Información general: el dátil es un tónico muscular y nervioso excelente

Detalles sobre los estudios

Los frutos secos, el plátano y el dátil son frutos dulces mientras que los frescos son calificados de «frutos ácidos». Sin embargo, por un milagro de la química del cuerpo humano, todos estos frutos, una vez ingeridos, tienen una acción alcalinizante en el organismo. Este resultado se debe a la intervención de las sales de potasio, magnesio y sodio, que se transforman en carbonatos alcalinos. Este fenómeno no es tan eficaz como cuando las frutas se consumen entre las comidas, una hora antes o tres horas después, a fin de evitar los procesos de fermentación (de los azúcares) que acidifican el organismo.

para el crecimiento, la convalecencia, la obesidad, la astenia física y mental, las necesidades deportivas o la anemia.

SUS BENEFICIOS NUTRICIONALES

Dos dátiles grandes aportan 2 g de fibras. Es un sustituto sano y delicioso del azúcar refinado. Su contenido en magnesio es muy considerable.

CONSEJOS PRÁCTICOS

¿Cómo elegirlo?

Se compran secos o, más raramente, frescos en racimos. Si son secos, procura que los frutos no tengan un aspecto demasiado reseco y sean bien carnosos.

¿Cómo consumirlo?

Se pueden mezclar en el desayuno con yogur de leche vegetal, nueces o copos de buenos cereales. También se pueden comprar en las tiendas dietéticas en paté para untar.

¿Cómo conservarlo?

Los dátiles secos deben guardarse en un bote de plástico hermético y en el frigorífico: así se conservan varios meses.

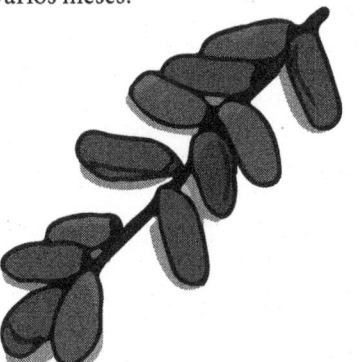

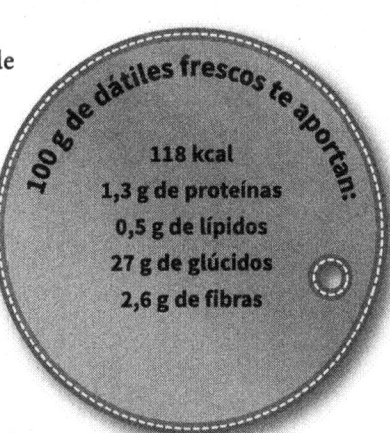

100 g de dátiles frescos te aportan:

118 kcal
1,3 g de proteínas
0,5 g de lípidos
27 g de glúcidos
2,6 g de fibras

~ EL HIGO ~

Muy conocido por su riqueza nutricional y energética, el higo fresco o seco es una fruta polivalente con numerosas virtudes.

El higo (sobre todo seco) proporciona gran cantidad de minerales. Es un campeón en cuanto a su contenido de potasio y de calcio, pero también es rico en magnesio, hierro, manganeso, zinc y bromo. Sus fibras le confieren propiedades laxantes.

> > Gran poder alcalinizante
> > Muy nutritivo y tonificante
> > Remineralizante
> > (rico en potasio)
> > Laxante, diurético

LO MÁS SANO

Muy energizante: el higo, muy nutritivo y tonificante, reduce la astenia física y nerviosa y por tanto es muy adecuado para los atletas. La concentración de elementos nutritivos aumenta en el higo seco, el cual es ideal en caso de patologías infecciosas, como lo son la mayoría de los alimentos energéticos.

El potasio es un fiel aliado para asegurar una buena resistencia cardíaca para producir energía y bajar la hipertensión y para la salud del cerebro.

Información general: es un alimento «equilibrante» que contiene vitaminas A, B1, B2, B3 (PP) y C. La piel de los higos contiene la mayoría de los antioxi-

Detalles sobre los estudios

El higo ayuda a prevenir el cáncer de colon, sobre todo por su riqueza en fibras insolubles.

El látex (sustancia de aspecto lechoso) que segrega el higo fresco contiene enzimas digestivas (lipodiastasa, amilasa), parecidas a las del jugo pancreático. Este látex ayuda también a la desaparición de los callos y las verrugas.

El higo seco se distingue igualmente por su contenido variado de minerales, potasio, calcio y hierro, superior al de los arándanos, los dátiles o las ciruelas secas. Los higos secos contienen más calcio asimilable (alcalino) que la mayoría de las otras frutas.

dantes de la fruta. El higo drena las vías respiratorias e intestinales y es útil en caso de inflamaciones pulmonares, asma o de dolor de garganta.

SUS BENEFICIOS NUTRICIONALES

El higo seco contiene, de promedio, un 94% de glúcidos, 5% de proteínas y 1% de lípidos, lo que le confiere un poder saciante elevado. Tres higos secos aportan el 21% de la ración diaria recomendada de calcio. Un solo higo contiene 2 g de fibras, ¡increíble! El higo es una de las frutas más alcalinizantes.

CONSEJOS PRÁCTICOS

¿Cómo elegirlo?

El higo fresco debe tener buena carne y ser flexible.

¿Cómo consumirlo?

En caso de estreñimiento, deja remojar unos higos frescos o secos en un poco de agua toda la noche y por la mañana cómetelos en ayunas. También se puede tomar el jarabe de higo, eficaz asimismo para el estreñimiento.

¿Cómo conservarlo?

El higo fresco se conserva uno o dos días a temperatura ambiente, según su madurez, y el higo seco se conserva un mes en el frigorífico en un bote hermético.

100 g de higos frescos te aportan:
75 kcal
0,75 g de proteínas
0,3 g de lípidos
20 g de glúcidos
3 g de fibras
Índice glucémico: 35
Índice PRAL: – 4,9
Índice ORAC: 3.400

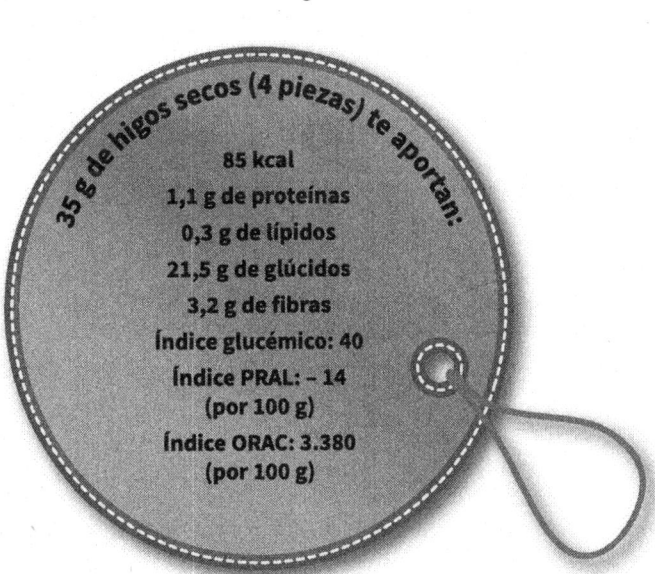

35 g de higos secos (4 piezas) te aportan:
85 kcal
1,1 g de proteínas
0,3 g de lípidos
21,5 g de glúcidos
3,2 g de fibras
Índice glucémico: 40
Índice PRAL: – 14
(por 100 g)
Índice ORAC: 3.380
(por 100 g)

~ LA FRESA ~

Nutritiva y «ligera» al mismo tiempo, la fresa es una de las frutas más saludables.

Su contenido en agua es considerable (92%), lo que la convierte en una fruta con un poder saciante elevado; su valor calórico es muy reducido. Es, pues, una fruta ideal para las personas diabéticas y las que tienen exceso de peso, pero también para todas las demás.

> > Alcalinizante, sobre todo cruda
>
> > Antioxidante, vitamina C
>
> > Remineralizante
>
> > Previene el cáncer y las enfermedades cardiovasculares
>
> > La fruta de los diabéticos

La fresa es una de las frutas que más vitamina C contiene, además de ser rica también en vitamina A y vitaminas B8 y B9. Es asimismo una fuente excelente de potasio y magnesio. Contiene además calcio, manganeso (indispensable para el funcionamiento de las enzimas implicadas en la síntesis de las hormonas tiroideas y de la insulina), hierro, cobre, zinc, bromo y azufre (estimula la función desintoxicante del hígado).

LO MÁS SANO

Antioxidante, antiinflamatoria: los flavonoides, que le dan su bonito color rojo a la fresa, se encuentran entre los compuestos que más contribuyen a su capacidad antioxidante. Entre los flavonoides, las antocianinas tienen un efecto protector contra el cáncer de colon. Este poder antioxidante se conserva en la confitura de fresas.

La fresa contiene también ácido elágico (pero en menor cantidad que las frambuesas) y ácido salicílico, que contribuyen a atenuar los procesos de inflamación crónica, que pueden ser originales o estar asociados a determinados cánceres.

Azúcares buenos: en total contienen pocos azúcares, ente el 6 y el 9%, mientras que otras frutas aportan muchos más. La fresa es rica en fructosa y levulosa, los azúcares que convienen a los diabéticos: el índice glucémico de levulosa es solamente 20.

Información general: la fresa, por su acción a la vez diurética y antiinflamatoria, es eficaz contra los reumatismos y la gota. Es hipotensiva, depurativa y tonificante, sobre todo para los intestinos perezosos. El zumo de fresas combate la artritis. La fruta contiene también fibras blandas, en especial pectinas. Diurética, bactericida y ligeramente laxante, la fresa previene eficazmente la formación de cálculos renales y contribuye a regular los sistemas nervioso, hepático y endocrino.

Detalles sobre los estudios

Los estudios demuestran que el consumo regular de una buena cantidad de fresas frescas permite reducir los riesgos de cáncer (especialmente el de colon) y mejorar las defensas del cuerpo contra enfermedades crónicas. Los flavonoides que contienen han demostrado in vitro la capacidad de detener el desarrollo de células tumorales del cuello y del útero.

Un estudio americano del Instituto Salk (California) concluye que los flavonoides de la fresa ejercen una acción neuroprotectora que podría aprovecharse para ralentizar el declive cognitivo asociado al Alzheimer.

Un estudio ha demostrado que el consumo de fresas disminuye el riesgo de mortalidad por enfermedades cardiovasculares.

SUS BENEFICIOS NUTRICIONALES

Una ración de 150 g de fresas al día cubren la totalidad de la dosis diaria recomendada de vitamina C. Es una fruta con un poder saciante elevado.

CONSEJOS PRÁCTICOS

¿Cómo elegirlas?

Hoy en día se pueden cultivar en casa, una buena manera de consumir fruta bien fresca. La fresa comprada debe ser muy fresca y con el tallo bien verde.

¿Cómo consumirlas?

Tal cual, es deliciosa y útil. También se puede preparar en batido mezclada con leche vegetal con un poco de vainilla y un buen azúcar si hace falta.

Las curas a base de fresas son muy útiles porque deshacen las grasas y las toxinas acumuladas durante el invierno.

Alergia: la fresa es un alimento «histamina-liberador» que suele ser la causante de muchas alergias en las personas sensibles.

¿Cómo conservarlas?

Es una fruta frágil que se ha de consumir lo antes posible. Se pueden guardar unos tres o cuatro días en el frigorífico si son muy frescas. Difícilmente se conservan a temperatura ambiente.

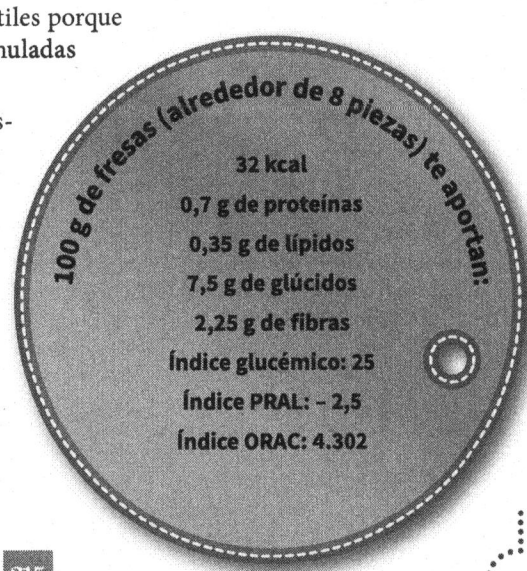

100 g de fresas (alrededor de 8 piezas) te aportan:

32 kcal
0,7 g de proteínas
0,35 g de lípidos
7,5 g de glúcidos
2,25 g de fibras
Índice glucémico: 25
Índice PRAL: – 2,5
Índice ORAC: 4.302

~ LA FRAMBUESA ~

La frambuesa, famosa desde hace cientos de años por sus virtudes tonificantes, tiene un valor calórico muy bajo, lo que la convierte en una fruta interesante para las dietas de adelgazamiento, igual que las fresas.

La frambuesa es una buena fuente de manganeso. Tampoco se queda corta en hierro, lo que hace que sea muy recomendable para aquellos que no comen carne; además tiene una cantidad apreciable de vitamina C, que ayuda a la asimilación del hierro. Contiene potasio, calcio y magnesio. Es tonificante, digestiva, depurativa, diurética, laxante, sudorífica, refrescante y eficaz contra la astenia, las dispepsias, las dermatosis, los reumatismos, la gota, el estreñimiento, la insuficiencia de transpiración y el temperamento bilioso.

> **> Alcalinizante, sobre todo cruda**
> **> Tonificante**
> **> Protege contra el cáncer**
> **> Antioxidante**

LO MÁS SANO

Protectora: esta pequeña fruta es el alimento más rico en ácido elágico (polifenol antioxidante): 1 g de extracto seco de frambuesa contiene 1,5 mg de este ácido, reconocido por sus propiedades antiinflamatorias y anticancerosas. Es una sustancia particularmente estable, resistente tanto al calor como a la congelación. Se encuentra en las frambuesas frescas y también en las mermeladas y en las frambuesas congeladas. Estas frutas actúan como antibióticos naturales y son muy ricas en antioxidantes.

Rica en antioxidantes: la frambuesa contiene antocianinas, un tipo de flavonoides que dan los pigmentos rojos y negros a esta pequeña fruta. Las antocianinas presentes en las verduras poseen importantes propiedades antioxidantes que neutralizan los radicales libres del cuerpo y previenen la aparición de varias enfermedades: cáncer, enfermedades cardiovasculares y enfermedades crónicas.

Combate el reumatismo: la frambuesa se aconseja en caso de patologías reumatológicas por su riqueza en ácido salicílico (acción relajante), ácido málico, ácido cítrico y vitamina C.

Las virtudes de sus fibras: igual que sus pequeños granos, las fibras estimulan el tránsito intestinal. Por lo tanto, combate el estreñimiento y la acidez de estómago.

SUS BENEFICIOS NUTRICIONALES

La frambuesa tiene un poder saciante elevado y 90 g de frambuesas aportan el 15% de la ración diaria recomendada de vitamina B9.

CONSEJOS PRÁCTICOS

¿Cómo elegirlas?

Deben ser firmes y presentar un bonito color: si es posible, prueba una antes de comprarlas para verificar que sean bien dulces.

¿Cómo consumirlas?

Tal cual, son deliciosas.

Las hojas en infusión son emenagogas, es decir, normalizan las reglas y ayudan en el parto. Según la medicina tradicional china, ayudan a tonificar el útero.

¿Cómo conservarlas?

A temperatura ambiente se pueden guardar entre uno y dos días después de su maduración, y en la nevera, una semana escasa.

100 g de frambuesas te aportan:

54 kcal
1,2 g de proteínas
0,6 g de lípidos
12 g de glúcidos
6,5 g de fibras
Índice glucémico: 25
Índice PRAL: – 2,4
Índice ORAC: 5.065

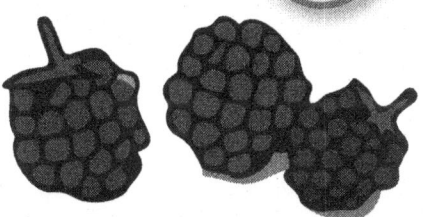

Detalles sobre los estudios

Varios estudios in vitro han demostrado que los antioxidantes de las pequeñas frutas de la familia de los *Rubus*, como la mora y la frambuesa, pueden inhibir la multiplicación de células cancerígenas en el hígado, mama, colon, pulmón, próstata, útero, esófago y boca. Además, luchan contra la formación de colesterol malo, factor de riesgo cardiovascular.

El extracto de moras y de frambuesas es eficaz para reducir el nivel de determinados marcadores inflamatorios y aumentar la disposición antioxidante de la sangre.

~ LAS BAYAS DE GOJI ~

He aquí el fruto más nutritivo y uno de los más ricos en antioxidantes.

Esta pequeña baya roja suele presentarse como el secreto de la salud y de la juventud de los tibetanos, la «fruta de la longevidad» que combate el envejecimiento.

Aunque su fama sea un poco exagerada, no deja de ser interesante por sus posibilidades antioxidantes y su composición muy completa que refuerza el sistema inmunitario.

LO MÁS SANO

Antioxidante: la baya de goji seca ofrece un aporte remarcable en antioxidantes, sobre todo betacaroteno y licopeno. Los antioxidantes actúan, al mismo tiempo, como protectores de las células y como agentes de prevención de numerosos problemas de salud. De todas formas, los estudios publicados en 2010 por el Departamento Americano de Agricultura (USDA) invalidan estos datos tan «optimistas» dados para promocionar el goji. La alcachofa, la nuez o la granada, por ejemplo, tendrían una capacidad antioxidante general superior.

Gran riqueza nutritiva: su riqueza nutritiva es, sin duda, indiscutible. El goji refuerza el sistema inmunitario gracias a la riqueza de su composición: 18 aminoácidos (incluidos en la composición de sus proteínas, o bien utilizados por el sistema nervioso como neuromediadores), de ellos, ocho son aminoácidos esenciales; más de 21

Detalles sobre los estudios

Los investigadores chinos están estudiando actualmente los polisacáridos y glucoproteínas que contiene el goji. Estas sustancias son las responsables de sus propiedades inmunoestimulantes, antidiabéticas, antihipertensivas, antiinfertilidad e hipolipidemiantes de la baya de goji. Los herboristas chinos la emplean, además, desde hace siglos, en asociación con otras plantas.

Ninguna verificación clínica reciente y fiable ha confirmado la eficacia de las bayas utilizadas solas y muchos científicos afirman que ha sido sobrevalorada. Según ellos, esta fruta no contiene, por ejemplo, más vitaminas que la naranja o la manzana o las bayas de espino amarillo.

Si te gusta el sabor ácido de estas bayas, cómelas, aunque sus cualidades aparentemente ancestrales y empíricas no hayan sido todavía validadas por la ciencia. Si tu presupuesto es escaso, tienes que saber que obtendrás la misma capacidad antioxidante comiendo los corazones de las alcachofas o bebiendo té verde.

oligoelementos (fósforo, zinc, cobre, hierro, selenio…), vitaminas A, B1, B2, B6 y C en una cantidad mayor que la naranja, y fibras, ácidos grasos…

Información general: las bayas de goji contribuyen a bajar la tensión arterial, a regular el nivel de colesterol y la glucemia y a luchar contra las inflamaciones. Su riqueza en betacaroteno previene problemas oculares. Están indicadas en caso de fatiga, debilidad inmunitaria, hipertensión e infección urinaria. En la medicina tradicional china se utiliza para proteger el hígado y los riñones, humidificar los pulmones, tratar la infertilidad masculina y los problemas respiratorios, combatir la fatiga y la debilidad.

> Alcalinizante, sobre todo crudas
> Extremadamente ricas en antioxidantes
> Nutritivas

Las bayas de goji tienen un índice ORAC de 15.000, que es enorme (aunque el USDA no le da más de 3.300, situándolas al mismo nivel que las manzanas y la col roja), una cantidad comparable a la del brócoli, bien conocido por su acción antioxidante (3.080).

SUS BENEFICIOS NUTRICIONALES

Las bayas de goji tienen un índice ORAC de 15.000, que es enorme (aunque la USDA no le da más de 3.300, situándose al mismo nivel que las manzanas y la col roja), una cantidad comparable a la del brócoli, bien conocido por su acción antioxidante (3.080).

CONSEJOS PRÁCTICOS

¿Cómo elegirlas?

Las bayas de goji son unas frutas pequeñas que crecen en unos arbustos originarios de China y del Tíbet. Se exportan de Asia, únicamente en granos secos. Se encuentran, especialmente, en las tiendas dietéticas. Se recomiendan las bayas secas biológicas.

¿Cómo consumirlas?

En bayas secas para picar (un puñado al día) o en zumo.

¿Cómo conservarlas?

Se conservan en su envase original, evitando el contacto con el aire porque las reseca demasiado.

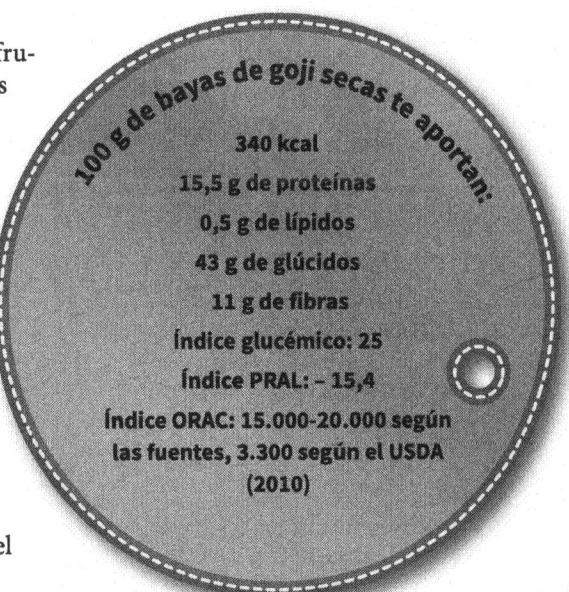

100 g de bayas de goji secas te aportan:

340 kcal
15,5 g de proteínas
0,5 g de lípidos
43 g de glúcidos
11 g de fibras
Índice glucémico: 25
Índice PRAL: – 15,4
Índice ORAC: 15.000-20.000 según las fuentes, 3.300 según el USDA (2010)

~ LA GRANADA ~

Enemiga de la tenia, esta fruta bastante mal conocida se está estudiando actualmente en este sentido por la ciencia moderna.

Corazón, sangre, intestinos, próstata: la granada multiplica sus acciones en nuestro cuerpo para ayudarle a funcionar mejor. Se utiliza para aumentar la libido, y con su zumo se hacen gárgaras para calmar la tos persistente. Tiene también propiedades antiinflamatorias, antibacterianas y antivirales.

> Alcalinizante, sobre todo cruda
> Antioxidante
> Amiga del corazón y de los vasos sanguíneos
> Tenífuga

LO MÁS SANO

Vitamina C y antioxidante: la granada es rica en vitamina C y otros antioxidantes (polifenoles), sobre todo en sus granos y su zumo (fruta entera exprimida). Estas propiedades provienen principalmente de los polifenoles específicos de la granada, de las taninas denominadas «punicalaginas». Tienen efectos beneficiosos sobre la salud cardiovascular y protectores contra determinados cánceres y problemas neurológicos.

Eficaz contra la tenia: las propiedades vermífugas de la granada son conocidas desde la antigüedad. La piel de la fruta (y la corteza del árbol, el granado) contiene un alcaloide (la peletierina) que obliga el gusano de la solitaria a despegarse de la pared intestinal. A continuación, bastará con tomarse un laxante potente para desembarazarse del parásito. Atención: este alcaloide es altamente tóxico. Los remedios se preparan en tisanas por herboristas o practicantes de sanidad cualificados.

Astringente: la piel de la granada fortalece los tejidos, una cualidad que es necesaria en caso de hemorragias, diarreas y úlceras.

Información general: la granada es también una fuente importante de vitaminas B9, B5 y B6, de potasio y de cobre. Es, pues, útil en caso de astenia (fatiga) o de disentería (enfermedad infecciosa del colon).

1 granada (unos 150 g) te aportan:

125 kcal
2,5 g de proteínas
1,8 g de lípidos
30 g de glúcidos
6 g de fibras
Índice glucémico: 35
Índice PRAL: – 3,2 (por 100 g)
Índice ORAC: 4.479 (por 100 g)

Detalles sobre los estudios

Varios estudiar revelan que el consumo regular de zumo de granada podría prevenir determinados factores de riesgos cardiovasculares, puesto que la presión sistólica se reduce.

Un estudio realizado por la Universidad de California con 46 hombres que tenían cáncer de próstata y que estuvieron bebiendo zumo de granada confirmó una evolución favorable del test del PSA. El zumo de granada retarda la progresión de determinados cánceres (colon, mama). También tiene un efecto neuroprotector. Podría mejorar los síntomas en los neonatos cuyo cerebro ha sufrido una falta de oxígeno o en las personas que tienen Alzheimer.

SUS BENEFICIOS NUTRICIONALES

Tiene un poder saciante elevado.

La granada se encuentra en la cabeza en cuanto a su contenido en antioxidantes, antes que las fresas, frambuesas, casis e incluso el té verde. Según estudios recientes, su contenido en antioxidantes es incluso superior al de las bayas de goji, aunque su poder antioxidante haya estado ampliamente sobrevalorado.

CONSEJOS PRÁCTICOS

¿Cómo elegirla?

La fruta madura emite un sonido metálico cuando se golpea sobre la palma de la mano. Elige la granada más pesada, señal de que es bien jugosa.

¿Cómo consumirla?

Tal cual o en zumo, exprimida como la naranja o el limón. Se puede también pasar por la licuadora, sin la piel. El zumo de la granada se encuentra también en las tiendas.

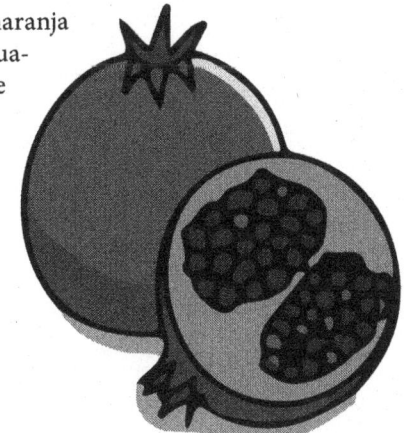

¿Cómo conservarla?

La fruta fresca se conserva varios meses; el zumo fresco unos días.

~ EL KIWI ~

El kiwi se famoso por ser el campeón del mundo en contenido de vitamina C.

Ha sido objeto de numerosos estudios que le han posicionado entre las frutas mejores para satisfacer nuestras necesidades nutricionales.

LO MÁS SANO

Vitamina C y antioxidantes: el kiwi es especialmente rico en antioxidantes: vitamina C, sobre todo, pero también vitamina E y polifenoles (más incluso que el vino). Por esto, forma parte de las frutas que ejercen una actividad antioxidante más elevada.

Vitamina E: ejerce una función beneficiosa contra el envejecimiento. El contenido del kiwi de esta vitamina es insólito, puesto que los alimentos que la contienen suelen ser ricos en grasas (aceites vegetales, granos oleaginosos, aguacate…). Lo cierto es que buena parte de esta vitamina E está concentrada en sus pequeñas semillas comestibles.

> Vitamina C y antioxidantes
> Alto valor nutritivo
> Fibras

Minerales y vitaminas: esta fruta refrescante da energía. Es más rica en potasio que el plátano y su contenido en magnesio es elevado. También contiene: cobre, hierro, zinc y fósforo. Además, es una excelente fuente de vitaminas A, B1, B2, B3, B5, B6 y K.

Fibras buenas: está lleno de fibras eficaces para luchar contra la pereza intestinal.

SUS BENEFICIOS NUTRICIONALES

1 kiwi (80 g) te aporta:

43 kcal
0,9 g de proteínas
0,45 g de lípidos
11,8 g de glúcidos
2,4 g de fibras
Índice glucémico: 50
Índice PRAL: – 5,62 (por 100 g)
Índice ORAC: 920 (por 100 g)

El kiwi contiene más vitamina C que la naranja. Un kiwi grande, de 100 g, cubre la ración diaria recomendada de vitamina C, que es de 80 mg Su poder saciante es elevado.

CONSEJOS PRÁCTICOS

¿Cómo elegirlo?

El kiwi debe ser duro. Pero atención porque las frutas que se venden en los comercios no suelen ser firmes porque se recolectan antes de haber madurado. Si son demasiado duros, son ácidos: déjalos madurar unos días fuera de la nevera.

Detalles sobre los estudios

Según un estudio americano publicado en 1997, el kiwi es la fruta que concentra una mayor cantidad de elementos nutritivos comparado con las 27 frutas que más se consumen habitualmente. Para cada fruta, se ha determinado la capacidad de aportar las cantidades diarias recomendadas de nueve elementos nutritivos esenciales (vitaminas A, B1, B2, B3, B9, C, calcio, hierro y proteínas). El kiwi ocupa el primer puesto: es el más óptimo para satisfacer nuestras necesidades nutricionales.

En las personas que consumieron un kiwi al día durante tres semanas, se observó una disminución de la oxidación del ADN y un aumento de la capacidad antioxidante de la sangre. Un estudio ha demostrado que el extracto de kiwi resulta ser más eficaz que la vitamina C en la protección contra los daños oxidativos causados por el ADN. Este hecho hace pensar que el poder antioxidante del kiwi no se debe únicamente a su contenido de vitamina C.

El consumo de dos o tres kiwis al día durante un mes produce una disminución de la agregación plaquetaria y de los triglicéridos sanguíneos, dos factores de riesgo asociados a las enfermedades cardiovasculares.

Investigadores californianos han hecho crecer kiwis bio y no bio, y han comparado su contenido. Concluyen que los kiwis bio tienen un contenido más elevado de antioxidantes y mayor concentración de minerales. Esto en realidad ocurre con todas las frutas.

¿Cómo consumirlo?

Tal cual, solo o en ensalada de frutas frescas.

¿Cómo conservarlo?

La fruta firme se conserva varias semanas en la nevera o fuera de ella a temperatura ambiente.

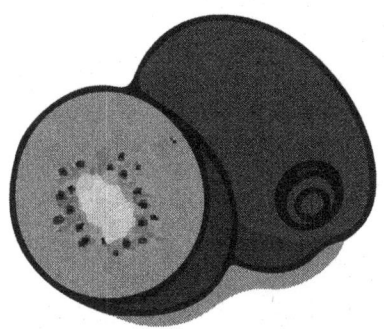

~ EL MANGO ~

F ruta exótica por excelencia, el mango es apreciado por los amantes de las frutas perfumadas y sabrosas.

> Alcalinizante, sobre todo crudo
>
> Vitamina C y provitamina A
>
> Fibras
>
> Perfumada

Sus sustancias aromáticas y olorosas son abundantes y complejas. Le confieren su sabor tan exótico, parecido al del albaricoque, la piña, el melocotón o la rosa, con un toque de higo o «brote de abeto». ¡Una delicia!

Esta fruta no se queda corta en cuanto a elementos beneficiosos para la salud: el mango contiene antioxidantes, vitaminas A, C y E, pero también pectinas, minerales y oligoelementos.

Es una buena fuente de vitamina C: aporta tanta como la naranja. Además, su actividad se ve reforzada por la presencia de vitamina B3 (PP) en una cantidad considerable. Encontramos también vitaminas B en cantidades parecidas a las de otras frutas frescas (B1, B2, B3 y B6) y también vitamina E. Determinados pigmentos que lo colorean poseen propiedades vitamínicas: antocianos y flavonoides tienen las propiedades de la «vitamina P».

LO MÁS SANO

Antioxidantes: el mango puede cubrir la totalidad de la dosis diaria necesaria de betacaroteno, en vitaminas A y C: es pues un complemento eficaz para luchar contra los daños causados por los radicales libres.

Provitamina A: sus principales carotenoides son el betacaroteno (precursor de la vitamina A) y la violaxantina (pigmento amarillo). La tasa de provitamina A del mando maduro es uno de los más elevados para una fruta fresca. Contrariamente a lo que pasa con la provitamina A, la vitamina C es más abundante en el mango verde y su tasa decrece conforme madura la fruta.

Detalles sobre los estudios

Uno de los pocos estudios realizados específicamente sobre el mango demuestra que el zumo de mango ejerce un efecto anticáncer sobre las células in vitro.

Sus fibras solubles contribuyen a disminuir los riesgos de enfermedades cardiovasculares gracias a su capacidad de reducir el colesterol malo.

Fibras: su presencia tiende a aumentar conforme madura la fruta. La mayoría de sus fibras solubles se presentan en forma de pectina en una cantidad comparable a la de la manzana y el plátano.

Información general: los minerales del mango están bastante bien representados: potasio, cobre y, sobre todo, hierro (es la fruta récord en este sentido). En Centroamérica, la medicina reconoce que la corteza del árbol del mango y sus hojas tienen propiedades para luchar contra el estreñimiento, el enfisema pulmonar y la impotencia, y realizan una función de «detergente» de la sangre.

SUS BENEFICIOS NUTRICIONALES

El mango forma parte de las frutas medianamente calóricas. Es muy nutritivo. Medio mango permite cubrir la ración diaria recomendada de provitamina A, un mango pequeño cubre dos tercios del total recomendado de vitamina C y un tercio del total de potasio.

CONSEJOS PRÁCTICOS

¿Cómo elegirlo?

Un mango bien maduro desprende un olor muy bueno y su piel se hunde ligeramente al presionarla. La piel tiene que estar bien lisa. Los mangos que tienen la carne de color naranja son los más ricos en provitamina A.

¿Cómo consumirlo?

Es delicioso si se come tal cual, sin la piel. ¡Es un regalo!

Para acelerar su maduración, se puede poner en una bolsa de papel con una manzana, la cual desprende etileno, que tiene como efecto hacer madurar las otras frutas. El mango se utiliza habitualmente en su forma seca y molida en muchos platos de verduras de la cocina del norte de la India.

¿Cómo conservarlo?

Se conserva a temperatura ambiente entre tres y cuatro días en función de su grado de madurez. En el frigorífico se puede conservar hasta una semana, pero el frío acaba dañándolo.

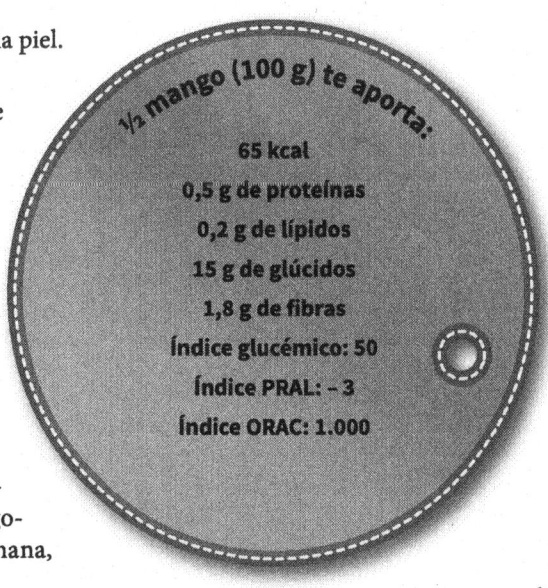

½ mango (100 g) te aporta:

65 kcal

0,5 g de proteínas

0,2 g de lípidos

15 g de glúcidos

1,8 g de fibras

Índice glucémico: 50

Índice PRAL: – 3

Índice ORAC: 1.000

~ EL MELÓN ~

El melón, rebosante de agua, es un potente purificador, con propiedades diuréticas y refrescantes.

Estimula también la digestión. Por su acción diurética, laxante y purificadora, es muy beneficioso en caso de anemia, estreñimiento, hemorroides, gota, reumatismo, litiasis renales, problemas de la vesícula, además de ser bueno para enfermedades de la piel, tales como el acné y el eccema.

El melón es una de las pocas frutas o verduras que contienen, al mismo tiempo, vitamina C y betacaroteno (precursor de la vitamina A). Su contenido en vitamina C es incluso superior al de la manzana, la pera y el albaricoque.

LO MÁS SANO

Antioxidante: los melones contienen diferentes nutrientes que luchan contra la oxidación prematura de los tejidos como los carotenoides y los compuestos fenólicos (taninos, flavonoides).

> Purificante

> Refrescante

> Antioxidante

> Alcalinizante

> Vitaminas A, B y C

> Potasio

Fuente de vitamina B9 (ácido fólico): los folatos permiten a las células sintetizar el ADN, determinados aminoácidos o mensajeros químicos del sistema nervioso. El ácido fólico tiene también propiedades protectoras contra ciertos cánceres, enfermedades cardiovasculares, el Alzheimer y algunos tipos de depresiones.

Purificante: al ser al mismo tiempo rico en agua (95%) y en potasio (sobre todo la variedad cantalupo), favorece la eliminación de toxinas. El potasio ayuda a bajar la tensión arterial demasiado elevada, un nivel de colesterol alto, y a fluidificar la sangre. Es también útil para la prevención de cálculos. El melón también contiene bromo.

Rico en fibras solubles: es rico en fibras que absorben el agua atravesando el sistema digestivo, lo cual hace más voluminosas las heces. El paso de las heces por el intestino se acelera, reduciendo así los daños que producen las materias fecales en contacto con las paredes del colon.

SUS BENEFICIOS NUTRICIONALES

Tiene un poder saciante elevado. Es poco calórico y abre el apetito.

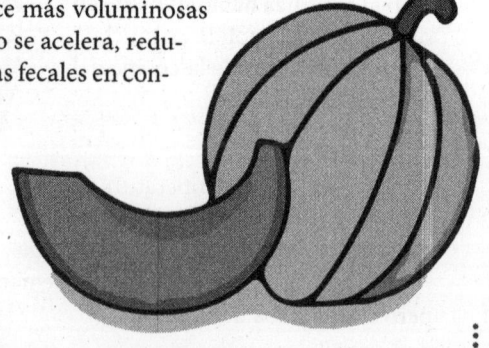

CONSEJOS PRÁCTICOS

¿Cómo elegirlo?

Cuanto más pesado sea el melón en relación con su diámetro, más bueno será. La presencia de una grieta en la base del tallo es signo de una madurez óptima. Debe desprender un olor agradable, pero no demasiado pronunciado.

¿Cómo consumirlo?

Se aconseja, para aprovechar al máximo sus beneficios, comerlo solo y, preferiblemente, antes de las comidas. Hay que elegir el melón bien maduro para asegurar el máximo aporte de nutrientes. Se puede comer con un poco de sal y pimienta, de esta forma, se digiere mejor.

¿Cómo conservarlo?

Una vez abierto, pierde rápidamente parte de sus vitaminas (C y B9 especialmente). Hay que guardar las partes abiertas en un lugar fresco y lejos de la luz.

La fruta intacta puede guardarse a temperatura ambiente si no está demasiado madura.

100 g de melón te aportan:

34 kcal

0,82 g de proteínas

0,24 g de lípidos

8 g de glúcidos

0,71 g de fibras

Índice glucémico: 60

Índice PRAL: – 5,07

Índice ORAC: 329

Detalles sobre los estudios

Los estudios han identificado en el melón oriental (variedad oval de piel amarilla y carne blanca) unos compuestos olorosos que podrían contribuir a prevenir el cáncer gracias a sus efectos antimutágenos, antioxidantes y sobre la diferenciación celular.

El betacaroteno, que representa el 85% del total de carotenoides del melón cantalupo (redondo, de piel lisa y carne anaranjada), es 60 veces superior al del melón miel (redondo, de piel blanca-gris y carne verde).

Sus pepitas, oleaginosas como las de la calabaza o el calabacín, son ricas en omega-3. Molidas y consumidas inmediatamente, aportan numerosos nutrientes.

~ LA CIRUELA MIRABEL ~

Pequeña ciruela dulce, agradablemente perfumada, la mirabel rebosa de azúcares buenos apreciados por pequeños y mayores.

Las ciruelas tienen un contenido variable de azúcar. La mirabel, que es la más azucarada, contiene hasta el 16% cuando es bien madura. Esto hace que aporte una energía utilizable por todas nuestras células. Sus glúcidos son la glucosa, la fructosa, la sacarosa y otros más escasos como las pentosas y el sorbitol. Su riqueza en potasio y en fibras beneficia a los intestinos porque limpian el organismo y facilitan el tránsito intestinal.

> Alcalinizante

> Antioxidante

> Azúcares buenos

> Vitaminas A y B

> Potasio

> Fibras

LO MÁS SANO

Favorece el tránsito: el sorbitol, uno de los glúcidos que contiene la mirabel, refuerza la acción de las fibras sobre el tránsito intestinal y estimula la secreción de la bilis, lo que le da propiedades ligeramente laxantes bien conocidas. Un efecto que se ve reforzado por su aporte de agua, potasio y fibras (pectinas especialmente). La mirabel es realmente útil para los intestinos perezosos. Las pectinas favorecen también la regulación del índice de colesterol.

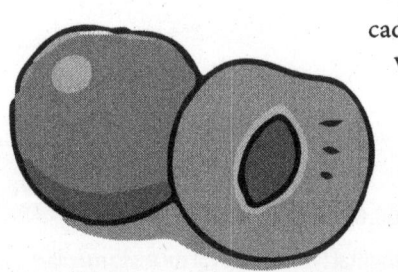

Vitaminas para la piel: cuanto más salpicada está la fruta (con manchas rojizas), más vitamina A contiene. Asociada con la vitamina B, que también está presente, la vitamina A sanea la piel, el cutis y los ojos. Aporta asimismo vitamina C. La piel y la carne de la ciruela contienen antioxidantes (flavonoides), aunque en proporciones diferentes según la variedad.

Minerales y oligoelementos: si maduran en un lugar bien aireado, se llenan de potasio, fósforo, magnesio, calcio, hierro, cobre, manganeso, zinc, cobalto, molibdeno, yodo, flúor, níquel, selenio… Estos minerales se aportan de una forma muy natural y bien asimilable, a dosis significativas.

SUS BENEFICIOS NUTRICIONALES

El 2% de su contenido son fibras, que poseen la capacidad de frenar la asimilación de azúcares, de ahí que den una sensación de saciedad rápidamente.

Detalles sobre los estudios

Las ciruelas mirabel contienen antocianas y flavonoides, que aumentan la resistencia de los pequeños vasos sanguíneos y atenúan la tendencia que tienen ciertas pieles sensibles a enrojecer con el calor.

En Lorraine, se están realizando trabajos de investigación sobre las propiedades antiestrés y antioxidantes de las ciruelas, y de la mirabel en particular.

CONSEJOS PRÁCTICOS

¿Cómo elegirla?

Hay que asegurarse de que está madura; si esto es así, al abrirla el hueso se desprenderá fácilmente de la carne. Las pequeñas manchas presentes son una señal de que son buenas. La ciruela mirabel a veces está recubierta de una especie de capa de cera que indica que la fruta está madura. Esta «pruina» es una protección natural de la mirabel contra la sequedad.

La región francesa de Lorraine proporciona el 80% de la producción mundial de esta ciruela.

¿Cómo consumirla?

Es una fruta excelente, de un sabor más delicado que una simple ciruela. Se puede comer fresca.

¿Cómo conservarla?

La mirabel no se conserva más de tres días a temperatura ambiente si está madura.

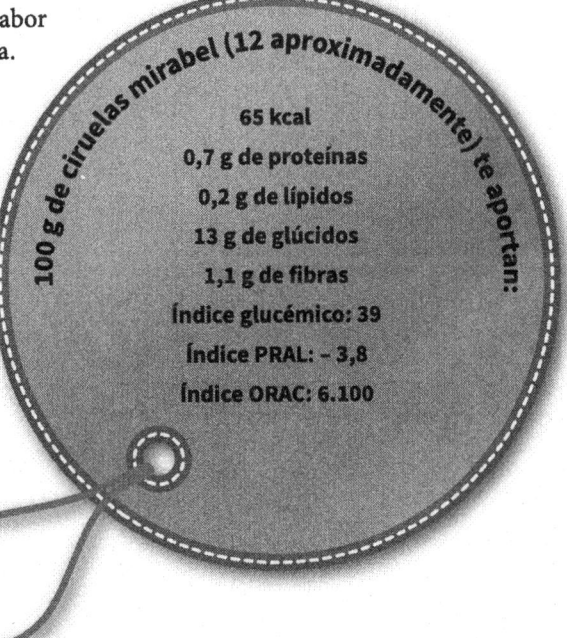

100 g de ciruelas mirabel (12 aproximadamente) te aportan:

65 kcal
0,7 g de proteínas
0,2 g de lípidos
13 g de glúcidos
1,1 g de fibras
Índice glucémico: 39
Índice PRAL: – 3,8
Índice ORAC: 6.100

~ LA MORA ~

Las moras, que son las frutas de la morera cultivada o de la zarzamora silvestre (dos especies sin ningún parentesco), tienen unas propiedades depurativas, laxantes y astringentes enormes.

Se distingue por su volumen, su contenido en vitamina C, calcio, hierro y fibras. Contiene además minerales y oligoelementos diversos: potasio, calcio, fósforo, hierro, magnesio, manganeso, cobre, zinc, boro y vitaminas C, E, K, A y B. Son una buena fuente de flavonoides (pigmentos y taninos), que son antioxidantes y la hacen extringente. La mora de cultivo (fruto de la morera, emparentada con la higuera) es más rica en potasio y calcio que la mora silvestre; su contenido en calcio la coloca entre las frutas que mayor contenido tienen de este mineral. También son más ricas en hierro que la mayoría de las frutas.

La mora silvestre (fruta de la zarzamora, emparentada con el frambueso) es menos azucarada, bastante más ácida y tiene más fibras. Es una buena fuente de manganeso, y también de vitamina C, cobre y hierro. Contiene más magnesio que la mora cultivada.

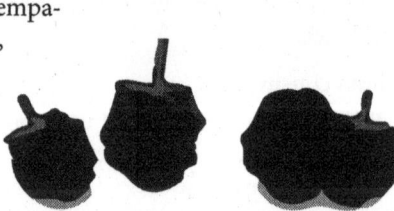

Detalles sobre los estudios

Las moras salvajes permiten ralentizar el envejecimiento prematuro del cabello, prevenir el insomnio, el estreñimiento y la rigidez articular.

Varios estudios in vitro demuestran que el extracto de las frutas pequeñas de la familia de las Rubus (mora silvestre y frambuesa) inhibe el crecimiento de diferentes células cancerígenas y tumores del hígado, mama, colon, pulmón, próstata, cuello del útero, esófago y boca. Nada sorprendente si tenemos en cuenta su índice ORAC.

La mora silvestre es una fruta muy antioxidante gracias a los ácidos fenólicos, flavonoides y polifenoles que contiene. Un estudio in vitro ha demostrado que los extractos de mora silvestre limitan la oxidación del colesterol malo, un factor de riesgo de enfermedades del corazón. Entre los polifenoles, los taninos a base de ácido elágico y de ácido gálico son reconocidos por su actividad antimicrobiótica y antiviral, además de por sus propiedades contra el cáncer.

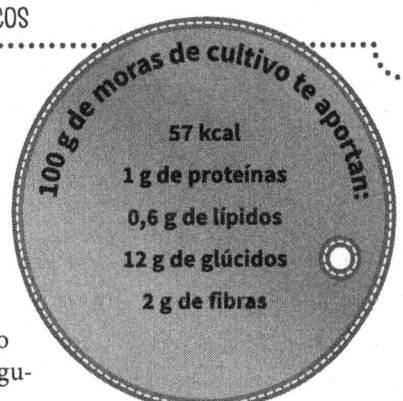

100 g de moras de cultivo te aportan:

57 kcal
1 g de proteínas
0,6 g de lípidos
12 g de glúcidos
2 g de fibras

LO MÁS SANO

Las principales virtudes de la mora cultivada: es antioxidante, tónica, refrescante, depurativa, laxante, astringente (fruta verde especialmente), antiescorbútica (por su contenido en vitamina C). Es útil en caso de astenia, estreñimiento, inflamación intestinal, afección pulmonar o para las personas que presentan problemas de coagulación sanguínea.

Las principales virtudes de la mora silvestre: es antioxidante, astringente, laxante, depurativa, nutritiva. Es útil en caso de diarrea, estreñimiento, afección pulmonar, angina, diabetes (por su bajo contenido de azúcar). Se puede tomar la tisana de sus hojas.

Antocianinas y otros antioxidantes: la mora silvestre contiene, igual que su prima la frambuesa, numerosos antioxidantes, entre los que destacan las antocianinas (pigmentos rojos o negros), que neutralizan los radicales libres y previenen la aparición de cánceres y enfermedades cardiovasculares. Actúan también en la prevención de las varices porque evitan la destrucción del colágeno en las paredes de los vasos.

SUS BENEFICIOS NUTRICIONALES

Una ración de 100 g de moras silvestres aporta 200 mg de vitamina C, cinco veces la cantidad diaria recomendada. ¡Es increíble!

Las moras contienen, por lo menos, el doble de vitamina E que la mayoría de las bayas.

CONSEJOS PRÁCTICOS

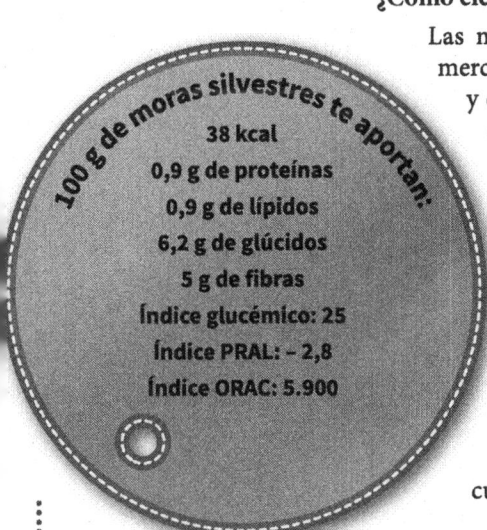

100 g de moras silvestres te aportan:

38 kcal
0,9 g de proteínas
0,9 g de lípidos
6,2 g de glúcidos
5 g de fibras
Índice glucémico: 25
Índice PRAL: – 2,8
Índice ORAC: 5.900

¿Cómo elegirlas?

Las moras cultivadas están en tu jardín o en los mercados en bandejas. Escoge las frutas carnosas y de color vivo. Las moras silvestres se cogen en el bosque, en lugares alejados de la polución, o también se pueden comprar en mercados locales.

¿Cómo consumirlas?

Se comen tal cual o en confitura. Se pueden utilizar las hojas de las moras silvestres en tisana para aliviar el reuma, la diarrea y depurar los riñones.

¿Cómo conservarlas?

Las moras no se conservan más de tres o cuatro días en el refrigerador.

~ EL ARÁNDANO ~

El arándano se conoce por ser amigo de los ojos y de los intestinos, pero tiene muchas más propiedades; nos tiene reservadas unas cuantas sorpresas...

Este pequeño fruto contiene una gran cantidad de vitamina C y de potasio, así como provitamina A (betacaroteno) y la mayoría de las vitaminas del grupo B (B1, B2, B3, B5, B6). También es una interesante fuente de fósforo, calcio, magnesio, hierro, zinc y cobre.

LO MÁS SANO

Buena vista: el arándano estimula la circulación sanguínea de la retina, mejora la agudeza visual y la visión nocturna (se le da a los pilotos de caza), y, en dosis altas, disminuye algunas miopías. En caso de cataratas o de degeneración macular, sus poderes antioxidantes (gracias a su vitamina C y a sus flavonoides) hacen maravillas. Sus antocianidinas (pigmentos flavonoides) estimulan la síntesis de la rodopsina, una proteína que se encuentra en los discos de los bastones de la retina, esencial para la visión nocturna.

Amigo de los intestinos: el zumo de arándano se recomienda para aliviar problemas digestivos: diarreas (infantiles, especialmente), putrefacciones intestinales e infecciones por colibacilos, gracias a la presencia de la mirtilina, un potente antibacteriano.

Tonifica los vasos sanguíneos: rico en antioxidantes, ayuda a reforzar los capilares y el colágeno. Actúa en la microcirculación en general. Interviene en todos los problemas circulatorios protegiendo las paredes: arteriosclerosis, inflamaciones coronarias, secuelas de infartos y varices.

> Alcalinizante

> Buena vista

> Poderoso antioxidante

> Bueno para los intestinos

> Problemas circulatorios

> Antidiabético

> Previene el cáncer

> Cerebro

Diabetes: sus hojas en tisana (¡no los frutos!) son antidiabéticas. Actúan directamente sobre el sistema endocrino.

Antienvejecimiento: el arándano contiene una cantidad récord de antioxidantes. Contribuye también en la protección y fortificación de las células. Sus antocianidinas refuerzan los capilares y dan elasticidad a la piel, previenen accidentes vasculares y cardíacos y mejoran las funciones interneuronales. Están asimismo implicadas en la prevención del cáncer.

Información general: ayuda a mejorar las enfermedades del hígado. La medicina china nos explica que el hígado es el órgano que dirige a los ojos, así que el arándano es bueno para los ojos ¡por su acción sobre el hígado! Sus ácidos cítrico y malico, junto con sus polifenoles, lo convierten en un alimento muy interesante para las afecciones reumatológicas.

SUS BENEFICIOS NUTRICIONALES

El arándano tiene un poder saciante elevado y es una buena fuente de vitamina C.

CONSEJOS PRÁCTICOS

¿Cómo elegirlos?

Deben estar bien firmes y frescos.

¿Cómo consumirlos?

Tal cual son deliciosos, pero también se pueden comer ligeramente aplastados con un poco de azúcar para extraer sus aromas.

En infusión: sus hojas en infusión son hipoglucemiantes. A los diabéticos se les recomienda tomar cada día 35 g infusionados en un litro de agua al día.

En caso de diarrea: puedes tomar el zumo de arándano, pero también las tinturas madres (unas 30 gotas tres veces al día).

¿Cómo conservarlos?

Se conservan en el frigorífico durante dos o tres días. También se pueden congelar.

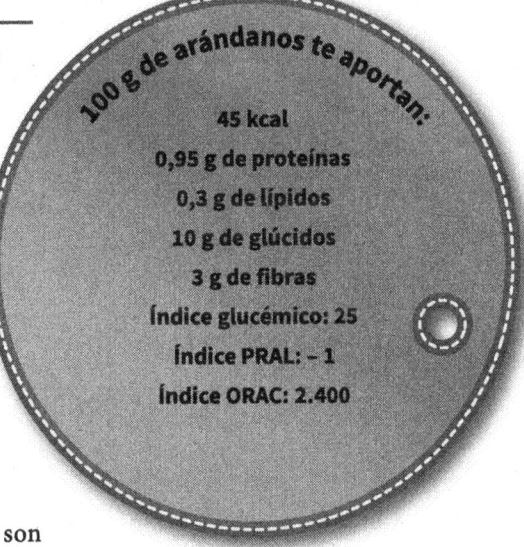

100 g de arándanos te aportan:

45 kcal
0,95 g de proteínas
0,3 g de lípidos
10 g de glúcidos
3 g de fibras
Índice glucémico: 25
Índice PRAL: – 1
Índice ORAC: 2.400

Detalles sobre los estudios

Según varios estudios, el arándano ocupa uno de los primeros lugares entre las veinte frutas con más poder antioxidante.

Un estudio ha demostrado que la acción antioxidante y anticancerígena del extracto de arándano es más interesante que la de la fresa, la frambuesa y la baya de saúco.

Estudios realizados por la Universidad de Montreal certifican que el zumo de arándano silvestre fermentado tiene propiedades antidiabéticas.

Por último, comer arándanos permite invertir las alteraciones de la captación de calcio propias del envejecimiento (resultado obtenido de un estudio con ratas).

~ LA NECTARINA ~

La nectarina, el griñón y el melocotón son tres frutas vecinas. La nectarina es una variedad de melocotón que ha mutado con el paso del tiempo, lo mismo que el griñón, de aspecto muy parecido a la nectarina.

La nectarina, una fruta hidratante de verano, se come preferentemente con la piel, porque es muy rica en nutrientes. Es refrescante y tierna por su textura dulce y agradable, llena de buena agua nutritiva. Contiene vitaminas B1, B2, B3, B5, B6, B9, C y K y provitaminas A (betacaroteno, especialmente), fibras alimentarias y antioxidantes. Es rica en potasio y también en hierro, cobre, fósforo, magnesio, zinc y calcio.

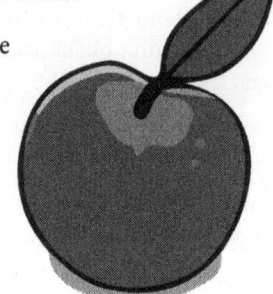

LO MÁS SANO

Compuestos fenólicos para desoxidar: en la nectarina, los compuestos fenólicos son sus principales antioxidantes. La vitamina C (no hay que quitar la piel porque es la que más contiene) y los carotenoides contribuyen también a la actividad antioxidante.

Una mirada a los carotenoides: sus antioxidantes previenen algunos cánceres. Los principales son la betacriptoxantina y el betacaroteno (a partir de los cuales nuestro organismo sintetiza la vitamina A). Encontramos también la luteína y la zeaxantina, que son eficaces en determinadas patologías de los ojos, como las cataratas, y que refuerzan la resistencia de la piel a los rayos de sol.

SUS BENEFICIOS NUTRICIONALES

La nectarina tiene un poder saciante elevado. De todas las futas con hueso, son las más ricas en vitamina C: 20 g por 100 g de fruta.

Detalles sobre los estudios

Un estudio americano ha comprobado que el poder antioxidante varía considerablemente de una variedad de nectarina a otra (blanca, roja, anaranjada o amarilla) y en función de su grado de madurez.

De forma general, podemos decir que los carotenoides se encuentran más concentrados en la piel que en la pulpa y su contenido aumenta enormemente en el transcurso de su maduración. A destacar que los carotenoides, como el betacaroteno, son mejor absorbidos en el organismo cuando se consumen con una pequeña cantidad de lípidos (grasa).

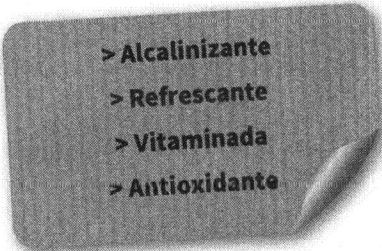

> Alcalinizante

> Refrescante

> Vitaminada

> Antioxidante

Una ración de nectarina fresca, equivalente a una pieza de tamaño mediano, cubre del 5 al 9% de la ración diaria recomendada de fibras. Estos aportes se reducen considerablemente si se le quita la piel, porque es en ella donde está la mayor cantidad.

CONSEJOS PRÁCTICOS

¿Cómo elegirla?

La intensidad del color de la piel de la nectarina no es señal de madurez. En efecto, según las variedades, el color evoluciona de rosado a rojo oscuro. Una buena fruta es la que es blanda, bien perfumada y con la piel lisa y sin manchas. Es difícil encontrar una nectarina madura en los grandes supermercados. Hay que dejarla madurar unos días a temperatura ambiente antes de comerla.

¿Cómo consumirla?

Tal cual en crudo. Es perfumada e hidratante.

Para aprovechar todos sus beneficios, cómela con piel.

¿Cómo conservarla?

Se mantiene varios días a temperatura ambiente según su grado de madurez. En el frigorífico pierde su sabor.

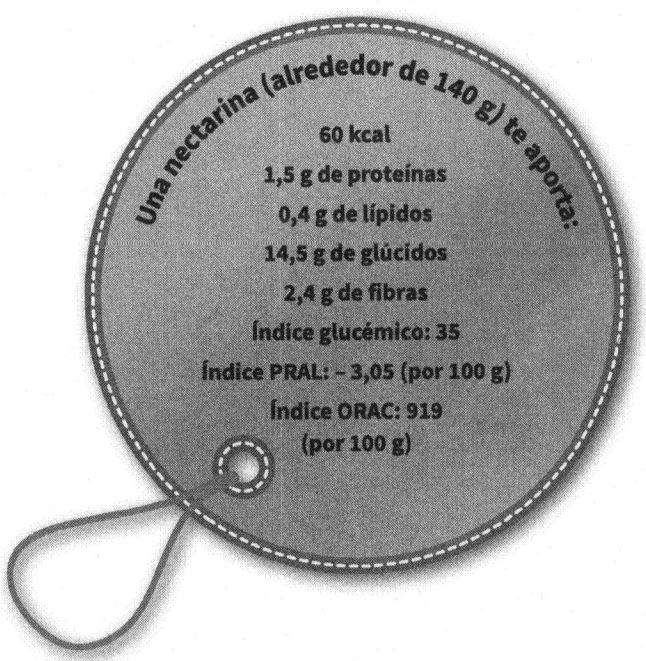

Una nectarina (alrededor de 140 g) te aporta:

60 kcal

1,5 g de proteínas

0,4 g de lípidos

14,5 g de glúcidos

2,4 g de fibras

Índice glucémico: 35

Índice PRAL: – 3,05 (por 100 g)

Índice ORAC: 919
(por 100 g)

~ LA AVELLANA ~

Fruto seco oleaginoso, la avellana aporta energía, nutre el cuerpo de grasas buenas y de proteínas vegetales buenas.

> **> Muy energética y nutritiva**
> **> Antioxidante**
> **> Grasas buenas**
> **> Vitaminas E y B**
> **> Calcio**
> **> Proteínas**

La avellana tiene también la ventaja de ser el fruto oleaginoso más digestible.

Es una excelente fuente de vitamina E, antioxidante fundamental que protege la membrana de las células (glóbulos rojos y blancos en particular). Contiene también vitaminas B1 (asociadas a la producción de energía en las células y a la síntesis de las hormonas sexuales, de los neurotransmisores y de la hemoglobina), B6 (para el metabolismo de las proteínas de los ácidos grasos) y B9 (para la regeneración celular).

La avellana es una buena fuente de calcio (lo que hace que sea un alimento alcalinizante) y de hierro. La biodisponibilidad de estos dos alimentos es muy interesante para evitar las carencias de los vegetarianos (y otros). Es también muy rica en manganeso y en cobre (cofactores de enzimas implicadas en una multitud de procesos metabólicos), también contiene magnesio, fósforo y zinc.

LO MÁS SANO

Energía para dar y vender: una asociación de buenos lípidos, proteínas, minerales, oligoelementos, vitaminas B y fibras da a la avellana un verdadero poder energético.

Grasas buenas: la avellana se distingue de los otros frutos secos por su contenido elevado de ácidos grasos monoinsaturados, casi exclusivamente en forma de ácido oleico (omega-9), y bastante débil de ácidos grasos poliinsaturados y saturados. Ayuda a prevenir enfermedades cardiovasculares e inflamaciones y protege contra algunos cánceres. Su aceite contiene incluso más omega-9 (80%) que el de oliva (73%) o el de colza (60%), ¡una cualidad poco conocida por los consumidores!

Muchas proteínas: las avellanas son ricas en proteínas; los vegetarianos y los deportistas necesitan de su energía.

Información general: la avellana contiene numerosos antioxidantes que protegen a nuestras células de los efectos nefastos de los radicales libres: vitamina E, taninos, ácidos fenólicos y flavonoides. Se recomiendan para el crecimiento, obesidad, práctica deportiva o vegetarianismo. Se utiliza en las siguientes patologías: cálculos renales, cálculos biliares (puesto que sus ácidos grasos esenciales controlan el colesterol), tuberculosis, diabetes, enfermedades cardiovasculares o cánceres.

Detalles sobre los estudios

El consumo diario de unos 70 g de avellanas durante treinta días produce la disminución del colesterol total y del colesterol malo LDL. Diferentes estudios han comprobado que las avellanas (las almendras y las nueces también) son uno de los factores protectores de las enfermedades cardiovasculares por la cantidad de lípidos, buenas grasas, magnesio y fibras que contienen.

La hoja del avellano tiene propiedades vasoconstrictoras y tonificantes de las venas. Se encuentra en extracto fluido.

Por último, se sabe ahora que el consumo regular de frutos secos y oleaginosos no está asociado al aumento de peso. ¡Queda dicho!

SUS BENEFICIOS NUTRICIONALES

La avellana tiene un poder saciante elevado. Una ración de 25 g de avellanas frescas cubren más del 40% de la dosis diaria recomendada de vitamina E. Las avellanas frescas comparadas con las secas que compramos habitualmente en los comercios contienen más agua y menos lípidos (entre el 20 y el 40%).

CONSEJOS PRÁCTICOS

¿Cómo elegirlas?

Deben tener un aspecto bonito y no ser demasiado pequeñas. Evita las que tienen un agujerito redondo, porque es una señal de infestación de gorgojo (una larva que ataca al avellano).

¿Cómo consumirlas?

Tal cual, no importa dónde. Se pueden comer como complemento al desayuno.

Riesgo de alergia: las personas alérgicas al polen pueden tener alergia a las avellanas crudas y desarrollar el «síndrome de alergia oral» (picor o sensación de quemazón en la boca).

¿Cómo conservarlas?

Se conservan varias semanas en un bote hermético, en un lugar seco.

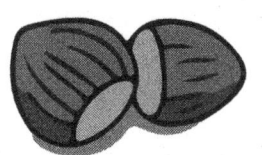
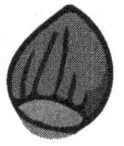

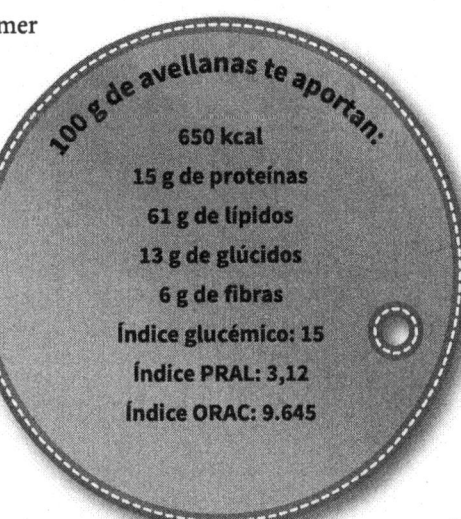

100 g de avellanas te aportan:

650 kcal

15 g de proteínas

61 g de lípidos

13 g de glúcidos

6 g de fibras

Índice glucémico: 15

Índice PRAL: 3,12

Índice ORAC: 9.645

~ LA NUEZ ~

L a nuez, fruto del nogal, ofrece un concentrado de ingredientes excelentes indispensables para las personas estresadas.

La nuez es rica en lípidos (una media del 60%), y, por tanto, muy energética, pero son sobre todo sus ácidos grasos insaturados (ácidos grasos buenos) los que le proporcionan su valor nutritivo. Además, contiene ácido alfa-linoleico (omega-3), uno de los tres ácidos grasos esenciales, vitales para el cuerpo y que éste no puede fabricar por sí mismo. También ocupa un lugar primordial por su riqueza en antioxidantes: vitaminas, polifenoles como el ácido elágico, manganeso, zinc…

> Muy nutritiva
> Buenas grasas omega-3
> Proteínas
> Rica en vitaminas E y B
> Cobre, zinc
> Muy antioxidante

LO MÁS SANO

Omega-3 y buenas grasas: los omega-3 contribuyen a la protección del conjunto del sistema cardiovascular; fluidifican la sangre, mejoran la sensibilidad a la insulina, protegen el cerebro, son antiinflamatorios, previenen el cáncer, la depresión… Sus omega-3 son la clave para el equilibrio emocional.

La nuez es también rica en ácido linoleico (omega-6), que desempeña un papel fundamental en el funcionamiento de los sistemas nervioso, circulatorio e inmunitario.

Proteínas: ofrece una buena dosis de proteínas ricas en determinados aminoácidos importantes, como el ácido glutámico, indispensable para el funcionamiento de las neuronas (neurotransmisor excitador del cerebro y precursor de otro inhibidor), la arginina (que trata los problemas de erección), el ácido aspártico y la leucina.

Vitaminas: con su vitamina E, la nuez previene la formación de coágulos en los vasos sanguíneos. Las vitaminas B que aporta, en especial la B1, son útiles para la salud del sistema nervioso y previenen el síndrome premenstrual. Encontramos también vitaminas A, C y B3.

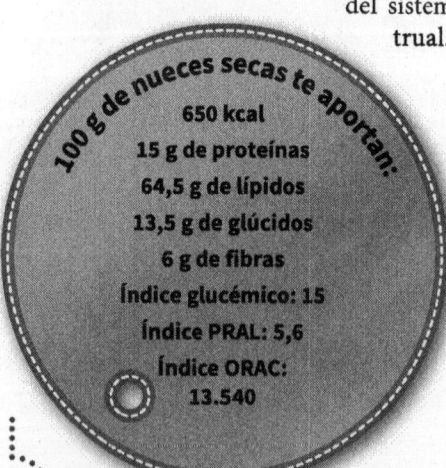

100 g de nueces secas te aportan:

650 kcal
15 g de proteínas
64,5 g de lípidos
13,5 g de glúcidos
6 g de fibras
Índice glucémico: 15
Índice PRAL: 5,6
Índice ORAC: 13.540

Oligoelementos y minerales: la nuez es fuente de manganeso (antioxidante, antialérgico y antiinfeccioso). Es uno de los frutos más ricos en cobre (bueno para el corazón, refuerza el sistema inmunitario y combate las infecciones virales y microbianas) y en zinc. Es una fuente de magnesio, potasio, fósforo, azufre, hierro y calcio.

Información general: la nuez ayuda a drenar la linfa y a suavizar las pieles secas (ácido alfa-linolénico, vitamina E y zinc).

Laxante y antidiarreica, la nuez regula el tránsito intestinal con sus fibras. Las infusiones de hojas del nogal son también antiparasitarias.

Los diabéticos (gracias a las hojas en tinturas madres), los vegetarianos y las personas cardíacas (gracias a sus omega-3 y a la arginina), y las personas con cáncer pueden obtener muchos beneficios de las nueces, que también se recomiendan en caso de litiasis renal o vesicular, incontinencia urinaria, arterosclerosis, eccema o infecciones intestinales (gracias a sus hojas).

SUS BENEFICIOS NUTRICIONALES

Las nueces tienen un poder saciante elevado y, contrariamente a lo que se cree, ¡no engordan!

Contienen la buena proporción de ácidos grasos omega-3 y omega-6: quince nueces al día aportan la ración necesaria de omega-3. Seis nueces aportan el 50% de la ración diaria recomendada de vitamina E.

CONSEJOS PRÁCTICOS

¿Cómo elegirlas?

Son mejores las nueces de agricultura biológica. Evita las que se venden sin cáscara.

¿Cómo consumirlas?

Es una delicia comerlas al pie del nogal en el momento de la recolecta. Las nueces se van secando día tras días y sus sabores cambian. Con la lluvia, se pueden rehidratar. No las cocines porque con el calor los omega-3 se destruyen.

¿Cómo conservarlas?

Se conservan en su cáscara durante todo el invierno. Sin cáscara, es conveniente conservarlas en un bote hermético en un lugar fresco y consumirlas rápidamente.

Detalles sobre los estudios

Se ha constatado que, entre los grandes consumidores de nueces, hay un índice de mortalidad por infarto menos elevado.

Además de sus omega-3, las nueces contienen ácido elágico, un polifenol antioxidante que se encuentra también en las fresas y en las frambuesas: neutraliza los radicales libres responsables de la aparición de los procesos cancerígenos.

El impacto del consumo de nueces sobre los lípidos sanguíneos ha sido objeto de numerosos estudios: hace bajar el colesterol. Esta acción beneficiosa es obra de los ácidos fenólicos (antioxidantes) y del ácido alfa-linolénico (omega-3) contenidos en las nueces.

La medicina china utiliza desde hace mucho tiempo las nueces para remediar la impotencia y mejorar la calidad del esperma.

~ EL ANACARDO ~

El anacardo, fruto del anacardo, posee un alto valor nutritivo.

Ofrece grasas buenas, proteínas buenas y una bonita variedad de minerales y vitaminas. Se beneficia de una tasa elevada de vitaminas B (en especial B1, B2, B3, que son mucho más abundantes que en las frutas frescas). Encontramos también, pero en pequeña proporción, las vitaminas B6, B9, E, K y C.

LO MÁS SANO

Las grasas buenas: el anacardo es uno de los frutos secos oleaginosos menos graso. Sin embargo, los lípidos son importantes, sobre todo los ácidos grasos monoinsaturados, los mejores para la salud. Contiene poca agua: un 4%, mientras que otros frutos secos llegan al 80%.

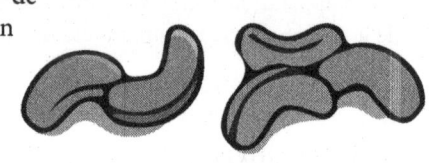

Buenas proteínas: las proteínas vegetales tienen la ventaja sobre las proteínas animales de que no ensucian el organismo. Como ocurre con muchas otras frutas oleaginosas, las proteínas del anacardo son superiores a las de las frutas frescas.

Refuerza el organismo: el anacardo contiene mucho potasio (más de 600 mg por 100 g, mientras que la cantidad de las frutas frescas suele ser de promedio de 250 mg), fósforo y magnesio. Este último elemento interviene en las múltiples funciones del organismo: crecimiento, transmisión del influjo nervioso, contracción muscular, sistema inmunitario, sistema cardiovascular… El magnesio del anacardo es fácilmente asimilado por el organismo.

El anacardo aporta asimismo calcio, sodio, hierro, cobre, zinc, manganeso, níquel, flúor y molibdeno. Por último, el anacardo y la mantequilla de anacardo son también fuentes de selenio. Los anacardos pueden contribuir al buen funcionamiento de los

Detalles sobre los estudios

En la India, la medicina ayurvédica recomienda los anacardos en caso de úlcera de estómago y de gastritis. El aceite obtenido por prensado de los anacardos tiene propiedades parecidas a las del aceite de almendras dulces. Es raro y caro, pero favorece la elasticidad de la piel, suaviza las pieles secas y dañadas, y refuerza las uñas. El aceite que se extrae de la cáscara, en cambio, es tóxico y corrosivo. Se utiliza para tratar verrugas, callos y ojos de gallo.

glóbulos rojos, de las enzimas y del metabolismo en general, y ayudar al mantenimiento de un buen capital óseo y dental.

> Nutritivo
> Buen antioxidante
> Grasas buenas
> Proteínas buenas
> Remineralizante y vitaminado

SUS BENEFICIOS NUTRICIONALES

Una ración de 30 g de anacardos cubre el 25% de la dosis diaria recomendada de magnesio, el 20% de vitamina B1 y el 5% de las vitaminas B2 y B3.

CONSEJOS PRÁCTICOS

¿Cómo elegirlos?

Consume preferentemente los anacardos crudos, no tostados y salados, para aprovechar todos sus nutrientes y evitar el exceso de sal. Sin embargo, suelen venderse cocidos, porque los pasan por vapor para remojar la cáscara y así extraer el anacardo en su forma de semiluna tan característica. Un pequeño truco para descubrir si tu vendedor te los vende crudos o cocidos: intenta hacerlos germinar. Los crudos germinan, los cocidos se pudren.

¿Cómo consumirlos?

Tal cual, a cualquier hora del día, para matar el hambre. También los puedes añadir al desayuno o para hacer una comida de rey bien nutritiva.

Se puede también hacer leche: mezcla en la batidora una ración de anacardos con dos raciones de agua y añade un poco e jarabe de agave (azúcar bueno).

Se pueden consumir crudos en granos germinados, que, como todos los **granos** germinados, son una fuente inmensa de vitalidad.

¿Cómo conservarlos?

Los anacardos se conservan o bien en el frigorífico en un bote hermético, o bien en un armario en un lugar seco y lejos de la luz.

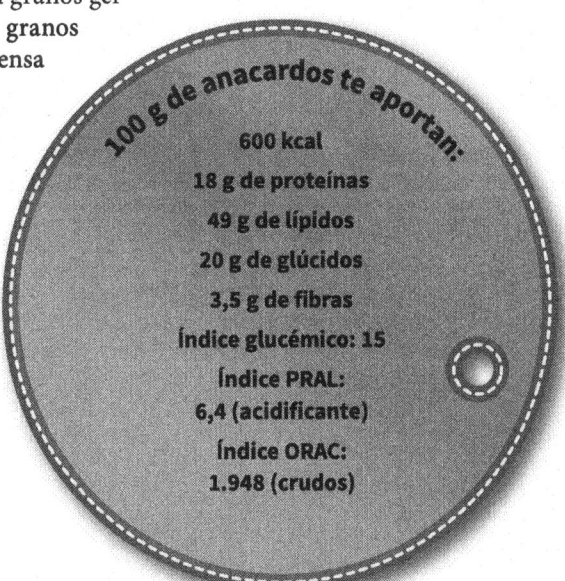

100 g de anacardos te aportan:

600 kcal
18 g de proteínas
49 g de lípidos
20 g de glúcidos
3,5 g de fibras
Índice glucémico: 15
Índice PRAL:
6,4 (acidificante)
Índice ORAC:
1.948 (crudos)

~ LA NUEZ DE BRASIL ~

Esta nuez es muy beneficiosa por sus propiedades nutritivas y medicinales. Es muy rica en selenio.

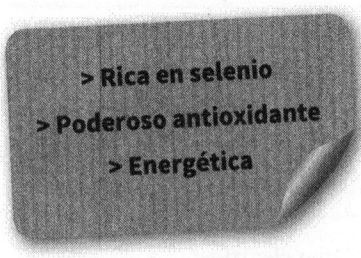

> Rica en selenio
> Poderoso antioxidante
> Energética

El selenio es un oligoelemento muy apreciado, indispensable para la síntesis de numerosas enzimas que se encuentra en muy pocos alimentos. Nuestras necesidades son modestas (0,05 mg al día), pero reales. El selenio se encuentra en la tierra, en cantidades muy variables según la región del mundo. Como consecuencia de la utilización pletórica de abonos químicos, muchos terrenos se han quedado sin selenio y, por tanto, el aporte en nuestra alimentación se ha reducido.

LO MÁS SANO

Selenio antioxidante: el selenio actúa como un antioxidante del organismo: regenera principalmente la glutatión peroxidasa, que es la enzima antioxidante de máxima eficacia. Par-

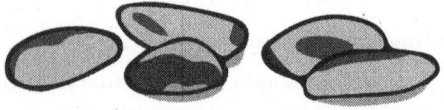

ticipa también en la desintoxicación del organismo y ayuda a eliminar los metales pesados. Junto con las vitaminas A, C y E, protege las células de los desgastes producidos por los radicales libres. Colabora asimismo en nuestras funciones antiinflamatorias, hepáticas e inmunitarias y es esencial para el buen funcionamiento de la tiroides.

100 g de nueces de Brasil te aportan:

680 kcal
14 g de proteínas
68 g de lípidos
12 g de glúcidos
4 g de fibras
Índice glucémico: 15
Índice PRAL: 8,2
Índice ORAC: 1.419

Un concentrado de energía: la nuez de Brasil tiene grasas buenas con un 39% de grasas monoinsaturadas (principalmente omega-9), 35% de grasas poliinsaturadas (principalmente omega-6 y algo de omega-3) y solamente un 26% de grasas saturadas. Aporta, además, fósforo, potasio, magnesio, calcio, zinc, hierro, cobre y manganeso, vitaminas B1, B2, B3, B5, B6, folatos (derivados de la B9), E, proteínas y algunos aminoácidos como el ácido glutámico y la arginina.

Información general: esta nuez posee propiedades medicinales: emo-

Detalles sobre los estudios

El selenio es también eficaz para prevenir las cataratas, las afecciones cardiovasculares y virales.

Estudios nuevos confirman la relación entre la carencia de selenio y la debilidad muscular.

La acción del selenio en la lucha contra el cáncer ha sido demostrada por varios estudios. Uno de ellos, publicado en 1996 en el *Journal of the American Medical Association*, confirma que el suplemento de selenio en la dieta reduce el riesgo de tumor de próstata hasta el 63%, de cáncer de colon hasta el 58% y de cáncer de pulmón hasta el 46%.

En Estados Unidos, los doctores Burt Berkson y Julian Whitaker tratan problemas hepáticos graves, como la cirrosis o la hepatitis, utilizando un tratamiento a base de selenio, ácido alfa-lipoico y silimarina (extracto del cardo mariano).

Atención: algunos estudios epidemiológicos indican que un aporte innecesario continuado de selenio podría aumentar el riesgo de desarrollar diabetes tipo 2 o hipercolesterolemia, dos factores importantes de riesgo cardiovascular.

liente (suaviza los tejidos), analgésica, diurética y antiespasmódica. Se aconseja para aliviar el dolor de estómago.

SUS BENEFICIOS NUTRICIONALES

La nuez de Brasil tiene un poder saciante elevado.

Una sola nuez puede aportar 0,05 mg de selenio, que es la ración diaria recomendada.

CONSEJOS PRÁCTICOS

¿Cómo elegirlas?

Esta nuez está, a veces, alterada por un moho muy tóxico para el hígado. En este caso, contendría también unos niveles bastante importantes de estroncio 90 y de bario, sustancias tóxicas. Es mejor comprarlas con la cáscara, pero si las quieres comprar sin ella, han de estar revestidas con su fina piel marrón, y compra pequeñas cantidades.

¿Cómo consumirlas?

Se pueden consumir tal cual, en el desayuno, como tentempié, pero siempre con moderación. Su sabor recuerda al de la nuez de coco.

¿Cómo conservarlas?

Si se compran con cáscara, se conservan hasta dos meses en un lugar fresco. Sin ella, se pueden guardar varios días en un bote hermético y en el frigorífico (entre tres o cuatro semanas si son muy frescas).

~ LA NARANJA ~

Esta fruta de invierno es muy famosa (quizás demasiado) por su riqueza en vitamina C y por su poder antioxidante.

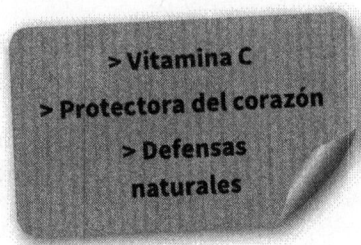

> Vitamina C
> Protectora del corazón
> Defensas naturales

En general, podemos decir que la naranja refuerza las defensas inmunitarias tan solicitadas en invierno. Aunque hay muchas otras frutas más ricas en vitamina C, la naranja también está bien provista. Esta vitamina representa entre el 30 y el 40% de los antioxidantes presentes, y algunos de estos otros tienen un poder antioxidante mayor.

LO MÁS SANO

Llena de cualidades: la naranja es refrescante, remineralizante y desintoxicante. Refuerza las defensas naturales y facilita la digestión. Es una fruta muy conveniente para personas convalecientes, anémicas, anoréxicas, con problemas de indigestión o de estrés (gracias a la presencia de vitaminas del grupo B).

Protectora del corazón y de los vasos sanguíneos: además de la vitamina C, la naranja contiene antioxidantes específicos, como la hesperidina (un flavonoide). Esta sustancia aumenta el nivel de colesterol bueno y reduce el malo, mejorando al mismo tiempo, la función endotelial: contribuye a disminuir la tensión arterial. Se encuentra principalmente en la parte blanca de la piel y en las membranas de la fruta, pero mucho menos en el zumo. La naranja es también rica en vitamina B3, fortificante de los vasos sanguíneos. Por último, los carotenoides, como el betacaroteno, la luteína y la zeaxantina, son los antioxidantes que contribuyen a reducir el riesgo de cáncer y de enfermedades cardiovasculares.

Fibras: gracias a su riqueza en fibras, alivia muchos problemas intestinales (estreñimiento, hemorroides...) porque forma como una gelatina protectora de las paredes intestinales. Contiene también folatos (sales de ácido fólico o vitamina B9), que intervienen en la fabricación del ADN y la renovación de las células.

Información general: aporta una buena cantidad de calcio, potasio, magnesio y fósforo, así como también, cobre, zinc, bromo y manganeso.

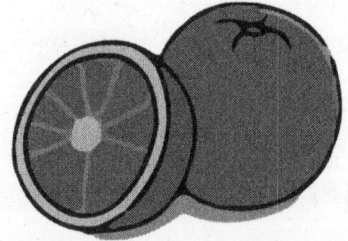

SUS BENEFICIOS NUTRICIONALES

La naranja tiene un poder saciante elevado. Una naranja proporciona el 200% de la ración diaria recomendada de vitamina C y el 25% de folatos (B9).

Detalles sobre los estudios

Los estudios confirman la capacidad antioxidante de la naranja, aunque su índice ORAC no sea de los más elevados.

Según un estudio del centro médico Southwestern de la Universidad de Texas, Dallas, el zumo de naranja es mejor que los otros zumos de ácidos o que el zumo de arándanos para prevenir la formación de cálculos renales. Los especialistas saben que el citrato de potasio, presente en los zumos de cítricos, puede ralentizar la formación de cálculos renales en personas propensas.

Según un estudio realizado en Finlandia, las personas cuya alimentación contiene cantidades elevadas de herperetina presentan menos riesgo de sufrir una enfermedad vascular cerebral o una trombosis.

La concentración de ácido cítrico del zumo de naranja (alrededor de 10 mg por cada gramo de zumo) es elevada, su consumo alcaliniza la orina, reduciendo así los riesgos de litiasis urinaria.

Aunque tiene una puntuación, a priori, alcalinizante (PRAL: – 3,03), la naranja es conocida en naturopatía por ser acidificante. Si tienes exceso de acidez, toma alguno de los otros ácidos.

CONSEJOS PRÁCTICOS

¿Cómo elegirla?

Debe tener la piel firme y fina. No debe estar blanda ni arrugada.

¿Cómo consumirla?

No se recomienda tomarla, como se suele hacer, en el desayuno, en forma de zumo y con pan, mantequilla, mermelada y café. Esta asociación constituye un bol explosivo de acidez.

Se come tal cual o en zumo exprimido en casa, pero siempre fuera de las comidas, como todas las frutas crudas. El zumo de naranja se puede beber media hora antes de una comida, ya que se digiere más rápido que la fruta entera. Debe consumirse lo más rápidamente posible para evitar que pierda sus virtudes y que se oxide.

¿Cómo conservarla?

La naranja se conserva hasta un mes en la nevera, en un compartimento cerrado, o dos semanas a temperatura ambiente.

100 g de naranja te aportan (1 naranja mediana pesa 150 g):

50 kcal

0,9 g de proteínas

0,15 g de lípidos

11,5 g de glúcidos

2,3 g de fibras

Índice glucémico: 35 (su zumo: 45)

Índice PRAL: – 3,03

Índice ORAC: 2.103

~ EL POMELO ~

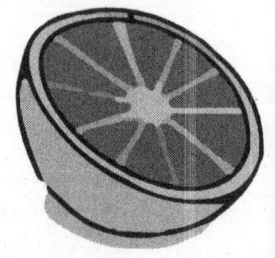

El pomelo ocupa un lugar particular entre las frutas sanas y sus beneficios son poco conocidos.

Purifica, desoxida y alcaliniza el organismo. El pomelo es una fruta sana ideal en nuestras sociedades modernas sometidas al estrés.

Excelente fuente de vitamina C, contiene también otras vitaminas, A, B1, B2, B3, B5, B6, folato (derivado de la B9), y minerales (potasio, calcio, fósforo, magnesio, hierro, zinc y cobre).

LO MÁS SANO

Licopeno y otros antioxidantes: en el pomelo encontramos varios antioxidantes, además de la vitamina C, como el licopeno, los limonoides y la naringina. El licopeno es el más antioxidante de todos los carotenoides, los cuales no son sintetizables y, por lo tanto, los ha de aportar la alimentación.

Alcalinizante: mientras que la naranja es muy acidificante, el pomelo, como el limón, produce sales alcalinas durante la digestión, lo que le convierte en una fruta alcalinizante.

Bueno para el colesterol: la naringina, sustancia responsable del sabor amargo del pomelo, reduce el colesterol malo con la misma eficacia que determinados medi-

Detalles sobre los estudios

El consumo de dos pomelos al día por parte de las personas que tienen un nivel de colesterol elevado, permite disminuir significativamente su nivel de triglicéridos sanguíneos y aumentar la capacidad antioxidante en la sangre. El pomelo rojo o rosa tiene más efectos sobre los lípidos sanguíneos que el pomelo blanco. Las personas obesas pueden aplicar la misma terapia natural, ya que la naringina que contiene el pomelo reduce su resistencia a la insulina.

Varios estudios han permitido constatar que los limonoides aumentan el nivel de determinadas enzimas que contribuyen a desintoxicar los agentes cancerígenos y favorecen su excreción.

Dos compuestos presentes en los ácidos (limonoide y nomilina) inhiben in vitro la proliferación del virus de inmunodeficiencia adquirida (VIH), además de inhibir la actividad de la proteasa del virus.

El extracto de pepitas es un potente biocida natural, sin efectos secundarios. Actúa como antibacteriano, antifúngico, antimicrobiano, antiviral, antiparasitario y conservador, cuidando al mismo tiempo la flora intestinal. Por ahora, no existe ningún estudio que aporte una evaluación precisa de sus propiedades.

> Vitamina C

> Desintoxicante

> Digestivo

> Extracto de pepitas: destructor de bacterias

camentos hipocolesterolemiantes. Es la parte blanca de la piel la que contiene más naringina. La pulpa de la fruta es más eficaz que el zumo porque contiene además vitamina C, que aumenta sus efectos.

Y bueno para el corazón: además de bajar el nivel de colesterol, determinadas sustancias presentes en el pomelo reducen la formación de placas de ateroma, responsables del endurecimiento de las arterias, disminuyendo así los riesgos de accidentes cardiovasculares.

Información general: se debería tomar antes de las comidas, como aperitivo. Es muy depurativo para los aparatos digestivo y urinario, y purga el hígado y alivia las afecciones hepáticas crónicas. Es un alimento adelgazante, útil para los diabéticos.

Atención: la naringina del zumo de pomelo aumenta la absorción intestinal de determinados medicamentos, lo cual equivaldría a una sobredosis, potencialmente peligrosa. Esta advertencia concierne a los medicamentos que hacen reducir el colesterol (estaninas), a los inmunodepresores, antirretrovirales o que previenen enfermedades cardiovasculares.

SUS BENEFICIOS NUTRICIONALES

Un pomelo aporta de promedio el 10% de la ración diaria recomendada de potasio y la dosis recomendada de vitamina C.

CONSEJOS PRÁCTICOS

¿Cómo elegirlo?

Debe estar bien firme, con la piel apretada y no arrugada.

¿Cómo consumirlo?

En zumo, media hora antes de las comidas, para limpiar y purificar el organismo, drenar la vesícula biliar y abrir el apetito.

También es preferible comerlo entero, porque la pulpa y las membranas blancas del interior contienen los principios más activos.

¿Cómo conservarlo?

El pomelo se conserva hasta seis semanas en el frigorífico, en un compartimento cerrado, o una semana a temperatura ambiente.

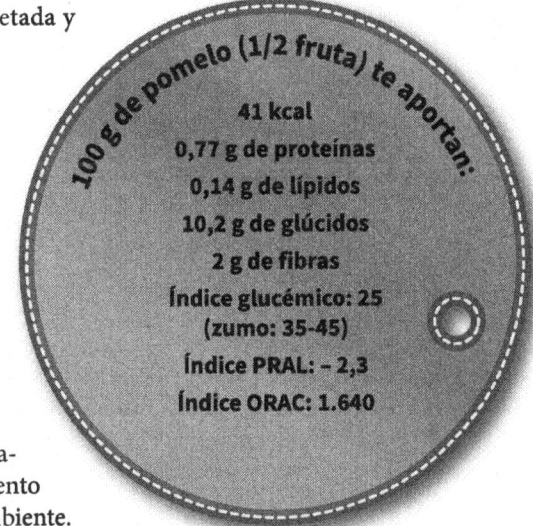

100 g de pomelo (1/2 fruta) te aportan:

41 kcal
0,77 g de proteínas
0,14 g de lípidos
10,2 g de glúcidos
2 g de fibras
Índice glucémico: 25 (zumo: 35-45)
Índice PRAL: – 2,3
Índice ORAC: 1.640

~ LA PAPAYA ~

La papaya es la tercera fruta tropical que más se cultiva en el mundo, después del plátano y el mango.

Está recomendada especialmente para los problemas digestivos y en caso de carencia de vitamina C.

LO MÁS SANO

> Ayuda formidable para la digestión

> Vitaminas C, B y A

Una buena ayuda para la digestión: la papaya debe su fama a sus enzimas, como la papaína, similar a las enzimas del estómago. En la medicina china, se prescribe la papaya a las personas que tienen problemas para digerir las proteínas. Su fruto y sus hojas contienen papaína, que degrada las proteínas y puede también ablandar la carne, que es para lo que la usan en determinados países. En caso de fibrosis cística, indigestión y ardor de estómago o insuficiencia pancreática, estas enzimas digestivas son muy valiosas. Evitan la mala digestión de las proteínas, fenómeno que ensucia el organismo. La papaya por sí misma es fácil de digerir.

100 g de papaya te aportan:

39 kcal
0,6 g de proteínas
0,15 g de lípidos
9,8 g de glúcidos
1,8 g de fibras
Índice glucémico: 55
Índice PRAL: – 5,49
Índice ORAC: 300

Vitaminas, minerales y oligoelementos: contiene vitamina A y sus precursores (betacaroteno y betacriptoxantina), que son todos antioxidantes de la familia de los carotenoides. Aporta también vitaminas del grupo B, especialmente la B5 (necesaria para el metabolismo de los glúcidos, lípidos y proteínas, y para la síntesis de determinadas hormonas) y la B9 (antianémica) y vitamina C (que contribuye a prevenir las cataratas y problemas cardiovasculares, y a tratar determinados trastornos de fertilidad masculina), vitamina E, calcio y potasio.

Información general: todos estos compuestos refuerzan el sistema inmunitario y regeneran los glóbulos blancos, especialmente en las personas mayores. La papaya es útil para combatir las infecciones urinarias y disolver la placa dental. Cuando está bien madura, combate la disentería, los reumatismos y la mucosidad excesiva. En la medicina tradicional sudamericana, se le atribuyen virtudes curativas de la diabetes y el asma.

Detalles sobre los estudios

Según un estudio alemán, la papaya es el alimento que más carotenoides contiene, siendo su cantidad de 8 mg por pieza. La papaya fresca y su zumo son mejores fuentes de carotenoides biodisponibles que la papaya seca.

Los estudios demuestran que el zumo de papaya tiene una actividad antioxidante comparable a la de la vitamina E. Es preferible consumirla bien madura, como todas las frutas, si se quiere aprovechar al máximo su poder antioxidante.

Las propiedades importantes de la papaya fermentada han atraído la atención de investigadores famosos, como el profesor Luc Montagnier, codescubridor del virus del sida. Un estudio realizado con las levaduras ha revelado las interesantes propiedades antioxidantes e inmunoestimulantes del extracto de papaya fermentada con temperatura (que no contiene ni papaya ni vitamina C, contrariamente a lo que ocurre con las frutas frescas). En el hombre, se asoció primero a la triterapia en personas contaminadas con el virus del sida. El extracto de papaya fermentado remontó los parámetros del sistema inmunitario. Pero, según este científico, «parece ser activo como estimulante de la inmunidad por evitar el desarrollo de enfermedades mucho más banales, como el reuma». Además, gracias a sus virtudes antioxidantes (induce y refuerza las reacciones antioxidantes del organismo), también puede proteger contra enfermedades nerviosas degenerativas, como el Parkinson. El extracto de papaya fermentada se integra pues perfectamente en una política de medicina preventiva, contra los efectos del estrés oxidativo, origen de las patologías relacionadas con el envejecimiento.

SUS BENEFICIOS NUTRICIONALES

La papaya tiene un poder saciante elevado. Una ración de 70 g de papaya aporta la dosis diaria recomendada de vitamina C.

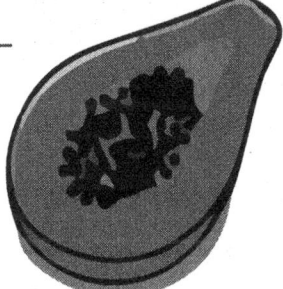

CONSEJOS PRÁCTICOS

¿Cómo elegirla?

Debe ser aromática y con la piel firme.

¿Cómo consumirla?

Se degusta cruda tal cual, o mezclada con otras frutas, o especiada para darle un poco de sabor porque es algo insípida.

El sirope de papaya es sedante y sus pepitas antiparasitarias.

¿Cómo conservarla?

Conviene dejarla madurar a temperatura ambiente; cuando la piel se puede separar con los dedos, es cuando se ha de comer. Bien madura, la papaya, se puede conservar dos semanas en el frigorífico.

~ LA SANDÍA ~

La sandía o «melón de agua» contiene hasta un 93% de agua, pero eso no quiere decir que no tenga interés desde el punto de vista nutricional.

Con la sandía no se corre ningún riesgo de engordar, ni siquiera comiendo mucha cantidad. Desde un punto de vista dietético, es considerada pobre en nutrientes. Su concentración de glúcidos, aunque proporcionalmente más importante que la de lípidos y prótidos, es bastante débil, de manera que su carga glucémica (cantidad total de glúcidos en una porción normal) es también débil. Sin embargo, su índice glucémico es elevado porque se trata de azúcares rápidos. Es especialmente interesante para saciar la sed en verano. Encontramos en ella vitaminas A, B y C, potasio, fósforo, calcio, magnesio, hierro, zinc, cobre y selenio. Sus pepitas son comestibles y aportan vitamina C.

LO MÁS SANO

Depurativa y muy hidratante: la sandía es especialmente apreciada en verano cuando hace mucho calor. Su gran riqueza en agua y en electrólitos la convierte en un alimento muy bueno para hidratar el organismo.

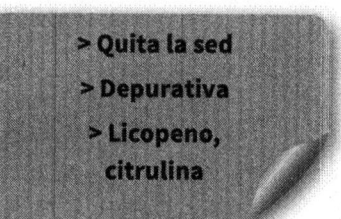

> Quita la sed
> Depurativa
> Licopeno, citrulina

Licopeno y otros antioxidantes: las vitaminas A, C y el licopeno, que se encuentra especialmente en la carne, son bastante abundantes. Favorecen la salud de la piel y la próstata. Previenen las inflamaciones y limitan la formación de ciertas células cancerígenas. Estos nutrientes refuerzan la piel y las arterias, estimulando la producción de colágeno, y protegen de los efectos de los radicales libres, que se forman cuando la piel está expuesta durante mucho tiempo a los rayos de sol.

Citrulina y arginina: la sandía es uno de los alimentos más ricos en citrulina. El organismo convierte este aminoácido en arginina, uno de los ocho aminoácidos esenciales. La arginina tiene un papel fundamental en el terreno cardiovascular e inmunitario. Las sandías de carne anaranjada o amarilla contienen más que las de carne roja.

SUS BENEFICIOS NUTRICIONALES

Tiene un poder saciante inmediato muy elevado, pero en poco tiempo volverás a tener hambre.

CONSEJOS PRÁCTICOS

¿Cómo elegirla?

La sandía está en su punto cuando su peso es elevado en relación con su masa y cuando se ven algunas manchas amarillentas.

Elígela bien madura, puesto que es **más** rica en elementos nutritivos.

¿Cómo consumirla?

Como todas las frutas se come cruda y mejor entre horas.

Atención a la diabetes: debido a su índice glucémico elevado, la sandía provoca un pico de glucemia. No es recomendable para los diabéticos y todos deberíamos comerla con moderación.

¿Cómo conservarla?

Consérvala mejor a temperatura ambiente, el frío excesivo hace que pierda una cantidad importante de sus antioxidantes. Una vez abierta, pierde rápidamente algunas de sus vitaminas (B9 y C). Hay que guardar las partes abiertas en un lugar fresco y protegido de la luz.

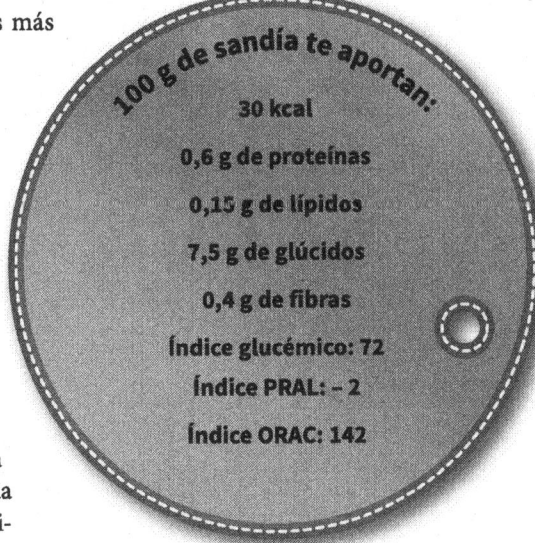

100 g de sandía te aportan:

30 kcal

0,6 g de proteínas

0,15 g de lípidos

7,5 g de glúcidos

0,4 g de fibras

Índice glucémico: 72

Índice PRAL: − 2

Índice ORAC: 142

Detalles sobre los estudios

Un estudio realizado por los investigadores de la Texas A&M University revela que beber zumo de sandía durante las comidas durante un periodo de tres semanas, como mínimo, aumenta la tasa de arginina en la sangre. Este aminoácido permite al cuerpo fabricar el óxido nítrico, un gas que favorece la dilatación de los vasos sanguíneos. Parece que su acción sobre el flujo sanguíneo posibilitando la erección es de una eficacia comparable a la de la Viagra.

En Estados Unidos, los investigadores del USDA (Departamento de Agricultura de Estados Unidos) revelan que la concentración de licopeno es un 40% más elevado en la sandía que en los tomates crudos. Mientras que es necesario consumir el tomate cocido (preferentemente en aceite) para extraer todo el licopeno disponible, la sandía lo da todo, aunque sea cruda.

Un estudio piloto ha demostrado que el consumo de suplementos de sandía en polvo mejora la función arterial de los individuos que sufren hipertensión.

~ EL MELOCOTÓN ~

Además de su sabor exquisito, el melocotón rebosa de antioxidantes, vitaminas y fibras; es un verdadero cóctel de frescor y salud.

El melocotón es una verdadera fuente de potasio, fósforo y vitaminas (A, B3, C y E). Contiene también calcio, magnesio, hierro, zinc y cobre. Para beneficiarse de todas sus fibras, hay que comerlo con piel.

LO MÁS SANO

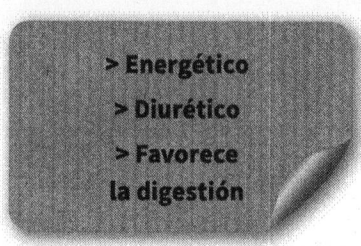

> Energético
> Diurético
> Favorece la digestión

Antioxidantes: la piel tiene un poder antioxidante muy elevado, debido a sus compuestos fenólicos (hidroxicinamatos, en especial). Contiene otros antioxidantes como vitamina C y carotenoides, como el betacaroteno y el betacriptoxantino, que le dan su bonito color, y la luteína y la zeaxantina. Parece que los melocotones blancos son más ricos en antioxidantes que los amarillos. Como siempre, los carotenoides se encuentran en mayor cantidad en la piel que en la pulpa y su contenido aumenta considerablemente conforme madura la fruta.

Diurético: el melocotón, ligeramente menos calórico, pero más rico en agua (87%) que su prima la nectarina, es una fruta refrescante y diurética que favorece también la digestión.

Bueno para el corazón: sus antioxidantes tienen la capacidad de impedir la formación del colesterol malo (LDL). Esto permite disminuir la formación de ateromas, depósitos que embozan las arterias, y por lo tanto reduce el riesgo de enfermedades cardiovasculares.

Detalles sobre los estudios

La luteína y la zeaxantina han demostrado tener efectos beneficiosos sobre determinadas enfermedades oculares como la degeneración macular (puesto que la mácula de la retina las contiene) y en especial, sobre las cataratas.

Los melocotones en conserva pierden entre un 30 y un 43% de sus compuestos fenólicos. En cambio, la deshidratación de los melocotones permite retener más los diferentes compuestos antioxidantes que los otros procesos de transformación.

De forma empírica, se utiliza el melocotón en mascarillas de belleza para el cutis, pero no existen estudios que confirmen o afirmen que tengan una acción efectiva en este sentido.

Información general: por su acción diurética, se utiliza en caso de dispepsia de estómago, litiasis urinarias (cálculos en las vías urinarias), hipertensión y problemas de fertilidad masculina. Previene la sequedad pulmonar e intestinal.

Medicina tradicional china: se utiliza en compota para tratar las inflamaciones del estómago. Algunos lo aconsejan más crudo. Las tisanas de los huesos se utilizan para aliviar los dolores de la menstruación.

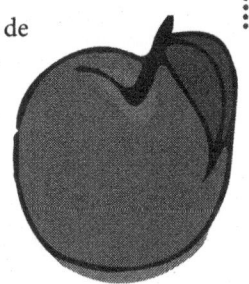

SUS BENEFICIOS NUTRICIONALES

Tiene un poder saciante elevado y aporta una media del 8% de la dosis recomendada.

El índice glucémico es casi de 30. Y, como 100 g de melocotón no aportan más que unos 9 g de glúcidos, la carga glucémica es baja: 2,7. Es interesante para dietas de pérdida de peso. El índice glucémico (IG) clasifica los alimentos según su capacidad de proporcionar azúcar, elevar la glucemia y hacer que el páncreas fabrique insulina, en comparación con la glucosa, cuyo índice es máximo y se fija en un valor de 100. Desde este punto de vista, las frutas (IG de 30 a 50) son mejores que las patatas fritas (IG de 95). La carga glucémica (CG), más precisa, integra además la cantidad de glúcidos realmente absorbidos en una porción estándar. Un alimento con un elevado IG da lugar a una elevación rápida de la glucemia y a un descenso al cabo de dos horas, lo cual hace que, paradójicamente, se corra el riesgo de experimentar una hipoglucemia. Esto da lugar a un estado de fatiga intensa y a un hambre canina que te incita a volver a comer.

CONSEJOS PRÁCTICOS

¿Cómo elegirlo?

Debe estar exento de manchas o marcas de golpes debidos al transporte o la manutención, a fin de evitar que sus partes se pudran rápidamente.

¿Cómo consumirlo?

Como el melocotón se recoge a punto de madurar, se tendrá que dejar madurar durante unos días a temperatura ambiente antes de comerlo. Para precipitar la maduración, coloca los melocotones o las nectarinas en una bolsa de papel (nunca en una bolsa de plástico).

Fuera de temporada, se pueden comer los melocotones secos. También se pueden secar al horno.

¿Cómo conservarlo?

Se conserva a temperatura ambiente o en el frigorífico unos diez días.

100 g de melocotón te aportan:

39 kcal
0,9 g de proteínas
0,25 g de lípidos
9,55 g de glúcidos
1,93 g de fibras
Índice glucémico:
30-35
Índice PRAL: – 3,12
Índice ORAC: 1.922
(muy buen índice)

~ EL PISTACHO ~

Como todas las frutas oleaginosas, el pistacho aporta grasas buenas y contiene una cantidad considerable de excelentes proteínas.

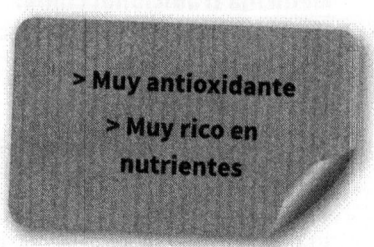

> Muy antioxidante

> Muy rico en nutrientes

El pistacho regula los lípidos sanguíneos y desoxida el organismo.

LO MÁS SANO

Regula el colesterol: el pistacho es rico en ácidos grasos insaturados, en fibras solubles y en fitoesteroles. Todas estas sustancias tienen un efecto muy beneficioso sobre el nivel y la cantidad de lípidos sanguíneos, ya que contribuyen a bajar el nivel de colesterol total, pero sin modificar el nivel de colesterol bueno.

Antioxidante: sus virtudes antioxidantes son impresionantes, únicamente superadas por algunos otros frutos secos como la nuez. Ocupa el primer lugar en cuanto a cantidad de compuestos fenólicos, antocianinas principalmente, que están entre los flavonoides más famosos por sus propiedades anticáncer y antiinflamatorias. Además, los pistachos contienen resveratrol, como la uva. Este antioxidante previene eficazmente las enfermedades cardiovasculares. Además, se transforma, en el organismo, en piceatanol, molécula conocida por su eficacia contra cánceres asociados a determinadas infecciones virales. El pistacho aporta otros antioxidantes, como la luteína, la quercetina y la naringinina.

Extremadamente nutritivo: es una fuente excelente de cobre y de vitamina B6. El cobre, indispensable para la actividad de numerosas enzimas, contribuye al buen funcionamiento del sistema nervioso y al mantenimiento de los huesos y cartílagos. Como antiinflamatorio, regula también la resistencia a las infecciones. La vitamina B6 participa en el metabolismo de los ácidos grasos y de los aminoácidos, favorece la liberación de glucosa por el hígado entre comidas, permite la síntesis de algunos neurotransmisores como la serotonina, favorece la producción de glóbulos rojos, etc.

Además, el pistacho es una buena fuente de fósforo, hierro, manganeso y vitamina B1, que tiene un papel fundamental en el metabolismo de los glúcidos y estimula las funciones cerebrales. Ofrece también vitaminas liposolubles E (antienvejecimiento) y K (antihemorrágica), calcio en buena cantidad, magnesio, potasio, zinc y selenio. ¡Qué palmarés! Contiene más de treinta vitaminas, minerales y fitonutrientes diferentes.

SUS BENEFICIOS NUTRICIONALES

El pistacho tiene un poder saciante elevado. El consumo diario de 70 g de pistachos durante tres semanas aumenta considerablemente la capacidad antioxidante. Pero, atención, porque es un fruto muy calórico.

Detalles sobre los estudios

En un estudio publicado en 1999 realizado con las personas con un nivel de colesterol sanguíneo elevado se sustituyó un 20% de su aporte calórico cotidiano por pistachos y después de tres semanas se observó que su nivel de colesterol total se había reducido significativamente y que su nivel de colesterol bueno había aumentado.

Los estudios epidemiológicos y clínicos concluyen que el consumo regular de frutos secos oleaginosos es extremadamente bueno para la salud: reduce el colesterol, disminuye el riesgo cardiovascular, la diabetes tipo 2, los cálculos biliares, el cáncer de colon…, 30 g al día son suficientes.

Un estudio ha evaluado el contenido de fitoesteroles en el pistacho: 280 mg por 100 g, lo que le convierte en uno de los frutos secos y oleaginosos más ricos. Los granos de sésamo, campeones en este sentido, contienen 400 g

CONSEJOS PRÁCTICOS

¿Cómo elegirlos?

La carne debe ser de un color verde bonito, una señal de que no han sido tostados a temperaturas elevadas.

¿Cómo consumirlos?

El tostado de los pistachos disminuye también su capacidad antioxidante, por lo que es mejor comerlos crudos.

¿Cómo conservarlos?

En un recipiente hermético, lejos de la luz y en un lugar fresco, los pistachos se conservan mucho tiempo.

100 g de pistachos te aportan:

572 kcal

21,35 g de proteínas

45,9 g de lípidos

27,6 g de glúcidos

10,3 g de fibras

Índice glucémico: 15

Índice PRAL: 1,97

Índice ORAC: 7.675 (excepcional)

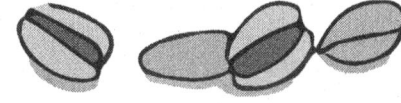

~ LA PERA ~

He aquí una fruta excelente, especialmente recomendable para las personas con sobrepeso o diabetes.

La pera aporta una buena cantidad de vitaminas del grupo B (B1, B2, B3, B5, B6, B9, B12) y vitaminas C y K, y minerales, especialmente potasio, fósforo, calcio, magnesio, cobre, hierro y zinc. Elimina bien el ácido úrico por la presencia de sus minerales, del potasio, de los flavonoides y de los ácidos fenólicos; estos últimos están presentes sobre todo en la piel, pero también en pequeña cantidad en la carne de la fruta. Como es habitual, estos antioxidantes evitan problemas cardiovasculares, el cáncer y los accidentes vasculares cerebrales.

LO MÁS SANO

Buena para el tránsito intestinal: la pera, y especialmente su piel, contienen muchas fibras que mejoran y favorecen el trabajo del intestino grueso y acentúan el efecto saciante. Una ventaja para los que les gusta comer o para aquellos que quieren adelgazar. También sabemos que las buenas fibras son de gran ayuda para la prevención de enfermedades cardiovasculares: evacúan el colesterol malo del organismo.

Para los diabéticos: rica en agua, la pera contiene esencialmente los glúcidos que le confieren su valor energético. Su bajo índice glucémico, combinado con una asimilación lenta por el organismo, hacen que sea una fruta adecuada para las personas diabéticas.

Información general: gracias a sus virtudes diuréticas y depurativas, la pera contribuye a eliminar el exceso de ácido úrico en la sangre. Es muy adecuada en caso de

Detalles sobre los estudios

Varios estudios han demostrado que las peras de agricultura biológica poseen un contenido más elevado de minerales y compuestos fenólicos antioxidantes que las otras. Esta diferencia se explica por el hecho de que en ausencia de pesticidas, las defensas antioxidantes que las peras despliegan contra diversos agentes patógenos son más interesantes.

La pera contiene sorbitol, un poliol de sabor azucarado que favorece la digestión y tiene una acción beneficiosa sobre los dientes, pero también puede ocasionar hinchazón, dolor abdominal y diarrea en las personas sensibles.

Algunos estudios indican que el consumo de peras y otras frutas ricas en antioxidantes puede prevenir la aparición de cáncer de mama en las mujeres menopáusicas.

reumatismos y gota, artritis. El zumo de pera tiene un cierto efecto sedativo y ayuda a aliviar los dolores inflamatorios. La pera también es remineralizante, nutritiva, estomacal y astringente. Conviene a las personas asténicas o cansadas, a las personas embarazadas o anémicas.

La medicina china la utiliza para humidificar las mucosas de los pulmones y de la garganta. La recomienda también en caso de estreñimiento y de inflamación de la vesícula biliar.

SUS BENEFICIOS NUTRICIONALES

Una pera aporta de media el 20% de la ración recomendada de fibras.

> Fibras

> Diversidad de nutrientes

> Excelente fruta en estos tiempos modernos (diabetes, obesidad)

CONSEJOS PRÁCTICOS

¿Cómo elegirla?

Una pera bien madura exhala un olor bueno. Y se han de comer así, bien maduras, porque si están verdes, pueden provocar gases y putrefacciones intestinales. En general, siempre se ha de evitar comer la fruta insuficientemente madura.

¿Cómo consumirla?

Preferentemente cruda. Refrescante, de un sabor agradable y diferente según la variedad, está disponible durante muchos meses al año, lo que contribuye también a su interés nutricional.

La pera debe estar en perfecto estado. Cuando está deteriorada, el moho de la micotoxina es peligroso. La piel de la pera es, junto con la de la uva, la que tiene más pesticidas; por lo tanto es mejor consumir las del propio huerto o de cultivo biológico.

¿Cómo conservarla?

Se conserva a temperatura ambiente entre tres y doce días en función de su grado de madurez.

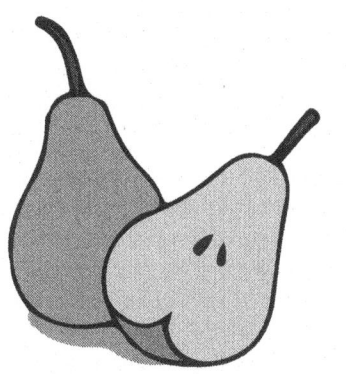

100 g de pera te aportan:

58 kcal

0,36 g de proteínas

0,12 g de lípidos

15,58 g de glúcidos

3 g de fibras

Índice glucémico: 30

Índice PRAL: – 2,9

Índice ORAC: 2.050

~ LA MANZANA ~

H ay un refrán inglés que dice: *an apple a day keeps the doctor away*, o lo que es lo mismo, una manzana al día te mantiene alejado del médico. Este viejo refrán inglés ha ido pasando de generación y generación, puesto que las virtudes de esta fruta son remarcables.

> Fruta de la salud por excelencia
> Multifunción

Rica en agua (84%), la manzana contiene azúcares (fructosa principalmente, sacarosa y glucosa), fibras no asimilables (pentosana y hexosana, fibras del tipo pectinas), ácidos de la fruta, un amplio abanico de vitaminas (A,B1, B2, B3, B5, B8 y C) y minerales (hierro, fosforo y calcio).

LO MÁS SANO

Fuente de potasio: el potasio, que participa con el sodio en el equilibrio iónico del organismo, es útil para el crecimiento, el corazón y sus vasos, y también interviene en la regulación de la presión arterial y en el funcionamiento de las neuronas. En nuestra alimentación, que suele ser demasiado salada y, por lo tanto, demasiado rica en sodio, es importante consumir potasio para mantener este equilibrio.

Correctora de la acidez: siempre que se coma entre horas, la manzana combate la acidez. Contiene ácidos orgánicos (en especial, el ácido málico, al cual debe su sabor ácido) que se transforman en el organismo en carbonatos alcalinos y muy alcalinizantes.

Antioxidante: el potencial antioxidante de 100 g de manzana no pelada equivale a 1,5g de vitamina C. Esto es debido a los flavonoides (quercitina y catequina), glucósidos (floridzina), ácidos fenoles (ácido clorogénico) y, por supuesto, a la vitamina C de la manzana. El consumo regular de esta fruta protege eficazmente de los efectos de los radicales libres y disminuye sensiblemente el riesgo de cáncer de colon.

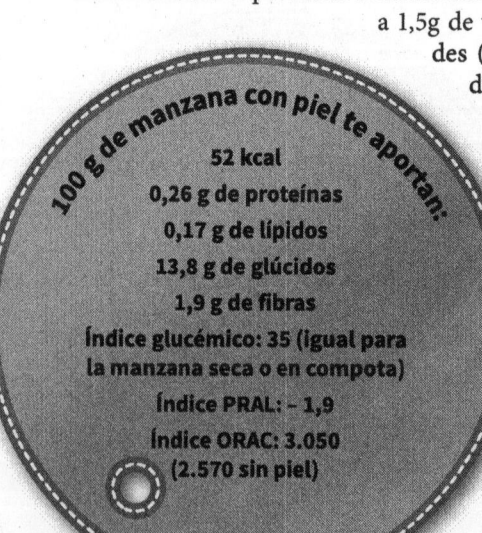

100 g de manzana con piel te aportan:

52 kcal
0,26 g de proteínas
0,17 g de lípidos
13,8 g de glúcidos
1,9 g de fibras
Índice glucémico: 35 (igual para la manzana seca o en compota)
Índice PRAL: – 1,9
Índice ORAC: 3.050
(2.570 sin piel)

Buena para el corazón y los vasos sanguíneos: la manzana se recomienda a personas cardíacas e hipertensas. La pectina retiene el colesterol y los lípidos alimentarios, y ralentiza su asimilación, impidiendo que el colesterol malo obstruya las arterias. La quercetina, gracias a su poder antioxidante, previene también, la arteriosclerosis y los riesgos de trombosis.

Información general: elimina el ácido úrico, y por tanto, alivia el reuma. La manzana blanquea los dientes y los limpia gracias a su ácido oxálico.

SUS BENEFICIOS NUTRICIONALES

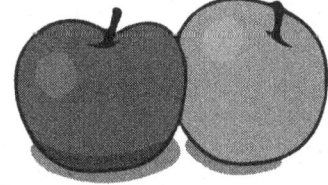

Una manzana aporta el 25% de la ración diaria recomendada de vitamina C. Tiene un poder saciante elevado.

CONSEJOS PRÁCTICOS

¿Cómo elegirla?

En otoño, haz una reserva de las manzanas preferidas que hayas comprado, mejor aún si las compras en un productor local biológico. Las manzanas estarán bien firmes y la piel presentará un aspecto bonito.

¿Cómo consumirla?

Entera y con la piel. Come varias manzanas al día, siempre entre horas o antes de ir a dormir. También puedes hacer una cura de dos o tres días. Para mejorar la compota, siempre preparada con azúcares buenos, añade el zumo de medio limón al principio de la cocción.

¿Cómo conservarla?

En un lugar fresco dentro de una caja aireada para guardarlas todo el invierno o a temperatura ambiente.

Detalles sobre los estudios

En un estudio francés realizado durante dos meses en un hospital de Angers con sujetos que tenían un exceso moderado de colesterol, se comprobó que incluir el consumo de tres manzanas al día en su alimentación habitual, reducía sensiblemente en los niveles de colesterol.

Varios estudios han permitido confirmar la eficacia de las curas de zumo de manzana en personas con problemas cardíacos: disminución de los dolores de angina, mejora de las capacidades funcionales del corazón, regulación del ritmo cardíaco, bajada de tensión, etc. El consumo de manzanas reduce la incidencia del síndrome coronario agudo, de la angina de pecho y del infarto de miocardio.

Comer manzanas tiene un efecto favorable sobre la capacidad respiratoria, incluso para los fumadores, y también en la incidencia de asma y de afecciones de las vías respiratorias. Este es el resultado de la acción antiinflamatoria de la quercetina. Según los resultados de un extenso estudio realizado en Gran Bretaña, la manzana forma parte de un grupo muy reducido de frutas y hortalizas que los investigadores han podido asociar a una disminución significativa del riesgo de cáncer de pulmón. El rol de la quercetina es determinante en este sentido.

~ LA CIRUELA ~

La ciruela puede ser negra, roja, malva o amarilla. Cuando es seca, se le llama ciruela pasa.

La ciruela y la ciruela pasa son ricas en minerales y oligoelementos. En orden descendente son: potasio, fósforo, calcio, magnesio, hierro, zinc, cobre y manganeso. Ofrecen también diversas vitaminas: A, B1, B2, B3, B5, B6, C y K. El zumo de ciruela es una buena fuente de hierro. Deberían tenerlo en cuenta los vegetarianos.

> Amiga de los intestinos

> Antioxidante

LO MÁS SANO

Buena para los intestinos: la ciruela, la ciruela claudia, la ciruela de Damasco, todas son ricas en fibras y en sorbitol (un poliol parecido a la glucosa), que alivian los intestinos. La ciruela es un laxante suave, aunque para algunos puede resultar demasiado potente. La cura de ciruelas de un día o dos es ideal para las personas que tienen estreñimiento crónico.

Las ciruelas pasas: obtenidas mediante un proceso de desecación de la ciruela, las ciruelas pasas son, en cierto sentido, un concentrado de esta fruta. ¡Su contenido en glúcidos asciende al 70%! ¡Atención a los diabéticos! Su acción laxante es bien conocida y mucho más eficaz, y se debe a su concentración de fibras y de sorbitol. Además, las ciruelas y sus zumos contienen derivados de la hidroxifenilisatina, que estimula la actividad mecánica del colon.

Rica en antioxidantes: la ciruela negra está dotada de un gran poder antioxidante, pero el de la ciruela pasa es el doble o el triple porque durante el proceso de desecación se forman compuestos nuevos. Esta capacidad antioxidante es superior a la de los otros frutos secos. La ciruela pasa es muy rica en ácidos clorogénicos y polifenoles dotados de una importante actividad antioxidante, y en ansiolíticos.

Información general: la ciruela y la ciruela pasa son alcalinizantes, muy nutritivas y energéticas, y estimulan el sistema nervioso. El potasio contenido en las ciruelas pasas les confiere un efecto diurético y desintoxicante para el organismo. Son útiles en caso de reuma o de artritis.

Medicina china: el zumo de ciruela se bebe tibio al levantarse para limpiar el organismo.

100 g de ciruelas pasas te aportan:

339 kcal

3,7 g de proteínas

0,72 g de lípidos

90 g de glúcidos

7,2 g de fibras

Índice glucémico: 40

Índice PRAL: – 18,9

Índice ORAC: 8.050

Detalles sobre los estudios

Estudios realizados sobre los animales demuestran que las ciruelas pasas aumentan la capacidad antioxidante y disminuyen los riesgos de cáncer de colon. También se ha demostrado in vitro que los extractos de ciruelas pueden contribuir a inhibir la proliferación de diferentes células cancerígenas. Todavía se han de realizar estudios clínicos en el hombre para confirmar estos efectos.

Un régimen que incluya doce ciruelas pasas al día durante tres meses aumenta determinados marcadores sanguíneos que indican una mejor formación ósea. Este efecto sobre la osteogénesis está vinculado a la presencia del boro, un elemento que, junto con el calcio y la vitamina D, desempeña un papel importante en el proceso de osificación. Así pues, la ciruela pasa puede utilizarse para prevenir la osteoporosis en las mujeres menopáusicas.

SUS BENEFICIOS NUTRICIONALES

Una ración de 100 g de ciruelas pasas semisecas aporta una media del 33% de la dosis-diaria recomendada de fibras.

La ciruela tiene un poder saciante elevado. A pesar de su alto valor calórico elevado, si se consume con moderación, no engorda: su índice glucémico es moderado (el organismo metaboliza bien sus azúcares) y sus fibras refuerzan y prolongan la sensación de saciedad, facilitando al mismo tiempo la evacuación de las grasas consumidas durante la comida.

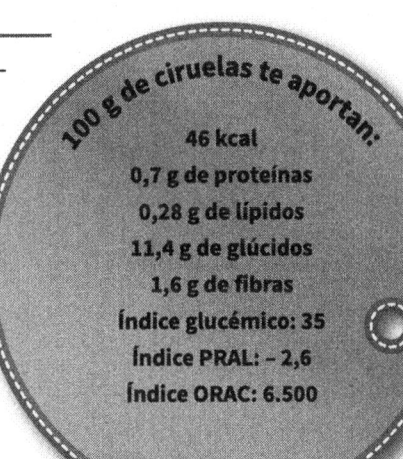

100 g de ciruelas te aportan:

46 kcal
0,7 g de proteínas
0,28 g de lípidos
11,4 g de glúcidos
1,6 g de fibras
Índice glucémico: 35
Índice PRAL: – 2,6
Índice ORAC: 6.500

CONSEJOS PRÁCTICOS

¿Cómo elegirlas?

La ciruela madura es la que es blanda. Las frutas más duras acabarán madurando.

¿Cómo consumirlas?

Deliciosa tal cual, cruda, entre horas. Cocida, combina muy bien con las carnes. Para rehidratar las ciruelas pasas habrá que dejarlas en remojo varias horas.

¿Cómo conservarlas?

Se pueden conservar a temperatura ambiente. Se conservan varios días en la nevera cuando están maduras.

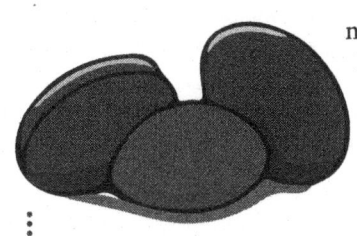

~ LA UVA ~

> Cura desintoxicante
de uva

> Fruta completa

La uva es la única fruta que puede consumirse como único alimento durante varios días sin que ellos suponga carencias nutricionales para el organismo.

La cura de uva es ideal para estar en forma y recuperarse de enfermedades modernas relacionadas con un exceso de acidez.

La uva es muy completa en minerales (azufre, calcio, fósforo, hierro, cloro, zinc, sodio, cobre, potasio, manganeso, magnesio y yodo), y en vitaminas (A, B1, B2, B3, B6 y C). Es energética, remineralizante, depurativa y regeneradora. Además, es alcalinizante y antioxidante. Su importante contenido en potasio contribuye a disminuir el nivel de colesterol y la hipertensión, y a luchar contra la depresión y los trastornos mentales.

LO MÁS SANO

Antioxidantes remarcables: el resveratrol, presente solamente en la uva negra en cantidades importantes, inhibe la proliferación del cáncer, favorece el colesterol bueno, impide la agregación plaquetaria, es antidiabético, estimulante y neuroprotector (enfermedad del Alzheimer). ¡No está mal! Hay que masticar la piel de la uva para aprovechar el resveratrol.

La quercetina es beneficiosa para la regulación del colesterol y, por tanto, para la salud de las arterias y del corazón. Contiene, igualmente, antocianinas, concentradas en la piel de la uva negra, y ácido pelágico, útil para prevenir el cáncer. Las semillas

Detalles sobre los estudios

El consumo moderado de vino tinto es bueno para el sistema cardiovascular gracias a sus compuestos fenólicos, entre los cuales están los flavonoides y los polifenoles como el resveratrol. Según algunos autores, los efectos cardioprotectores del vino tinto son superiores a los del zumo de uva, debido sobre todo a la fermentación. Las cepas más ricas son las de pinot noir y las de merlot. Otros afirman que las dos bebidas tienen efectos equivalentes.

El consumo de zumo de uva tiene un efecto protector contra el cáncer de mama. Un estudio realizado en ratas ha demostrado una reducción de la multiplicación de células cancerígenas de la glándula mamaria y una disminución del peso de los tumores en función de la dosis de zumo administrado.

En varios estudios, también en animales, se ha observado un efecto beneficioso del consumo de zumo de uva en la memoria y en las capacidades motoras, lo que sugiere una mejora de las funciones cognitivas.

contienen los OPC (bioflavonoides antioxidantes), veinte veces más potentes que la vitamina C.

La pasa: es rica en potasio, fibras y pectina, y muy rica en antioxidantes.

Información general: gracias a sus virtudes diuréticas y desintoxicantes, la uva es famosa por aliviar el reuma, la artritis, los dolores urinarios, la retención de líquidos, la hepatitis y la ictericia.

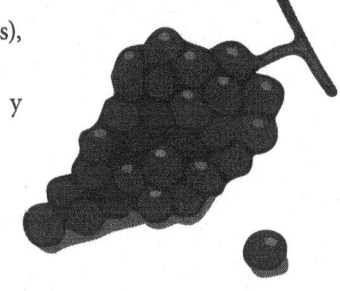

Medicina tradicional china: preconiza la cura de uva por sus virtudes purificantes de la sangre, de las glándulas y de todos los órganos, y por su capacidad de estimular el *qi* (energía fundamental).

SUS BENEFICIOS NUTRICIONALES

Excepcional si la comes cruda; la uva te dará una segunda juventud. ¡No seas el último en comprobarlo!

CONSEJOS PRÁCTICOS

¿Cómo elegirla?

Los granos deben estar firmes y bien maduros, porque una vez recolectada la uva no muere. Para la cura de uva, escógela biológica y consérvala en el frigorífico.

¿Cómo consumirla?

Se come tal cual, masticando bien la piel y las semillas para beneficiarte de todo su potencial. Se toma entre comidas. Las pasas, sean de donde sean, son ideales para darle al organismo un carburante instantáneo (azúcar).

La cura de uvas: es muy eficaz para alcalinizar y revitalizar el cuerpo más fácilmente que mediante el ayuno. Consiste en comer sólo uva biológica bien madura durante un determinado periodo de tiempo, normalmente a finales de agosto o en septiembre. Si una cura de un día ya aporta beneficios, los resultados de una cura de una semana serán mucho más importantes. Normalmente, se aconsejan curas de entre dos y cinco semanas.

El zumo de uva: también puede sustituir a la alimentación durante varias semanas. Además, es una excelente fuente de magnesio.

¿Cómo conservarla?

A temperatura ambiente, pero en el frigorífico se conserva durante más semanas.

100 g de uva (unos 20 granos) te aportan:

67 kcal
0,63 g de proteínas
0,35 g de lípidos
17,1 g de glúcidos
1 g de fibras
Índice glucémico: 43
(su zumo: 55 y la pasa: 65)
Índice PRAL: – 3,6
Índice ORAC: 1.650

CONDIMENTOS, ESPECIAS, AZÚCARES ~ Y SIROPES (JARABES) ~

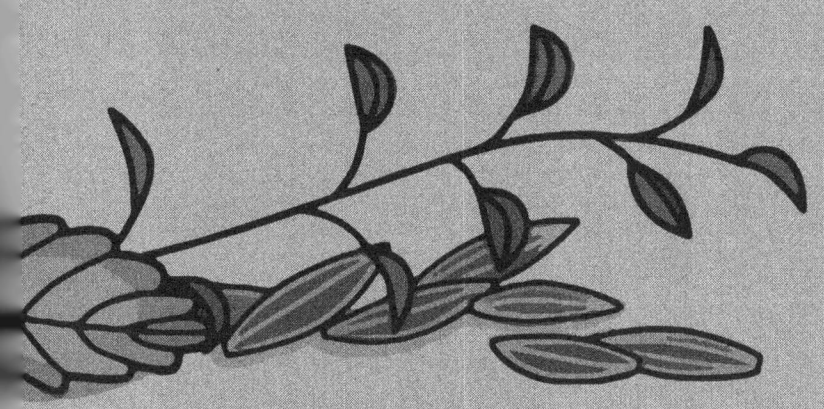

~ EL SIROPE DE AGAVE ~

Descubre el sirope de agave: si lo pruebas, no dejarás de tomarlo.

El sirope de agave, que ya utilizaban los aztecas para endulzar sus comidas y bebidas, se extrae de la savia del corazón del agave, con el cual se fabrica también la tequila. Se parece a la miel líquida, aunque es un poco más espeso. Es una buena alternativa al azúcar blanco, pero tiene la misma cantidad de fructosa, por lo que se desaconseja a los diabéticos. Los vegetarianos lo utilizan como sustituto de la miel.

LO MÁS SANO

Su composición: contiene una gran proporción de fructosa (entre el 60 y el 90%), glucosa (10%) y otros glúcidos en pequeña cantidad (sacarosa, fructooligosacárido, fructano).

> Índice glucémico bajo
> Sustituto del azúcar muy aconsejable
> Silicio y calcio

Índice glucémico bajo: su índice glucémico es bajo (de 15 a 20), comparado con el del azúcar blanco (70) y el de la miel (85), pero es un «azúcar». Esto es debido a su rica cantidad de fructosa, un azúcar que no aumenta la glucemia.

Su poder edulcorante: el sirope de agave tiene tantas calorías como el azúcar, pero su poder edulcorante es equivalente al 140% del de la sacarosa, por lo tanto, se utiliza en muy pequeñas cantidades.

Bueno para los huesos: el sirope de agave contiene silicio orgánico, un mineral que actúa junto con el calcio y previene la desmineralización y la osteoporosis. El selenio es un compuesto estructural de los diferentes tejidos conjuntivos (huesos, cartílagos, tejidos de la dermis, paredes de las arterias…). Realiza, por tanto, una fun-

Detalles sobre los estudios

Un aporte demasiado elevado de fructosa es muy nocivo para la salud. Diversos estudios clínicos demuestran claramente que, si se consume en grandes cantidades, la fructosa aumenta el índice de triglicéridos, factor de obesidad y de enfermedades cardiovasculares. En efecto, la fructosa se va directamente al hígado sin haber sido digerida, y allí se transforma en triglicéridos o se almacena en forma de grasa.

Según otras investigaciones (estudios estadísticos en personas y varios en los roedores), el abuso de la fructosa podría también contribuir a la resistencia a la insulina, un mecanismo que produce la diabetes tipo 2. El sirope de agave tendrá, pues, que consumirse con moderación.

ción antienvejecimiento. El sirope de agave es también muy rico en oligoelementos: hierro, cobre, potasio y magnesio.

Alimento anticáncer: según el doctor David Servan-Schreiber, el sirope de agave forma parte de los alimentos que previenen el cáncer. Al no aumentar el nivel de azúcar en la sangre, no estimula ni la secreción de insulina ni la del IGF1 (factor de crecimiento insulínico tipo 1), una hormona que actúa sobre el crecimiento general de los tejidos, pero que también puede estimular las células cancerígenas.

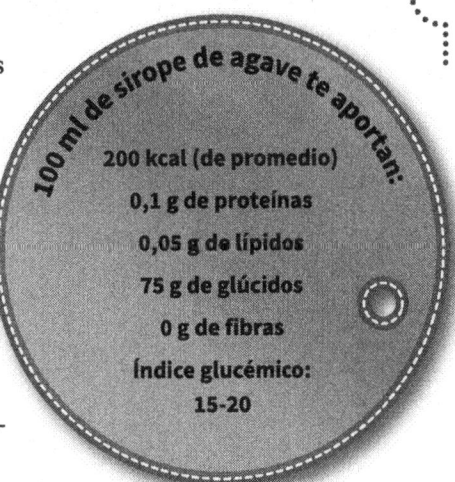

100 ml de sirope de agave te aportan:

200 kcal (de promedio)

0,1 g de proteínas

0,05 g de lípidos

75 g de glúcidos

0 g de fibras

Índice glucémico: 15-20

SUS BENEFICIOS NUTRICIONALES

Los azúcares (glúcidos) aportan energía a nuestras células y, más especialmente, a las del cerebro. El aporte muy rico de azúcares del sirope de agave es una ventaja a tener muy en cuenta.

Según el doctor David Servan-Schreiber, el uso del sirope de agave en lugar de azúcar blanco permite evitar el aumento repentino de la glucemia y, por lo tanto, los picos de glucemia en la sangre. Además actúa más como una «fibra» que como un azúcar y contribuye a formar una flora intestinal favorable (los famosos «probióticos») y a la absorción del magnesio y del calcio. Se comporta como un azúcar lento.

CONSEJOS PRÁCTICOS

¿Cómo elegirlo?

Su color oscila entre el amarillo y el marrón bastante oscuro, según su grado de purificación. El de color más oscuro es mejor y, si es biológico, todavía es más recomendable.

¿Cómo consumirlo?

Si lo utilizas como sustituto del azúcar blanco, has de tener en cuenta que dos cucharadas soperas de sirope de agave equivalen a 100 g de azúcar.

Se pueden azucarar en frío o en caliente todas las preparaciones alimentarias sólidas y líquidas. También se puede utilizar para endulzar bebidas frías porque se disuelve mejor que el azúcar, o para tartas, mermeladas o cualquier otra comida, incluso yogures, crepes o macedonias de frutas. También se puede añadir en la vinagreta. Has de saber que, una vez calentado, pierde algunos de sus nutrientes.

¿Cómo conservarlo?

La botella cerrada se conserva en un lugar lejos de la luz y del calor. Una vez abierta, es mejor guardarla en el frigorífico.

~ LA ALBAHACA ~

Una bonita planta que lucha principalmente contra el estrés y los problemas digestivos, tanto si se utiliza en infusión, como en aceite esencial o tal cual.

Bien conocida por todos en la cocina italiana, la albahaca es una planta aromática originaria de la India (donde es una planta sagrada) con un olor característico muy fuerte y ligeramente anisado.

LO MÁS SANO

Numerosas virtudes: sus propiedades antiespasmódicas y digestivas dan buenos resultados en caso de problemas digestivos (digestiones lentas y difíciles, indigestiones, hinchazón, gastritis, espasmos digestivos....) y de estreñimiento ligero. La albahaca es diurética e interesante para tratar el acné y la gota. Tiene también virtudes sedativas, útiles contra la melancolía, la angustia, el estrés, el insomnio o las migrañas debidas a problemas nerviosos. Tonifica, además, el sistema nervioso y la corteza suprarrenal, y es emenagoga (remedia las reglas insuficientes) y galactógena (estimula la producción de leche).

Vitaminas y sales minerales: contiene vitaminas A, B1, B2, B3, B5, B6, B9 y C, y mucha vitamina K. Aporta también sales minerales: potasio, fósforo, calcio, sodio, magnesio, hierro, zinc, cobre, manganeso y selenio.

Antioxidante: las hojas de la albahaca contienen ácido rosmarínico, gran antioxidante que refuerza la acción antioxidante de la vitamina E.

> **> Digestión**
>
> **> Contra el estrés y la ansiedad**
>
> **> Bactericida**
>
> **> Muy antioxidante**

Aceite esencial e infusión antiestrés: también es conocida por la eficacia de su aceite esencial en los casos de estrés y a cansancio intelectual, y de su infusión terapéutica (sedante, combate el reuma y la bronquitis, y es digestiva).

SUS BENEFICIOS NUTRICIONALES

La albahaca seca es una fuente excelente de vitamina K, que desempeña un papel fundamental en la coagulación de la sangre y en el metabolismo de los músculos y de los huesos.

CONSEJOS PRÁCTICOS

¿Cómo elegirla?

Se puede cultivar en casa. Se vende en macetas. Si no, se puede comprar un ramo bien fresco con las hojas vigorosas.

¿Cómo consumirla?

Las hojas frescas se ponen en ensaladas de tomates, tabulés, sopas de pisto y sorbetes azucarados, o se utilizan en infusión.

Te puedes hacer tú mismo el pesto: mezcla unas hojas frescas de albahaca, ajo, sal, piñones, aceite de oliva, pimienta y parmesano. Es delicioso con las pastas, con las tostadas, en la sopa… Sus flores se consumen con las frutas o con las ensaladas.

Recuerda: en contacto con el calor, las hojas se oscurecen y pierden su aroma. **Las hojas secas contienen más glúcidos y fibras que** las frescas. La albahaca tiene un contenido elevado de estragol, un compuesto que resulta nocivo si se come mucha cantidad, sobre todo en forma de aceite esencial. Más vale utilizar el aceite esencial de albahaca con moderación.

100 g de albahaca (fresca) te aportan:

2,2 kcal

0,31 g de proteínas

0,07 g de lípidos

0,27 g de glúcidos

0,16 g de fibras

Índice glucémico: 5

Índice PRAL: – 0,6

Índice ORAC: 480

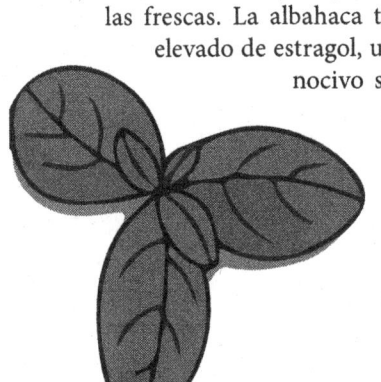

¿Cómo conservarla?

Coloca el ramito de albahaca en un vaso con agua en un lugar fresco. También la puedes poner en aceite de oliva para su conservación.

Detalles sobre los estudios

Según un estudio in vitro realizado en animales, el extracto de albahaca tiene un efecto antioxidante, aunque sea en pequeñas cantidades. Provoca una disminución de la oxidación de los lípidos sanguíneos, la cual supone un riesgo de hipertensión.

Los investigadores han constatado también in vitro una mayor protección de las células del hígado y de la aorta contra la oxidación.

Otro estudio realizado en animales ha demostrado el potencial cardioprotector del extracto de albahaca en el infarto de miocardio. Las finas hierbas frescas tendrían una capacidad antioxidante a tener en cuenta, incluso más elevada que determinadas frutas y hortalizas.

Algunos estudios sobre animales demuestran que la albahaca es eficaz en la lucha contra las bacterias porque fortalece el sistema inmunitario.

~ LA CAÑA DE AZÚCAR ~

El azúcar moreno de la caña de azúcar, muy oscuro, tiene un sabor característico a caramelo y a regaliz.

A diferencia del azúcar blanco refinado, no ha sido sometido a ningún proceso de transformación y refinamiento, y por lo tanto conserva todas las vitaminas y nutrientes de la caña de azúcar.

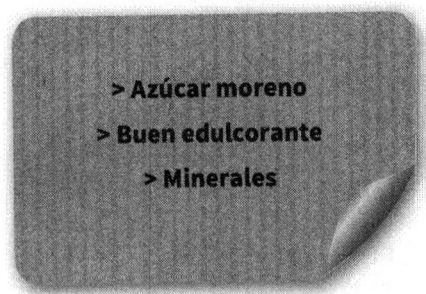

> **Azúcar moreno**

> **Buen edulcorante**

> **Minerales**

LO MÁS SANO

Minerales, vitaminas y aminoácidos: el jugo completo de la caña es un concentrado de savia de caña de azúcar. Conserva la totalidad de sus nutrientes.

Reconocer el azúcar bueno: el azúcar de caña, denominado «azúcar moreno», proviene de la savia pura, mientras que los otros azúcares provienen de transformaciones químicas, calentamientos, colorantes... Existen tres tipos de azúcar: el «azúcar moreno» es más refinado que el integral, pero contiene los mismos minerales. El «azúcar rojo» es todavía más refinado. Atención, porque algunos fabricantes disfrazan el azúcar blanco con colorantes. El «azúcar blanco» común, totalmente refinado y sin minerales, lleno de tratamientos químicos (cal, anhídridos carbónico y sulfuroso, alcohol isopropílico) contiene un 99,7% de sacarosa, pero nuestro organismo no está hecho para ingerir sacarosa pura.

Detalles sobre los estudios

Es preferible comer azúcares buenos. Ya sabemos que el azúcar blanco hay que evitarlo siempre que se pueda. Este azúcar ataca al metabolismo, no solamente no aporta ningún mineral, sino que además es desmineralizante. El cuerpo utiliza los minerales para digerirlo y metabolizarlo. Además, esta desmineralización tiene como consecuencia debilitar los dientes y, por tanto, favorecer las caries.

Atención a la dependencia: comer azúcar estimula las zonas del cerebro asociadas al placer. Ensayos en animales han demostrado que el consumo adictivo de azúcar puede aumentar el riesgo de dependencia a las drogas duras y viceversa.

Según el doctor David Servan-Schreiber, el azúcar favorece el cáncer: «hay una cosa que es evidente y es que el cáncer se ha acelerado considerablemente después de la Segunda Guerra Mundial, con el aumento considerable del consumo de azúcar. Casi todo lo que comemos contiene azúcar, incluso lo que bebemos».

SUS BENEFICIOS NUTRICIONALES

A diferencia del azúcar blanco, el azúcar moreno de caña de azúcar aporta glucosa, fructosa, pero también magnesio y diversas vitaminas (provitamina A, vitaminas B1, B2, B6 y C). Contiene también una cantidad mucho más importante de sales minerales, potasio, calcio, fósforo y hierro.

CONSEJOS PRÁCTICOS

¿Cómo elegirlo?

Su textura es diferente a la del azúcar clásico. Un poco húmedo, meloso, de color oscuro, existe en polvo o en terrones. Su gusto es más pronunciado, con cierto gusto a regaliz, vainilla y caramelo. Es mejor comprarlo en tiendas de productos dietéticos o biológicos.

¿Cómo consumirlo?

Si lo compras en terrones, puedes pasarlo por la batidora para reducirlo a polvo.

De todas formas, hay que procurar siempre reducir el consumo de azúcar, sea cual sea. Se pueden encontrar glúcidos buenos, como el almidón o la fibra, en los cereales, legumbres, hortalizas de raíz, y sobre todo en las frutas (fructosa).

¿Cómo conservarlo?

Este azúcar se conserva en un lugar fresco lejos de la luz y de la humedad.

Azúcar blanco y azúcar integral: una comparación interesante		
POR 100 G	AZÚCAR INTEGRAL	AZÚCAR BLANCO
Sacarosa	75-88 g	99,6 g
Glucosa	2-9 g	0 g
Fructosa	3-10 g	0 g
Agua	2-4 g	0,05 g
Sales minerales	1.500-2.800 mg	30-50 mg.
Potasio	600-1.000 mg.	3-5 mg.
Magnesio	60-130 mg.	0 mg.
Calcio	40-110 mg.	10-15 mg.
Fósforo	14-100 mg.	0,3 mg.
Hierro	4-40 mg.	0,1 mg.
Provitamina A	0,14 mg.	0 mg.
Vitamina B1	0,14 mg.	0 mg.
Vitamina B2	0,4 mg.	0 mg.
Vitamina B6	0,19 mg.	0 mg.
Vitamina C	38 mg.	0 mg.

~ LA CANELA ~

La canela es el nutriente antioxidante por excelencia, para una juventud eterna. ¡Se puede consumir sin moderación!

Originaria de Sri Lanka, de Birmania y del sur de la India, la canela es una de las especias más antiguas que se conocen. Antiguamente era muy cara. El Nuevo Testamento dice que es más valiosa que el oro...

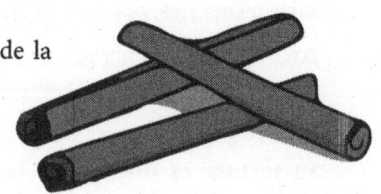

LO MÁS SANO

Antioxidante: la canela es tan rica en antioxidantes (proantocianidinas, cinamaldehído...) que incluso una pequeña ración de varios gramos es suficiente para aportar el total de antioxidantes diarios necesarios. Ocupa uno de los primeros lugares de la lista de los mejores alimentos antioxidantes, por delante de la cúrcuma y por detrás del clavo. Una vez calentada, su acción antioxidante se amplifica. Contribuye también a proteger eficazmente las células de los daños causados por el estrés oxidativo (radicales libres).

Buena para todo: dotada de propiedades antiinflamatorias reconocidas y alcalinizante, la canela ayuda a aliviar la artrosis, así como las enfermedades cardiovasculares, la diabetes y el cáncer. Es también tonificante, digestiva, antiespasmódica y antibiótica. La canela estimula el útero, el corazón y todo el aparato circulatorio. Es útil en caso de gastritis, náuseas, enfermedades tropicales, fatiga, flatulencias, infecciones intestinales y urinarias.

Contra la gripe: hazte un buen *grog*: hierve agua durante dos o tres minutos con una ramita de canela y un clavo. A continuación, añade el zumo de medio limón, una cucharada sopera de miel o sirope de agave y déjalo reposar durante veinte minutos.

Medicina ayurvédica: la canela reduce el *Vatha* y el *Kapha* y aumenta el *Pitta* (tres tipos de constituciones de base o humores, denominados *doshas*, que ayudan a definir el funcionamiento del individuo). Es un astringente picante y azucarado con cualidades estimulantes y que calientan. Es útil para estimular la circulación, combatir la anemia, en caso de reuma, sinusitis, bronquitis y piojos. Es también afrodisíaca.

> Gran poder alcalinizante

> Gran poder antioxidante

> Antibacteriana

SUS BENEFICIOS NUTRICIONALES

Una ración de 10 g de canela, que son unas dos cucharadas soperas, representa un poco más de 13.000 unidades ORAC, que son las que miden el potencial antioxidante de un alimento. ¡Es excepcional!

Detalles sobre los estudios

La canela es el alimento que contiene más proantocianidinas (potentes antioxidantes) después del haba del cacao, unas 20 veces más que los famosos arándanos y 25 veces más que el arándano silvestre. A éstas se les ha de añadir el cinamaldehído (otro antioxidante) con virtudes antimicrobianas.

Los estudios han demostrado que las propiedades de la canela para luchar contra la diabetes son numerosas. Un estudio del bioquímico Richard Anderson realizado en el año 2003 confirma que el consumo diario de entre uno y seis gramos de extracto de canela hace bajar la glucemia de manera significativa (esta especia tiene pues propiedades muy parecidas a las de la insulina), los triglicéridos y el colesterol malo en los diabéticos de tipo 2. Su increíble concentración de antioxidantes es la razón de todos estos beneficios.

CONSEJOS PRÁCTICOS

¿Cómo elegirla?

La mejor es la canela de Ceilán, que es más noble que la de China. Se vende en polvo o en rama.

¿Cómo consumirla?

La canela se utiliza en todo, en las compotas, tartas, pasteles, panes de especias, rosquillas, crepes, *muffins*, batidos, flanes, yogures, vino caliente azucarado, potajes de calabaza, tajines, chiles, cuscús, paellas, cordero, cerdo, pollo… Se puede tomar también en infusión preparando media ramita de canela o media cucharadita de canela en polvo por un pequeño bol (no dar infusión a los niños menores de dos años).

El aceite esencial de canela: la canela contiene entre un 4 y un 10% de aceite esencial, rico en i-pineno, linalool, fibras, almidón, tanino y manitol. ¡Atención! Este aceite esencial es cáustico para la piel, por lo que deberá manipularse con precaución y añadirle un aceite virgen. Es conocido por ser estimulante, antiinfeccioso, antibacteriano y antifermentación.

¿Cómo conservarla?

En polvo o en ramita, se conserva en un bote hermético (para conservar mejor los aromas), en un lugar seco y lejos del calor y la luz.

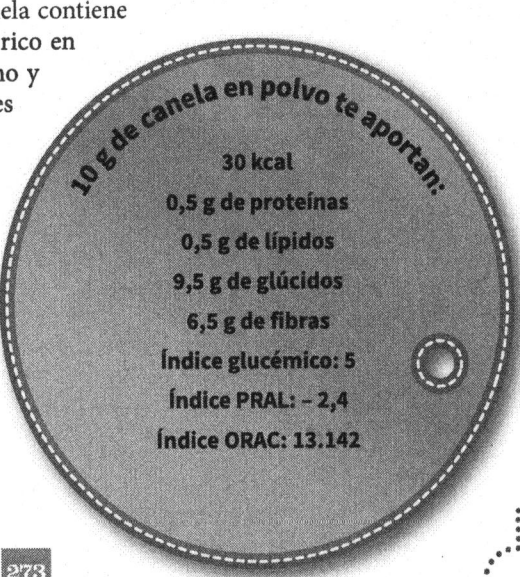

10 g de canela en polvo te aportan:

30 kcal
0,5 g de proteínas
0,5 g de lípidos
9,5 g de glúcidos
6,5 g de fibras
Índice glucémico: 5
Índice PRAL: – 2,4
Índice ORAC: 13.142

~ EL CHOCOLATE ~

Normalmente dejamos de lado las virtudes excepcionales del chocolate y procuramos limitar su consumo...

«El chocolate por la mañana va al cerebro y por la noche a las nalgas». Lo que es interesante del chocolate es el cacao, no la leche o los azúcares añadidos. Es conveniente elegir un chocolate que contenga entre un 60 y un 70% de cacao para beneficiarse de sus virtudes y hacer bajar el índice glucémico, porque cuanto más cacao contiene menos azúcar lleva.

LO MÁS SANO

Una delicia agradable y rica: contiene magnesio y sustitutos euforizantes que reducen la depresión. Además, aporta teobromina, un alcaloide que estimula el sistema nervioso central; feniletilamina, que ayuda a reducir la depresión; serotonina, un neurotransmisor que ayuda a combatir el estrés. Pero no hay que comer demasiado porque al ser muy calórico da demasiado trabajo a la vesícula biliar.

Otros beneficios: el cacao es una excelente fuente de zinc, cobre y selenio. Los flavonoides (como la catequina y la epicatequina) antioxidantes del cacao ayudan a tener una mejor circulación sanguínea (cuidado porque la leche es un inhibidor de los flavonoides), con un efecto antiplaquetario similar al de la aspirina. El cacao puro tiene un índice ORAC impresionante, el negro mucho menos que el blanco, que es 0. Contiene también fósforo, hierro, manganeso, potasio y vitaminas B2 y B3.

Además: el cacao tiene propiedades diuréticas y ayuda a luchar contra las obstrucciones arteriales gracias a sus flavonoides.

SUS BENEFICIOS NUTRICIONALES

100 g de chocolate amargo (de un 70% de cacao) te aportan:

- 500 kcal
- 12,8 g de proteínas
- 52 g de lípidos
- 30 g de glúcidos
- 16,5 g de fibras
- Índice glucémico: 25
- Índice PRAL: – 6,1
- Índice ORAC: 5.000-40.500

El chocolate forma parte de la composición de muchos postres y en Europa es un alimento muy apreciado a cualquier edad y en cualquier forma desde el siglo XVI.

Para aprovechar mejor sus beneficios, es preferible el chocolate negro con un 70% de cacao (30 g de chocolate negro cubren el 10% de las necesidades diarias de hierro). La capacidad antioxidante del cacao es cuatro o cinco veces mayor que la del té negro, dos o tres veces mayor que la del té verde y el doble que la del vino.

CONSEJOS PRÁCTICOS

¿Cómo elegirlo?

Mejor optar por el chocolate negro con un 70% de cacao como mínimo. En las tiendas dietéticas también se puede encontrar chocolate con azúcar bueno (sirope de agave) o con habas de cacao.

Existe también el chocolate llamado «crudo», es decir, fabricado a partir de habas de cacao fermentadas y secas, preparadas a baja temperatura, para preservar todas sus cualidades nutritivas y proteger más los antioxidantes que contienen.

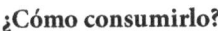

> Muy antioxidante
> Flavonoides
> Bueno para el corazón
> Euforizante

¿Cómo consumirlo?

Tal cual o en preparaciones culinarias, el chocolate negro se adapta fácilmente a cualquier deseo.

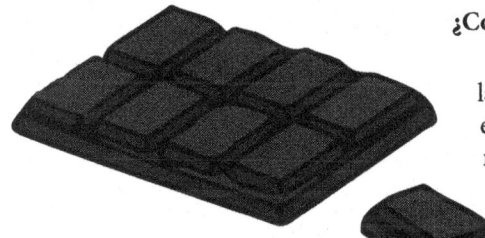

¿Cómo conservarlo?

Mejor mantenerlo en un lugar fresco, lejos de la luz y de la humedad. ¡Atención! Si se guarda en la nevera se puede alterar su sabor: tiene menos gusto si está demasiado frío.

Detalles sobre los estudios

Los ácidos grasos saturados del chocolate son del ácido esteárico, que no es nocivo, porque reduce el volumen de las plaquetas y, por tanto, favorece la presión sanguínea. Los pacientes de edad avanzada hipertensos deberían tomar chocolate para bajar la tensión.

Los flavonoides del chocolate negro mejoran la sensibilidad a la insulina, lo cual es interesante para los diabéticos. El potencial antioxidante de los flavonoides del cacao impide la oxidación del colesterol malo LDL.

Los estudios todavía no han demostrado si el consumo regular de chocolate podría, a la larga, generar algún daño, como por ejemplo la retención excesiva de plomo, que el cacao contribuye a retener.

La presencia de adrenalina en el chocolate, junto con otros neurotransmisores como la serotonina o la teobromina (un primo de la cafeína), explican el dolor de cabeza que muchas veces ocasiona el chocolate. Sin embargo, las personas que ya sufren migrañas no verán aumentado el dolor por el consumo de chocolate.

~ EL CILANTRO ~

El cilantro es especialmente apreciado por sus propiedades digestivas y carminativas.

Esta planta, que se cultiva desde la antigüedad, ofrece sus hojas ricas en vitamina K y sus frutos secos denominados comúnmente «granos» (no hay que confundirlos con las semillas) de cilantro para tratar problemas digestivos. Es considerada, además, una planta medicinal.

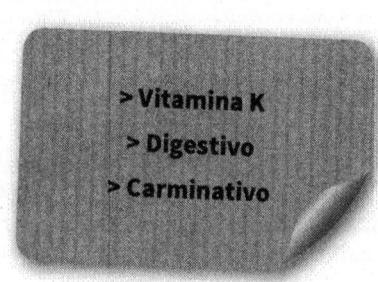

> Vitamina K
> Digestivo
> Carminativo

LO MÁS SANO

Vitaminas K y betacaroteno: las hojas frescas y, en menor medida, las secas aportan vitamina K1 en grandes cantidades, una vitamina que interviene en la coagulación de la sangre y en la fijación del calcio de los huesos. Contienen también carotenoides como los carotenos. Su betacaroteno combate la oxidación prematura de las células del organismo y ayuda a la prevención de las enfermedades cardiovasculares y del cáncer.

Digestivo: los frutos del cilantro son muy recomendados en caso de digestiones lentas, espasmos, hinchazón, eructos.

Carminativo: es una ayuda muy valiosa para la liberación de gases; sus frutos combaten eficazmente la fermentación intestinal.

Antioxidante: las hojas y los frutos del cilantro refuerzan los antioxidantes tales como los ácidos fenólicos, los flavonoides (únicamente en sus frutos).

SUS BENEFICIOS NUTRICIONALES

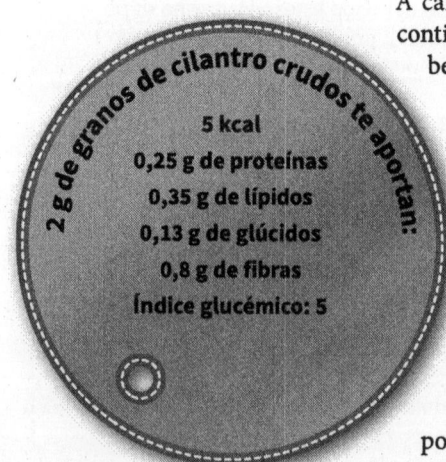

2 g de granos de cilantro crudos te aportan:

5 kcal
0,25 g de proteínas
0,35 g de lípidos
0,13 g de glúcidos
0,8 g de fibras
Índice glucémico: 5

A cantidades iguales, las hojas frescas de cilantro, contienen casi el doble de antioxidantes de tipo betacaroteno que el brócoli, tan conocido por su poder antioxidante.

CONSEJOS PRÁCTICOS

¿Cómo elegirlo?

Las hojas deben estar bien verdes y no marchitas. El cilantro se cultiva fácilmente en el jardín.

¿Cómo consumirlo?

Escoge preferentemente las hojas crudas, porque cocidas pierden sus aromas y se oscure-

Detalles sobre los estudios

Las investigaciones realizadas en ratas han demostrado el efecto antiansiolítico del cilantro, un poder natural que permite disminuir la ansiedad y la angustia. Un estudio realizado en ratones verifica el efecto antioxidante del cilantro. Otro estudio, en ratas, manifiesta la capacidad de los frutos del cilantro para regular el nivel de colesterol, es decir, aumentar el bueno (HDL) y disminuir el malo (LDL).

Los antioxidantes del cilantro tienen una función antibacteriana, especialmente sobre el colibacilo (*Escherichia coli*), según un estudio in vitro realizado en el año 2004.

Al cilantro se le atribuye también la capacidad de fijar el plomo, lo cual facilita la eliminación de este metal pesado tan tóxico.

cen. Son un buen condimento para la sopa, el puré o el tartar de salmón. Tradicionalmente, se añaden molidas en los curris y los granos se encuentran enteros en los tarros de pepinillos o en las bebidas alcohólicas con virtudes estimulantes y carminativas. Realzan las sopas, las salsas y la repostería. Las mejores tisanas digestivas suelen contener granos de cilantro.

Recuerda: si estás tomando anticoagulantes, evita consumir cilantro todos los días: su alto contenido de vitamina K puede reducir los efectos de los medicamentos.

¿Cómo conservarlo?

Las hojas de cilantro se conservan en el frigorífico en una bolsa de plástico o en un vaso de agua. Los granos se guardan en un recipiente hermético, protegido de la luz, de la humedad y del calor.

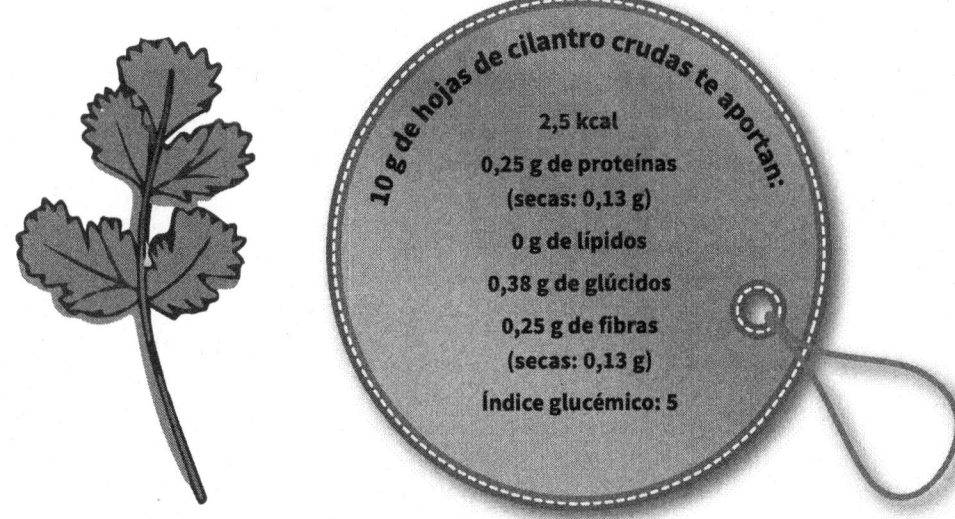

10 g de hojas de cilantro crudas te aportan:

2,5 kcal

0,25 g de proteínas
(secas: 0,13 g)

0 g de lípidos

0,38 g de glúcidos

0,25 g de fibras
(secas: 0,13 g)

Índice glucémico: 5

~ EL COMINO ~

El comino se conoce desde siempre por sus virtudes digestivas.

Las flores de esta planta herbácea dan unos pequeños granos alargados con un olor fuerte que se utilizan como especia una vez secos. El comino entra en la composición del *curri* o del humus.

> Muy alcalinizante
>
> Muy antioxidante
>
> Digestivo
>
> Aumenta la secreción
>   láctea

LO MÁS SANO

Amigo del estómago: el comino elimina los gases; es digestivo, sedativo, diurético y antiespasmódico. El doctor Valnet, fundador de la aromaterapia, lo recomienda en caso de hinchazón, dispepsias de origen nervioso, aerofagia, pero también para favorecer las reglas o luchar contra los parásitos intestinales. Sus propiedades digestivas son más eficaces después de calentarlo, por cocción o por infusión.

Vitaminas y minerales: el comino ofrece un aporte interesante de vitaminas (A, B1, B2, B3, B6, C, E y K), carotenoides antioxidantes (luteína y zeaxantina) y minerales (potasio, fósforo, calcio, sodio, magnesio, hierro, zinc, cobre, manganeso y selenio).

Esteroles: el comino, igual que algunas verduras, contiene cantidades considerables de fitoesteroles, que son los compuestos naturalmente presentes en la fracción lipídica de las plantas. Con una estructura similar a la del colesterol, estos compuestos no son sintetizados por el organismo, así que debemos obtenerlos de la alimentación. Pueden contribuir a reducir los riesgos de enfermedades cardiovasculares.

Detalles sobre los estudios

Las propiedades carminativas (expulsión de gases) y antiespasmódicas del comino han sido confirmadas por diversos estudios.

En cambio, su papel en la lucha contra el cáncer de estómago y de hígado todavía se ha de confirmar. Los resultados concluyentes no serían nada sorprendentes, teniendo en cuenta los elevados índices de alcalinización y de antioxidación de esta famosa especia.

Varios estudios han demostrado que los fitoesteroles y los fitoestanoles reducen la absorción del colesterol en el intestino delgado y disminuyen sensiblemente el nivel de colesterol (hasta un 10%). Pero tendríamos que absorber uno o dos gramos por día para que fuera eficaz. Ahora bien, la mayoría de los occidentales apenas absorben 300 mg por día. Además, no existe ninguna prueba de que esta disminución del colesterol por los fitoesteroles se traduzca en un menor riesgo cardiovascular.

Medicina ayurvédica: el comino refuerza el sistema inmunitario. Combate la fatiga, la astenia, el insomnio y los resfriados. Es refrescante, algo picante y amargo. Ayuda al organismo a asimilar las sustancias nutritivas y es un estimulante sexual y físico.

Información general: una cataplasma es útil en caso de congestión de los senos o de descenso de la audición (poner unas gotas de su infusión en la oreja). En la India, lo utilizan en caso de resfriado, para bajar la fiebre, pero también para dormir mejor.

SUS BENEFICIOS NUTRICIONALES

El comino y el hinojo son famosos por sus virtudes galactógenas: estimulan la secreción de leche en las mujeres lactantes.

La preparación siguiente tiene además muy buena fama:

20 g de granos de comino

40 g de hinojo

3 anises estrellados

1 l de agua

Mezclar los granos de comino, el hinojo y los anises en un recipiente y verter el agua hirviendo. Filtrarlo y beber tres tazas al día hasta obtener una buena secreción láctea. Las propiedades del comino son similares a las del cilantro, la alcaravea y el anís. No hay que confundirlo con el comino negro, que está formado por los granos de la nigela cultivada.

CONSEJOS PRÁCTICOS

¿Cómo elegirlo?

En los comercios se venden las semillas o granos y el polvo (semillas o granos molidos). Es mejor comprar pequeñas cantidades e ir renovándolo para conservar sus aromas.

¿Cómo consumirlo?

Añadir unos granos en las ensaladas (col, chucrut crudo, endivia…) o en las hortalizas crudas (zanahorias, coles, legumbres…).

En infusión digestiva: después de la comida, toma una infusión de comino, hirviendo una cucharadita de semillas por taza de agua y dejando infusionar unos diez minutos.

¿Cómo conservarlo?

Se conserva en un lugar fresco y sin humedad en un recipiente herméticamente cerrado.

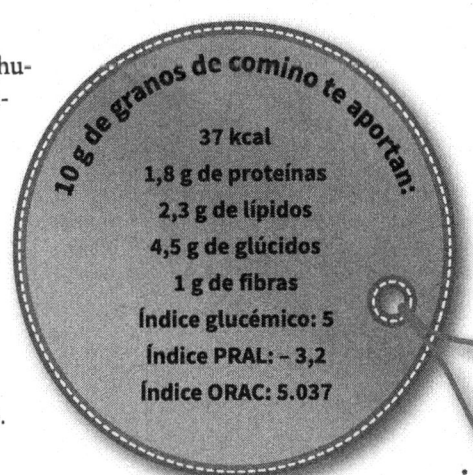

10 g de granos de comino te aportan:

37 kcal

1,8 g de proteínas

2,3 g de lípidos

4,5 g de glúcidos

1 g de fibras

Índice glucémico: 5

Índice PRAL: – 3,2

Índice ORAC: 5.037

~ LA CÚRCUMA ~

La cúrcuma, un gran antiinflamatorio, es una especia reconocida en toda Asia por sus numerosas virtudes.

Sus interesantes propiedades antiinflamatorias podrían explicar la menor frecuencia de determinados cánceres en la India en comparación con los países occidentales. La cúrcuma también es apreciada por sus importantes propiedades antioxidantes, que protegen la célula, y por sus virtudes hipocolesterolemiantes y antitrombóticas.

LO MÁS SANO

Antiinflamatoria y antioxidante: actualmente se extraen sus curcuminoides, potentes antioxidantes, siendo el principal la curcumina, que no tiene los efectos secundarios, en ocasiones graves, asociado a la fenilbutazona, un antiinflamatorio poderoso. Los efectos antioxidantes y antiinflamatorios de la curcumina son ventajas importantes en la prevención del cáncer, del colon irritable y del Alzheimer.

Hipocolesterolemiante y antitrombótica: los curcuminoides impiden la oxidación de las materias grasas en la sangre y contribuyen a rebajar el nivel del colesterol malo. Limitan también el riesgo de formación de coágulos en la sangre (trombosis). La cúrcuma es pues una ayuda muy valiosa para el conjunto del sistema cardiovascular.

Información general: por ser alcalinizante, la cúrcuma nos ayuda a disminuir la acidez del cuerpo. Estimula la digestión, aumenta la secreción biliar y ayuda en caso de úlceras. Contiene especialmente vitaminas del grupo B, pero también vitaminas C y K. En cuanto a los minerales, aporta, por orden descendiente: potasio, fósforo, magnesio, calcio, hierro, sodio, manganeso, zinc, cobre y selenio.

SUS BENEFICIOS NUTRICIONALES

2 g de cúrcuma (una cucharada de café son de 2 a 3 g), te aportan:

8 kcal
0,18 g de proteínas
0,2 g de lípidos
1,3 g de glúcidos
0,45 g de fibras
Índice glucémico: 1
Índice PRAL: – 46,60
Índice ORAC: 12.706
(mucho)

Una ración de 2 g de cúrcuma cubre el 13% de la dosis diaria recomendada de vitamina B6 y el 10% de hierro.

Su índice glucémico es casi 0, por lo que no aumenta apenas la glucemia.

Su índice PRAL la clasifica como un ingrediente fuertemente alcalinizante. Permite corregir la acidez de determinadas recetas culinarias.

Su poder antioxidante (índice CAT [capacidad antioxidantes total]: 1.593) la coloca justo detrás de las mejores especias antioxidantes: el clavo, la canela y el orégano seco.

CONSEJOS PRÁCTICOS

¿Cómo elegirla?

Se compra en polvo, mezclada con otras especias o sola. Son las raíces que se han hervido, secado y molido. Su raíz entera se utiliza como la del jengibre, pero es más difícil de encontrar.

> **> Antiinflamatorio**
> **> Antioxidante, evita el envejecimiento prematuro de las células**
> **> Propiedades antitrombóticas**

¿Cómo consumirla?

Añade la cúrcuma en polvo junto con un poco de pimienta, siempre que puedas, a los arroces, verduras, salsas, pasteles, batidos, ensaladas… El principio activo de la cúrcuma, mezclado con la pimienta negra se convierte en un principio mucho más biodisponible que cuando se toma sola. Algunos miligramos de piperina, que constituyen la pimienta negra, añadidos a la cúrcuma son suficientes para mejorar veinte veces la asimilación de la curcumina. La cúrcuma, al ser liposoluble, se puede mezclar con aceites buenos para aumentar su biodisponibilidad.

¿Cómo conservarla?

El polvo se guarda en un bote hermético en un lugar seco y protegido de la luz.

Detalles sobre los estudios

Un estudio japonés realizado con ratas predispuestas al infarto demostró una mejora de su salud cardiovascular gracias a la administración de cúrcuma. Los investigadores concluyeron que, si estos mismos resultados se reproducen en las personas, el recurso de la cúrcuma podría ser un medio simple y natural para reducir el riesgo de infarto y mejorar el funcionamiento del sistema cardiovascular.

Otros estudios realizados en animales demuestran que la cúrcuma, a razón de 8 g de curcumina al día, protege la mucosa digestiva eliminando la bacteria *Heliocobacter pylori*, responsable de los dolores de estómago, incluso de las úlceras. Para Sally A. Frautschy, investigadora americana especializada en el Alzheimer, lo mejor para tener una buena asimilación de la curcumina, cuando se quiere consumir habitualmente, en especial como remedio medicinal, es calentar 30 ml de aceite a 220 °C y disolver 500 mg de cúrcuma durante dos minutos.

~ EL SIROPE DE ARCE ~

He aquí un azúcar atractivo que florece en Quebec y que es mineralizante, lo cual es bastante raro...

Quebec es, en efecto, el mayor productor y consumidor de sirope de arce, edulcorante natural que no contiene ningún aditivo ni colorante.

El sirope de arce no se extrae de la savia, que es amarga, sino del agua del arce, la que captan las raíces en el momento del deshielo y que se carga de los azúcares que están almacenados. Esta agua ligeramente azucarada se filtra y los azúcares se concentran por calentamiento y evaporación. El sirope obtenido tiene un sabor particularmente suculento.

> **> Muy alcalinizante**
> **> Un azúcar remineralizante**

LO MÁS SANO

Buenos azúcares: el sirope de arce contiene un 68% de glúcidos, de ellos es el 80% sacarosa: un contenido bastante inferior al del azúcar de mesa (que es prácticamente sacarosa pura) y comparable al del azúcar de caña. Contiene también glucosa y fructosa, dos azúcares fácilmente asimilables. La fructosa es un buen azúcar (es el azúcar de las frutas), y su poder edulcorante es entre un 20 y un 40% superior al de la sacarosa.

Vitaminas y minerales: el sirope de arce es rico en manganeso. Este elemento está estrechamente vinculado al funcionamiento de las enzimas e interviene en diversos procesos como el metabolismo de los glúcidos o la lucha contra el estrés oxidativo

Detalles sobre los estudios

Diversos estudios in vitro han demostrado que algunos compuestos antioxidantes extraídos de la savia del sirope (ácidos fenoles, flavonoides) protegen a las células de las mutaciones. La actividad antimutágena del sirope de arce es incluso superior a la de la savia, lo cual indica que los compuestos antimutágenos específicos se forman en el momento de la fabricación del sirope.

Hay que tener cuidado con la sacarosa y lavarse bien los dientes después de consumirla para evitar las caries. Actualmente, se dice que es la frecuencia y la duración de las tomas de azúcar, más que las cantidades ingeridas, las que aumentan el riesgo de caries dentales. Estas tomas contribuyen a desequilibrar la flora bucal. Las bacterias de la boca se multiplican y atacan al esmalte de los dientes.

(radicales libres). Aporta también zinc, sodio, magnesio, hierro, cobre, selenio... Las vitaminas del grupo B (B1 y B2 especialmente, pero también B3, B5 y B6) están también presentes

Sus ventajas principales: contiene más minerales que los otros productos edulcorantes. Encontramos también compuestos flavonoides antioxidantes que protegen de los efectos de los radicales libres y sustancias que poseen un potencial antimutágeno. El sirope tiene el poder de alcalinizar, una virtud nada despreciable ahora que nuestra higiene alimentaria genera una acidificación demasiado elevada en el cuerpo (ácidosa).

SUS BENEFICIOS NUTRICIONALES

En cantidades iguales, el sirope de arce es menos calórico que la miel. Es bueno, dulce, natural y no ha sufrido ninguna otra transformación más que la cocción. Es un producto excelente, aunque su índice glucémico (5-65) sea bastante elevado. ¡Consúmelo con moderación!

CONSEJOS PRÁCTICOS

¿Cómo elegirlo?

¡Son necesarios 40 litros de savia para obtener 1 litro de sirope! Los productores poco escrupulosos comercializan el llamado sirope con aroma de arce que no es para nada sirope de arce. Lee bien las etiquetas para no comprar un sirope diluido o que no respete el contenido máximo autorizado de plomo. Siempre es mejor comprar productos biológicos.

¿Cómo consumirlo?

Realza el sabor de las crepes, yogures y cereales. Los quebequenses lo utilizan también para preparar zanahorias glaseadas (zanahorias azucaradas). Se emplea asímismo en los pasteles, helados, salsas o incluso con las verduras y la carne.

¿Cómo conservarlo?

Un frasco de sirope de arce cerrado puede guardarse protegido de la luz a temperatura ambiente. Una vez abierto, es mejor conservarlo en el frigorífico.

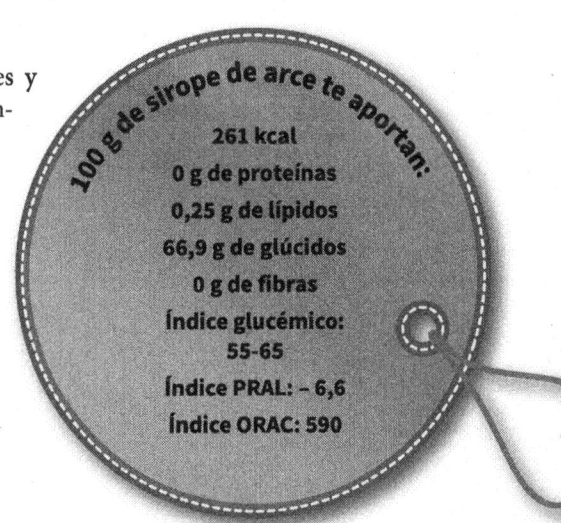

100 g de sirope de arce te aportan:

261 kcal

0 g de proteínas

0,25 g de lípidos

66,9 g de glúcidos

0 g de fibras

Índice glucémico: 55-65

Índice PRAL: – 6,6

Índice ORAC: 590

~ EL JENGIBRE ~

Para los asiáticos, que son los que más lo consumen, el jengibre lo cura casi todo.

Este rizoma maravilloso, pieza maestra de las farmacopeas chinas e indias, ha demostrado sus virtudes. Abre el apetito, facilita la digestión y tonifica. Además, sus efectos afrodisíacos no son nada despreciables sobre todo si uno se convence de ello.

> Beneficios digestivos
> Combate las náuseas
> Muy antioxidante
> Refrescante
> Antiinflamatorio

LO MÁS SANO

Muy rico en antioxidantes: se han descubierto en el jengibre varias decenas de compuestos antioxidantes como el gingerol, un compuesto fenólico responsable del sabor picante del jengibre fresco. Otros, como el zingerone o el shogaol, se hacen presentes únicamente al cocerlo. El potencial antioxidante de 100 g de jengibre molido es uno de los más elevados que se conoce de todos los alimentos. El jengibre puede ser pues, un aliado maravilloso para combatir enfermedades cardiovasculares y los efectos del envejecimiento, y para prevenir el cáncer de colon. De todas formas, en valores absolutos, esta capacidad antioxidante es bastante reducida, porque no se consumen más que unos pocos gramos.

Vitaminas, minerales y mucho más: el jengibre contiene la mayoría de las vitaminas (B1, B2, B3, B5, B6, B9, C, E y K) y diversos minerales, en especial, potasio, magnesio y fósforo, pero también calcio, sodio, hierro, zinc, cobre, manganeso y selenio. El rizoma es muy rico en almidón (60%), aporta también lípidos (10%), como los fitoesteroles, y un aceite esencial.

Antiinflamatorio: sus propiedades antiinflamatorias son útiles para aliviar los reumatismos agravados por el tiempo húmedo y el frío, la inflamación de las articulaciones, la artritis reumatoide, incluso la artrosis (en cataplasmas calientes). Una tisana de jengibre atenúa el dolor de cabeza de origen inflamatorio, como las migrañas.

Información general: se aconseja también para pequeños problemas de estómago (malas digestiones, flatulencias…) o para aliviar los síntomas de la gripe o del reuma

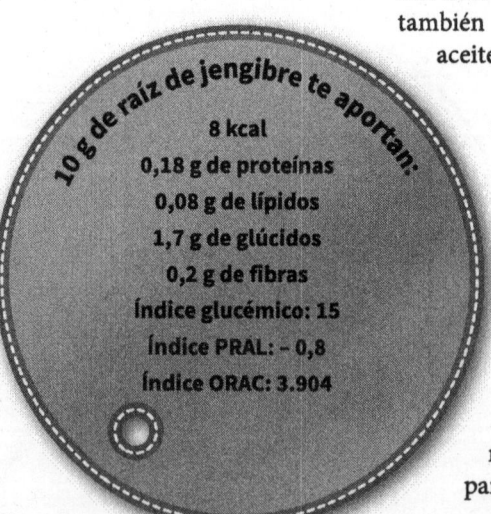

10 g de raíz de jengibre te aportan:

8 kcal
0,18 g de proteínas
0,08 g de lípidos
1,7 g de glúcidos
0,2 g de fibras
Índice glucémico: 15
Índice PRAL: - 0,8
Índice ORAC: 3.904

Detalles sobre los estudios

Varios estudios realizados en animales demuestran que el jengibre estimula la secreción de bilis y diferentes enzimas digestivas, lo que acelera la digestión de los alimentos.

Las propiedades antioxidantes y antiinflamatorias del jengibre, reconocidas desde hace mucho tiempo, han sido probadas in vitro en diversos estudios. También el poder contra el cáncer del gingerol ha sido estudiado de manera concluyente in vitro.

Un estudio reciente realizado en animales concluyó que los extractos del jengibre disminuyen la tasa de glucosa, colesterol y triglicéridos de las ratas con diabetes.

Varios estudios han evaluado los beneficios del jengibre en casos de náuseas y de vómitos: 0,5-1,5 g de jengibre en polvo bastan para disminuir estos problemas en mujeres embarazadas.

(tos, debilidad, frío…). Se recomienda para prevenir las náuseas y los vómitos, sea cual sea la causa (mareos por culpa del transporte, náuseas postoperatorias, quimioterapia o embarazo).

Medicina ayurvédica: ayuda a disolver las mucosidades, a limpiar los vasos más o menos obstruidos, a enfriar el pulmón, a hacer que vuelva el *yang* y a dispersar el frío.

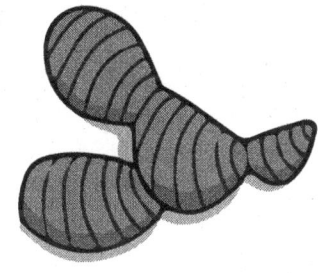

SUS BENEFICIOS NUTRICIONALES

Desde el punto de vista nutricional, 10 g de jengibre fresco representan el equivalente a entre 1 y 2 g de jengibre en polvo.

CONSEJOS PRÁCTICOS

¿Cómo elegirlo?

Se encuentra en forma de raíz o en polvo confitado o marinado.

¿Cómo consumirlo?

Puede utilizarse en recetas dulces o saladas. La raíz es preferible al polvo porque es más perfumada. Se puede cortar a trozos y añadirlo en las recetas o rallarlo y echarlo sobre las ensaladas u otros platos. Es delicioso con el chocolate, también para aliñar un tartar de salmón o una bebida. Aromatiza las tisanas calientes en invierno o los helados en verano.

¿Cómo conservarlo?

La raíz se conserva varias semanas en un lugar fresco y sin humedad. El polvo ha de utilizarse más rápidamente y se puede guardar en un bote hermético en un lugar fresco y seco.

~ EL LAUREL ~

Este arbusto de hojas perennes que denominamos «laurel», «laurel noble», «laurel de Apolo» o, más comúnmente, *Laurus nobilis*, está presente en muchos jardines y tiene propiedades sobre todo digestivas.

El laurel, presente en la mayoría de las cocinas mediterráneas, despierta el apetito, facilita la digestión y revigoriza los organismos debilitados. Se utilizan sus hojas, sus bayas, sus flores y su aceite esencial.

LO MÁS SANO

Estimulante: sus hojas son un antiséptico bueno para el estómago y los intestinos. Pero son también antiespasmódicas, expectorantes y diuréticas. Se le conocen otras virtudes: ¡astringente y sudorífico!

Vitaminas: el laurel es rico en vitaminas A (principalmente betacarotenos), B1, B2, B3, B6 y B9, que facilitan la digestión y la asimilación de los alimentos, y también contiene vitamina C. Pero aporta también minerales: calcio, potasio, fósforo, sodio, magnesio, hierro, zinc, cobre, manganeso, selenio y esteroles.

Su aceite esencial: este aceite se ha de manipular con mucho cuidado porque es muy fuerte y muy corrosivo, pero realmente polivalente. Posee también numerosas virtudes: antálgico (para utilizar en caso de debilidad), antiputrefacción intestinal, antibacteriano potente (recomendado también para combatir el acné), antiviral, combate los hongos, digestivo, anticoagulante, estimulante (ayuda a luchar contra la pérdida del cabello), facilita la evacuación de las toxinas.

Información general: puede ser prescrito en caso de dolores abdominales, fatiga, flatulencias, fermentación intestinal, bronquitis crónica, gripe, reumatismo, insomnio o incluso reglas dolorosas.

SUS BENEFICIOS NUTRICIONALES

Las hojas de laurel, muy aromáticas, se suelen emplear en la cocina, especialmente en la preparación de estofados y también forman parte de los ramitos para aderezar.

Detalles sobre los estudios

El laurel-sauce entra en la composición de los fitomedicamentos adelgazantes por sus virtudes digestivas. Mientras que una infusión después de la comida ayuda a digerir, una tisana de hojas de laurel antes de la comida ayuda a moderar el apetito.

CONSEJOS PRÁCTICOS

¿Cómo elegirlo?

¡Cuidado! El único laurel comestible es el laurel-sauce. No lo confundas con otros laureles como el laurel rosa, de uso ornamental, extremadamente tóxico, incluso mortal. Sus hojas secas están disponibles en las tiendas en la sección de condimentos. También se puede plantar en una maceta en casa. Atención porque este arbusto, a pesar de ser robusto, teme el hielo.

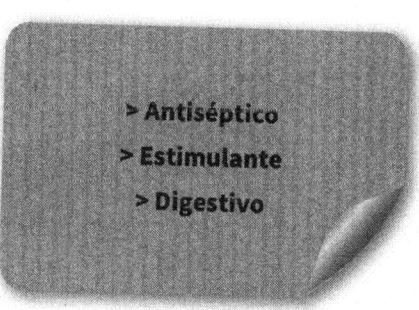

> Antiséptico
> Estimulante
> Digestivo

¿Cómo consumirlo?

Sus hojas secas y frescas, igual que sus bayas, se emplean en la cocina todo el año en los estofados, papillotes, en el agua para hervir arroz, legumbres o verduras, y en la mayoría de las salsas, pero cuidado, porque no se comen.

Dos recetas sanas: como las hojas no se comen, otras posibilidades para aprovecharlas son: prepara una infusión con 2 g de hojas o de flores por cada 10 cl de agua hervida en caso de flatulencias, artritis, dolor de muelas, espasmos intestinales o para estimular los estómagos perezosos. Como el laurel es antiséptico, puedes desinfectar las vías respiratorias haciendo inhalaciones con 5 g de laurel hervidos en 10 cl. de agua. También se puede mascar una hoja de laurel triturada en caso de migraña. Se aconseja asimismo para aliviar la torticolis envolviendo la zona con hojas de laurel calentadas previamente.

¿Cómo conservarlo?

Si tienes jardín, y para conservar todo su sabor, coge las hojas cuando están creciendo, sécalas durante varios días en un lugar seco y aireado, y después colócalas en un frasco protegido de la humedad y de la luz. Se pueden guardar más de un año.

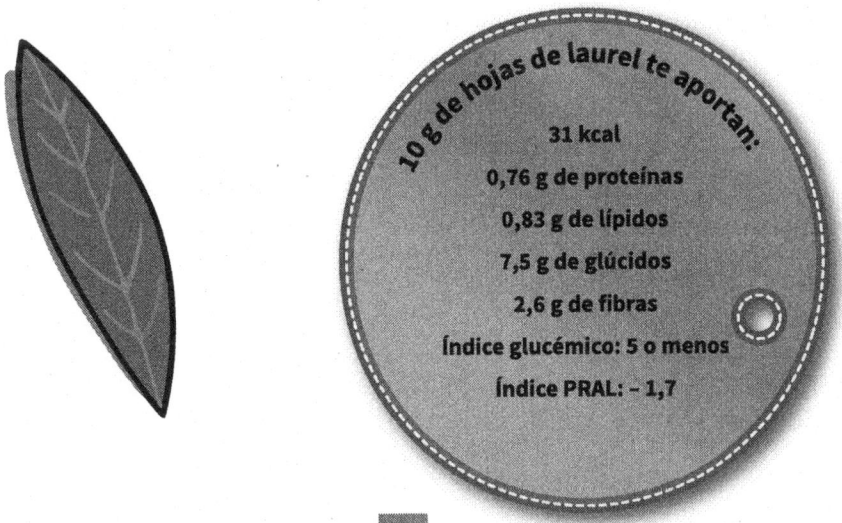

10 g de hojas de laurel te aportan:

31 kcal

0,76 g de proteínas

0,83 g de lípidos

7,5 g de glúcidos

2,6 g de fibras

Índice glucémico: 5 o menos

Índice PRAL: – 1,7

~ LA ALFALFA ~

Denominada también *alfa alfa* en los países anglosajones, la alfalfa, de la cual se comen los granos germinados, da mucha energía y es fácil de digerir.

La germinación aumenta las tasas de vitaminas y enzimas que contienen los granos secos. Todos los granos sometidos a los efectos del calor y de la humedad, cuando se colocan en un plato o en un germinador en la cocina, germinan, ofreciendo así una cantidad fenomenal de elementos nutritivos. Los granos germinados dan vitalidad y vigor y son muy digestivos. Los más fáciles de germinar son la alfalfa y el fenogreco.

LO MÁS SANO

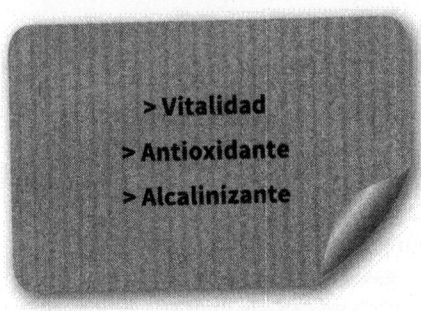

> Vitalidad
> Antioxidante
> Alcalinizante

Una planta reconocida: sus beneficios para la salud son famosos desde hace mucho tiempo, sobre todo para tratar problemas digestivos, sanguíneos, hepáticos, de retención de agua, artritis o suciedad de las arterias. Es también muy útil contra el *Helicobacter pylori*, la bacteria que provoca el exceso de acidez del estómago e intestinos, creando úlceras. Para estos problemas de salud, se utiliza la alfalfa en tisana o sus extractos líquidos o en cápsulas.

Nutrientes en abundancia: la alfalfa y todos los granos germinados, en general, son ricos en vitaminas (A, B, C, D, F, J, K, P, U), lecitina y otras sales minerales y oligoelementos (sodio, azufre, arsénico, cromo, flúor, yodo, litio, níquel, silicio, selenio, vanadio, zinc…).

Las ventajas del grano germinado de alfalfa: la alfalfa se consume sobre todo en forma de granos germinados, muy conocidos por los que tratan de llevar una vida sana. Es uno de los granos germinados más ricos y completos desde el punto de vista nutricional, da energía y dinamiza el organismo. Se utiliza también en caso de dolor de espalda, lumbalgia, ciática (debidas a un exceso de toxinas) y problemas vasculares y respiratorios. Ayuda a crecer el pelo y combate la anemia. Gracias a su gran contenido de antioxidantes, calcio y potasio, dos minerales alcalinos, la alfalfa lucha contra la acidificación del organismo.

SUS BENEFICIOS NUTRICIONALES

La alfalfa germinada es fina, ligera, de sabor dulce, de color verde claro. Cuando se ponen los granos a germinar, las vitaminas y oligoelementos se multiplican. ¿Un ejemplo?: la vitamina C presente en los granos germinados puede aumentar hasta un 600% después de cinco días de germinación.

CONSEJOS PRÁCTICOS

¿Cómo elegirla?

Se compra en las tiendas, pero asegúrate de que los granos germinados estén en un lugar fresco. Si la haces germinar tú mismo, elige granos de un agricultor biológico destinados a la germinación para la alimentación humana.

¿Cómo consumirla?

En acompañamiento de ensaladas mixtas, verduras, pescados, ensalada verde o como condimento en los bocadillos (una buena idea para realzar el sabor y los beneficios de un bocadillo). ¡Hay múltiples maneras de usarla! Hay que lavarla bien antes de utilizarla.

20 g de granos de alfalfa germinados te aportan:

5,9 kcal

0,82 g de proteínas

0,12 g de lípidos

0,82 g de glúcidos

0,47 g de fibras

Índice FRAP (otro índice ORAC): 34,5

Buen sabor: los granos de alfalfa contienen un índice elevado de canavanina, un aminoácido tóxico que desaparece con la germinación. ¡Dejemos la alfalfa alta para las vacas y comamos nosotros los granos germinados!

¿Cómo conservarla?

Los granos germinados se han de guardar obligatoriamente en el frigorífico y deben consumirse lo más rápidamente posible para evitar la proliferación de microbios.

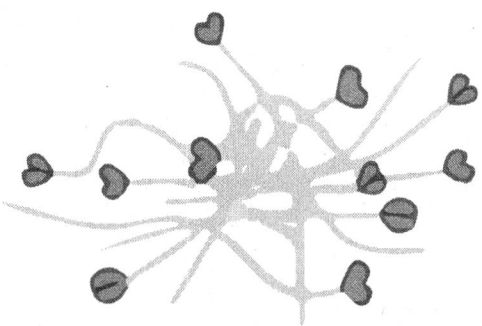

Detalles sobre los estudios

Contiene cumestrol, un fitoestrógeno que estimula la remineralización y ayuda a disminuir la pérdida ósea, un beneficio muy interesante para las mujeres menopáusicas. El consumo de 1 g de alfalfa germinada reduce el riesgo de cáncer de la glándula tiroidea, según algunos estudios. Consumir 40 g de granos de alfalfa al día hace bajar el nivel de colesterol gracias a las saponinas que contienen.

~ LA MELISA ~

Esta planta, cuyas pequeñas hojas grabadas y dentadas exhalan un perfume dulce alimonado cuando se arrugan, es un relajante muy eficaz en caso de ansiedad, nerviosismo, irritabilidad, emotividad o palpitaciones cardíacas de origen nervioso. Será también útil si lo que buscas es un poco de calma.

Son generalmente las hojas y los cogollos florados los que se utilizan por sus virtudes medicinales.

Hay que distinguir entre *Melissa officinalis* y hierba luisa, denominada también «verbena de Indias» o *lemongrass, Cymbopogon citratus*, de su nombre en latín, que es antiséptica y repelente de insectos, especialmente de mosquitos. Se parece a los pequeños juncos que se utilizan en la cocina asiática. También hay que decir que la verbena citronela, *Aloysia citrodora*, tampoco es la melisa.

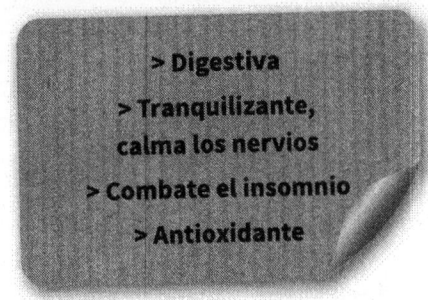

> Digestiva
> Tranquilizante, calma los nervios
> Combate el insomnio
> Antioxidante

LO MÁS SANO

Algunos de sus componentes: contiene numerosas esencias como el citral y la citronela, con virtudes carminativas y relajantes, pero también la aglicona, taninos, alcanfor…

Maravillosas cualidades: la tisana de melisa es tranquilizante (hay que dejar durante unos diez minutos 1-4 g de hojas secas en agua hirviendo), antiinfecciones, estimulante intelectual y físico, tonificante de todo el aparato digestivo, del corazón, del cerebro y también del útero (favorece el flujo menstrual). Facilita la digestión. Sus flavonoides y polifenoles tienen una acción antiviral, normalmente contra el herpes, y ayudan a regular la acción de la tiroides.

Tranquilizante: para los emotivos, melancólicos, ansiosos, insomnes, irritables, nerviosos, epilépticos o los que sufren convulsiones, espasmos (en especial, cardíacos), migrañas procedentes de una mala digestión, indigestión, dolores de dientes (gingivitis) o de oído, catarros (en este caso se ha de utilizar la melisa en tintura madre), reglas dolorosas, vértigos, síncopes, anemia o problemas de memoria. ¿Una picada de insecto? Frótala con unas hojas arrugadas. Además, carece de toxicidad y puede ser consumida por todos.

Su aceite esencial: es un tónico nervioso que se puede utilizar haciendo masajes en el estómago en caso de retortijones o incluso de insomnio.

Detalles sobre los estudios

En un estudio reciente realizado con dos grupos de personas para comparar los efectos de la melisa y la valeriana, administradas juntas, con los de un medicamento hipnótico clásico, se observó que, aunque tanto las plantas como el fármaco ayudaron a dormir, el grupo que tomó los medicamentos hipnóticos notó cierto malestar, lo que no le ocurrió al grupo que tomó la preparación a base de melisa y valeriana.

La famosa agua de melisa: el agua de melisa o «agua del Carmen» está hecha a base de melisa compuesta de catorce plantas y nueve especias. Estimula el corazón y calma las migrañas y el estómago.

SUS BENEFICIOS NUTRICIONALES

La melisa añade un toque fresco y agradable a las comidas dulces y saladas. En la cocina, puede sustituir al limón, quizás un poco agresivo. Se puede añadir también a las bebidas refrescantes.

CONSEJOS PRÁCTICOS

¿Cómo elegirla?

En el jardín, este maravilloso brote se desarrolla muy fácilmente. Las abejas estarán encantadas porque sus flores contienen mucho néctar.

¿Cómo consumirla?

Las hojas perfuman deliciosamente los guisos, salsas de pescado, sopas, ensaladas y crudités de todo tipo. Los brotes jóvenes son deliciosos mezclados con la ensalada verde o con una ensalada de brotes.

¿Cómo conservarla?

La melisa fresca se conserva en un vaso de agua. Si es seca se ha de mantener protegida del polvo y de la humedad.

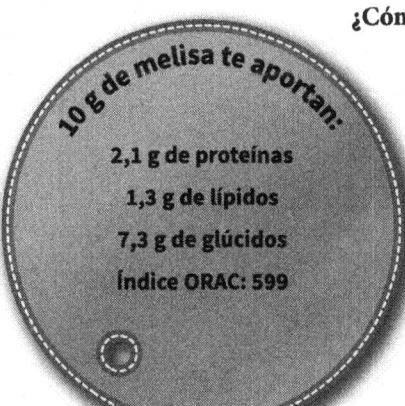

10 g de melisa te aportan:

2,1 g de proteínas

1,3 g de lípidos

7,3 g de glúcidos

Índice ORAC: 599

~ LA MENTA ~

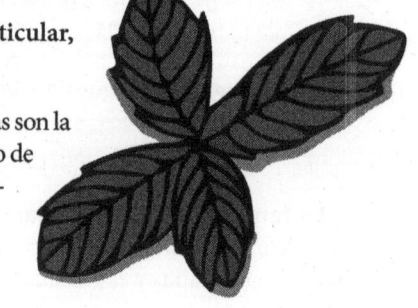

Es una gran especialista de la digestión. En particular, en aceite esencial o en tisana.

Existen varias variedades de menta. Las más utilizadas son la menta piperita y la menta verde. La primeraes un híbrido de la menta acuática y de la menta verde, con virtudes medicinales similares, pero con mejores cualidades terapéuticas, gracias a su mayor concentración de mentol.

LO MÁS SANO

Digestiva: se conoce desde hace tiempo por su efecto sobre los problemas digestivos, carminativos y musculares. La menta calma los vómitos, la atonía digestiva, la pereza de la bilis, las intoxicaciones gastrointestinales, las diarreas, el estreñimiento y el mal aliento, ya que relaja los músculos digestivos.

Tónica: estimula el tono general, es antitusivo, relaja los músculos, calma los mareos producidos por el transporte y se utiliza en caso de fatiga general y palpitaciones. Además, su mentol hace de ella una hierba muy refrescante: en verano, frotar un puñado de menta sobre las piernas pesadas es una delicia.

Antibacteriana: los componentes importantes de la menta piperita son los aceites esenciales (mentol y mentona) que se extraen de ella, los flavonoides (luteolina y mentósido), ácidos y triterpenos. Sus propiedades son principalmente antibacterianas, ya que el mentol es un potente antiséptico y fungicida.

Minerales y vitaminas: contiene potasio, fósforo, calcio, sodio, magnesio, hierro, zinc, cobre, manganeso, esteroles y vitaminas A, B1, B2, B3, B5, B6, B9 y C, antioxidantes como el ácido rosmarínico y flavonoides.

Detalles sobre los estudios

El aceite esencial de menta piperita interesa mucho a los investigadores. Sus propiedades antiespasmódicas han sido confirmadas por ensayos clínicos, principalmente en enfermos que sufrían dolores abdominales e hinchazón (el famoso síndrome del «colon irritable»).

Las infusiones de hojas de menta conservan sus capacidades antioxidantes.

A destacar: hay que evitar tomar el mentol si se están tomando medicamentos homeopáticos porque anula sus efectos. Es pues recomendable disociarlos.

> **Muy alcalinizante**

> **Muy antioxidante**

> **Ayuda a la digestión**

> **Combate la fatiga**

¡Atención!: las mujeres embarazadas o lactantes y las personas con hernia de hiato o esofagitis deberían evitarla. Como es una planta con virtudes potentes, no hace falta emplearla en decocción en el baño.

SUS BENEFICIOS NUTRICIONALES

La menta seca es una buena fuente de hierro y manganeso. Se utiliza en la cocina en todo el Mediterráneo para aromatizar deliciosamente los platos y hacerlos más digestivos.

CONSEJOS PRÁCTICOS

¿Cómo elegirla?

Compra un ramito de menta fresca con las hojas vigorosas, bien verdes, aromáticas y sin manchas negras. Crece muy bien en los jardines, donde coloniza rápidamente los lugares húmedos y sombríos. Se expande en poco tiempo, por lo que si se quiere evitar que esto suceda, es mejor plantarla en una maceta para limitar un poco la expansión de sus raíces.

¿Cómo consumirla?

Es deliciosa en tisana. Es una de las mejores soluciones para aprovechar sus beneficios en verano y en invierno, sin olvidar el té verde con menta.

El alcohol de menta es famoso por curar el mareo y los vómitos producidos por el transporte: cuatro o cinco gotas en un terrón de azúcar son suficientes. Dos gotas de aceite esencial de menta piperita en un terrón de azúcar, dos o tres veces al día, ayudan a la digestión.

Al ser una hierba tan fresca, es muy buena compañera de las patatas, tabulés, guisantes, ensaladas de pepino, potajes de legumbres, tartar de salmón, tortillas saladas y dulces, ensaladas de frutas, postres de chocolate, cócteles… Sus hojas secas se emplean para hacer tisanas o en polvo para aderezar las tostadas.

Infusión relajante: verter 10 cl de agua hirviendo sobre una cucharadita de menta fresca, dejar reposar 10 minutos, filtrar y beber caliente.

¿Cómo conservarla?

La menta fresca se conserva unos diez días en un vaso con agua, que ha de renovarse cada día. Las hojas secas se conservan en un bote hermético en un lugar seco lejos de la luz.

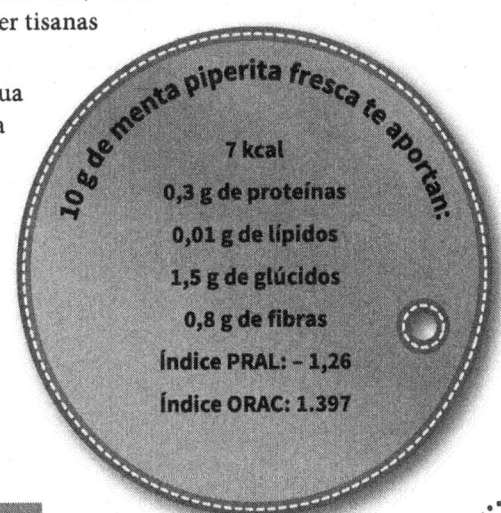

10 g de menta piperita fresca te aportan:

7 kcal

0,3 g de proteínas

0,01 g de lípidos

1,5 g de glúcidos

0,8 g de fibras

Índice PRAL: – 1,26

Índice ORAC: 1.397

~ EL ORÉGANO ~

Esta planta, buscada sobre todo por su aceite esencial con propiedades antisépticas, es también amiga de la digestión.

Origanum vulgare lleva también el nombre de «mejorana silvestre», que no hay que confundir con la mejorana *Origanum majorana*. En Egipto y en la India esta planta aromática se considera sagrada y se comen sus hojas durante las comidas para atraer a la persona amada.

> > Gran antioxidante
>
> > Buen alcalinizante
>
> > Antiséptico poderoso
>
> > Digestivo

Se utilizan principalmente sus cogollos floreados (especialmente perfumados y que aromatizan cuando se frotan), sus tallos, sus hojas y su aceite esencial.

LO MÁS SANO

Antiséptico poderoso: gracias al timol que contiene, que es mucho, el orégano abre el apetito, ayuda a digerir y a calmar los nervios si se toma en dosis reducidas, pero si se toma en dosis altas es un excitante. Antiespasmódico, tónico, expectorante, antitusivo, se suele recomendar en invierno para los bronquios. En infusión, combate el reuma y la gripe. Se utiliza también en caso de asma, afección de los bronquios, tuberculosis pulmonar, reumatismos, digestión lenta, fermentación intestinal, dificultades con la menstruación, infecciones…

Aceite esencial: el orégano contiene el 4% de aceite esencial muy famoso por sus potentes antioxidantes, principalmente por sus muchas virtudes antibacterianas y antiparasitarias. Si se aplica con un masaje (diluido con un aceite vegetal porque es muy irritante), proporciona un alivio inmediato.

SUS BENEFICIOS NUTRICIONALES

Hierro, calcio, manganeso y vitaminas K y E están bien presentes en el orégano; el fresco es particularmente antioxidante y alcalinizante. Contiene más antioxidantes que el seco.

CONSEJOS PRÁCTICOS

¿Cómo elegirlo?

Se compra casi siempre seco. Hay que verificar que se trate de orégano seco y no de mejorana. Si tienes la suerte de encontrar el orégano griego (*Origan vulgare subsp. hir-*

Detalles sobre los estudios

El orégano contiene muchos antioxidantes gracias a su ácido rosmarínico, pero también por la presencia de la apigenina, luteolina y ácido carnósico.

Según estudios realizados in vitro, el orégano ha contribuido a disminuir el azúcar en la sangre de ratas diabéticas. Este famoso ácido rosmarínico combate la acción de las enzimas aumentando el azúcar en la sangre. Es indiscutible que cualquier desoxidación y alcalinización de las células genera inmediatamente una mejora del estado de los pacientes diabéticos, incluso la cura de la diabetes tipo 2.

Tampoco es de sorprender que los investigadores hayan demostrado su capacidad para detener el crecimiento de células cancerígenas en los ratones afectados de leucemia: también una acción de los antioxidantes.

tum), cómpralo, es más perfumado. Para que sea más fresco, adquiérelo en pequeñas cantidades.

¿Cómo consumirlo?

Muy empleado en la cocina mediterránea, se añade a las ensaladas, salsas de tomate, con timo, albahaca… Para conservar su aroma, es mejor añadirlo al final de la cocción, porque sus sabores se disipan con el calor. También se suele utilizar espolvoreado sobre las pizzas.

Y en caso de tos: una infusión de orégano es eficaz para calmar la tos y liberar los bronquios. Añade 10 g de cogollos floreados por 1 litro de agua hirviendo. Bebe de dos a tres tazas al día entre comidas.

¿Cómo conservarlo?

El orégano seco se conserva en un lugar fresco, seco y sin luz.

10 g de orégano en polvo te aportan:

26 kcal

1 g de proteínas

1 g de lípidos

6 g de glúcidos

4 g de fibras

Índice glucémico: 5

Índice PRAL: – 4,44

Índice ORAC:

1.398 (fresco)

~ LA PIMIENTA NEGRA ~

Es una especie absolutamente necesaria porque su presencia en la alimentación permite asimilar ciertos nutrientes.

Blanca, verde, negra, roja o gris, todas las pimientas derivan de la misma planta. Su color depende del estado de maduración en el que esté en el momento de la recolección. La pimienta negra (*Piper nigrum*) es un fruto casi maduro, fermentado y después secado; la pimienta verde se obtiene por conservación de las bayas inmaduras húmedas; la pimienta blanca proviene de las bayas maduras de las que se les ha retirado el envoltorio exterior. En cuanto a la pimienta roja, son bayas de pimienta llega-

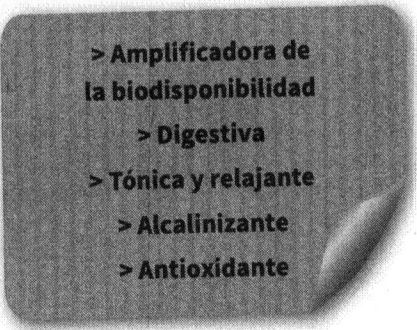

> Amplificadora de la biodisponibilidad
> Digestiva
> Tónica y relajante
> Alcalinizante
> Antioxidante

das a la plena maduración (no hay que confundirlas con las bayas rosas, una «pimienta falsa» que no forma parte de la misma familia botánica).

La pimienta negra es la variedad más picante. Su sabor procede de sus amidas, que ayudan a unir los aminoácidos entre sí para formar las proteínas.

LO MÁS SANO

Muchas ventajas: llena de sol, la pimienta negra da energía, tonifica y tranquiliza. Estimula el conjunto del sistema digestivo y tiene virtudes afrodisíacas. La medicina ayurvédica la utiliza desde hace más de tres mil años por su efecto calentador y secador, y porque estimula el sistema nervioso. Se aconseja contra las indigestiones crónicas, colopatías o sinusitis. Sus cualidades se potencian al calentarse. Para la medicina china, es también un buen tonificante del pulmón.

Un efecto potenciador: la piperina, alcaloide de la pimienta negra, aumenta considerablemente la disponibilidad de los nutrientes asociados. Los complementos alimentarios contienen generalmente piperina para amplificar la asimilación de sus contenidos.

Vitaminas y minerales: la pimienta negra aporta vitaminas A (betacaroteno), B1, B2, B3, B6, B9, C, E y K), pero también minerales: potasio, fósforo, calcio, sodio, mag-

Detalles sobre los estudios

Se ha demostrado la acción de la piperina para aliviar determinados dolores.

nesio, hierro, zinc, cobre, manganeso y selenio. Sin olvidar el licopeno, la luteína, la zeaxantina y los esteroles.

Su aceite esencial: tiene propiedades antiinfecciosas, ayuda al trabajo del hígado y combate la gripe. Si se utiliza en masaje, relaja y alivia las inflamaciones (puede irritar algunas pieles a menos que se le añada un aceite virgen).

SUS BENEFICIOS NUTRICIONALES

La pimienta negra refuerza la acción de la cúrcuma: unos miligramos de piperina consumidos con la curcumina de la cúrcuma mejoran veinte veces la asimilación de ésta, que es un poderoso antioxidante.

La coenzima Q10, el betacaroteno, la vitamina B6, el selenio y el resto de nutrientes se asimilan entre un 20 y un 30% mejor si se combinan con la pimienta negra.

Se recomienda, pues, tomar pimienta negra (unas pocas vueltas de pimentero son suficientes) con los suplementos alimentarios, vitaminas o plantas medicinales. Esto aumentará considerablemente el nivel de estos elementos activos en la sangre. No obstante, consumir demasiada pimienta puede provocar una sobreactividad de los riñones.

CONSEJOS PRÁCTICOS

¿Cómo elegirla?

Los granos enteros para moler son preferibles a la pimienta ya molida porque así se aprovechan más todos sus nutrientes y aromas. Los mejores granos son pesados y no se rompen.

¿Cómo consumirla?

Se puede añadir en casi todas las salsas y también, por qué no, en algunas frutas para realzar su sabor, por ejemplo: el melón, el plátano, la fresa, el melocotón o el higo. Más vale evitar una cocción prolongada porque perderá su aroma.

¿Cómo conservarla?

Coloca los granos en un contenedor hermético a temperatura ambiente y lejos de la humedad. La pimienta molida se conserva perfectamente entre dos y tres meses.

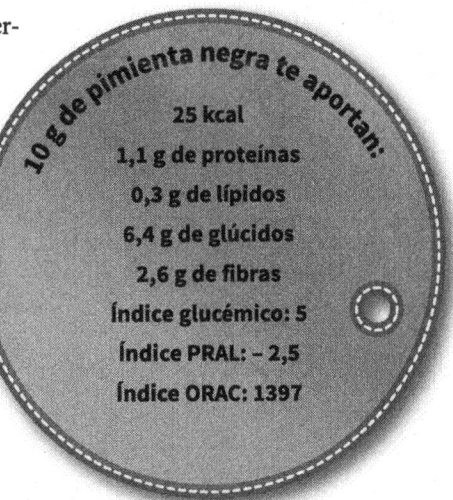

10 g de pimienta negra te aportan:

25 kcal

1,1 g de proteínas

0,3 g de lípidos

6,4 g de glúcidos

2,6 g de fibras

Índice glucémico: 5

Índice PRAL: – 2,5

Índice ORAC: 1397

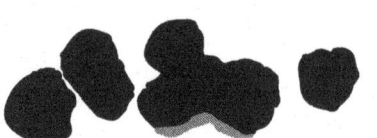

~ EL ROMERO ~

¡**E**s el amigo del hígado por excelencia! Su poder antioxidante es excepcional, de ahí su fama desde la Edad Media de que preserva la eterna juventud.

En el romero, además de su aceite esencial encontramos alcanfor, resina, un principio amargo y también vitaminas A, B1, B2, B3, B5, B6, B9, C, potasio, fósforo, magnesio, calcio, sodio, hierro, zinc, cobre, manganeso y esteroles, indispensables para el buen funcionamiento del organismo.

> Amigo del hígado

> Digestivo

> Combate la fatiga física e intelectual

> Bueno para la circulación

> Antioxidante excepcional

LO MÁS SANO

Principalmente drenante: en caso de problemas de hígado, vesícula biliar o disfunción renal, el romero drenará estos órganos y estimulará sus secreciones.

Preservar el cerebro: la acetilcolina es uno de los cuatro principales neurotransmisores que relacionan las neuronas entre sí. El romero realiza una función activa impidiendo la bajada de la acetilcolina, fenómeno que ocurre sobre todo con la enfermedad del Alzheimer. Mejora la circulación de la sangre en el cerebro (un problema también presente en el Alzheimer), lo que permite una mejor actividad intelectual y además refuerza el cabello.

Un buen estimulante: es un estimulante general del corazón, de las glándulas cortico-suprarrenales y del flujo sanguíneo en la región del útero. Es también efectivo para combatir las inflamaciones, el dolor, las infecciones pulmonares, las diarreas, la fermentación, el reuma, el nerviosismo, el ácido úrico y el dolor de cabeza, y es diurético, sudorífico y ayuda a expulsar los gases. Es útil en caso de digestiones difíciles, cuando los intestinos no funcionan bien (cólicos o estreñimiento), si estás cansado físicamente o nervioso, si pierdes la memoria, si sufres de los bronquios

10 g de romero te aportan:

13 kcal

0,33 g de proteínas

0,58 g de lípidos

2 g de glúcidos

1,4 g de fibras

Índice glucémico: 5

Índice PRAL: – 1,6

Índice ORAC: 16.528 (romero seco)

o tienes calambres… La lista de sus beneficios es larga. Es antioxidante (ácido carnósico, carnosol) y alcalinizante. Su ácido carnósico contribuye a producir las hormonas tiroideas útiles en caso de hipotiroidismo.

El aceite esencial: este aceite se manipula puro, pero con precaución porque es muy fuerte. Es también amigo del hígado. Es un gran regulador hepático y tonifica las venas y las arterias. Mejora la salud de los diabéticos. Además, estimula la acción de cualquier otro aceite esencial ingerido.

SUS BENEFICIOS NUTRICIONALES

Además del potente aroma que aporta a los platos, ¡su poder antioxidante es más que excepcional! Los alimentos cocinados se pueden conservar varios días con una ramita de romero.

CONSEJOS PRÁCTICOS

¿Cómo elegirlo?

Se encuentra seco en las tiendas. En algunos mercados, se pueden encontrar tallos enteros frescos que se pueden secar fácilmente. Crece bien en el jardín o en un balcón bien soleado. Sus flores son comestibles.

¿Cómo consumirlo?

El romero se utiliza en la cocina, fresco o seco, en ramitas enteras o desmenuzadas. Lo mejor es emplearlo fresco. Para beneficiarse de sus virtudes, se puede añadir a las carnes, parrilladas, verduras, potajes, gratines, marinados… Sus flores se pueden espolvorear sobre los platos dulces o salados. También se pueden hacer infusiones e incluso tisanas.

¿Cómo conservarlo?

Se ha de conservar en un lugar protegido de la luz y de la humedad.

Detalles sobre los estudios

El romero inhibe en el hombre la aflatoxina, una sustancia cancerígena que contienen muchos productos alimentarios. Además, el aceite esencial de romero estimula las enzimas que protegen las células del hígado contra las úlceras y los microbios y favorece la concentración intelectual. Los ensayos en animales así lo demuestran. Los investigadores indios también han comprobado en el laboratorio que el aceite esencial de romero es activo contra las cepas de *Escherichia coli* y *Candida albicans* resistentes a los medicamentos.

~ LA SALVIA ~

Salvia en latín significa «curar», por lo que el programa que nos ofrece esta *Salvia officinalis* es fenomenal. Según un refrán popular: «quien tiene una planta de salvia en su jardín no necesita médico». Por todas sus virtudes, la salvia también se denomina «planta de los centenarios».

> Longevidad
> Digestión
> Problemas femeninos
> Estrés
> Muy alcalinizante
> Muy antioxidante

Sus hojas frescas o secas, sus flores y su aceite esencial son remedios ancestrales. Se emplea en cocina y en medicina. Hildegarde de Bingen, religiosa alemana de la Edad Media, que fue también una célebre herborista, aconsejaba consumirla cruda o cocida para aliviar los humores nocivos. En el reinado de Luis xiv, el memorialista duque de Saint-Simon tomaba cada noche una infusión de salvia y decía que a ella le debía su longevidad.

LO MÁS SANO

Virtudes innumerables: tónica, estimulante general, antiséptica, depurativa, diurética, digestiva…; ¡tiene todas las virtudes! Se utiliza asimismo en caso de problemas hepáticos (disfunción del hígado, falta de bilis…), pero también pulmonares, como la bronquitis crónica u otros trastornos respiratorios; en enfermedades urinarias; para estimular la tiroides; combatir el reuma, el colesterol malo y el dolor de cabeza, e incluso en caso de problemas de memoria. La salvia está también a la cabeza de las finas hierbas en cuanto a sus virtudes antioxidantes.

Detalles sobre los estudios

El consumo de hojas de salvia disminuye los triglicéridos y el colesterol malo en los animales.

Sus hojas se queman desde hace siglos para purificar los lugares.

Un estudio ha demostrado que personas mayores afectadas de Alzheimer que han tomado extracto de salvia durante cuatro meses han visto mejorar más sus funciones cerebrales que tomando un placebo.

Otro estudio realizado en animales ha permitido constatar una disminución del 30% de la glucemia de ratones diabéticos y no diabéticos.

Salvia sclarea o romana contiene más estrógenos que la *Salvia officinale*, que es más antimitótica, es decir, reduce la multiplicación de determinadas células, como las cancerígenas.

Ayuda a digerir las grasas: aperitiva y digestiva, sobre todo en caso de digestión lenta, ayuda a degradar las grasas.

Reguladora: es útil en caso de problemas hormonales femeninos por su acción estimulante y reguladora. Estimula el flujo sanguíneo de la región del útero, favoreciendo la concepción, regulando las reglas insuficientes, la menopausia y preparando para el parto (se recomienda tomar infusiones de hojas de salvia un mes antes de parir, para reducir los dolores del parto).

Calmante, desestresante: sus numerosas virtudes contribuyen a luchar contra la neurastenia, las afecciones nerviosas, los temblores, los vértigos y la parálisis. La salvia participa en el equilibrio del sistema vago-simpático y es antiespasmódica.

Antiinflamatoria: su aceite esencial es rico en tujona (antiséptico, digestivo), pineno, ácido rosmarínico (antiinflamatorio), taninos (cicatrizantes), mucílago, flavonoides, estrógenos, omega-3, 6 y 9, vitaminas, minerales y oligoelementos.

Muy poderosa: hay que consumirla con cierta precaución. Las mujeres lactantes deberían evitarla. La salvia puede ser nociva si se toma en grandes cantidades durante un periodo de tiempo prolongado. Para evitar las palpitaciones cardíacas, es mejor tomarla en infusión que en tisana, salvo si ésta es ligera (menos de tres minutos).

SUS BENEFICIOS NUTRICIONALES

Es una planta con grandes poderes alcalinizantes y antioxidantes.

CONSEJOS PRÁCTICOS

¿Cómo elegirla?

Compra las hojas secas y redúcelas a polvo para conservar todo su sabor. Se compra también fresca cuando es la época y se planta en el jardín.

¿Cómo consumirla?

En la cocina se puede utilizar fresca o seca: ensalada de patatas, pierna de cordero, pescado a la plancha, potajes de verduras, rellenos, paté vegetariano, pan casero, salsas… Las carnes grasas se digieren mejor con un poco de salvia.

Infusión de salvia: añadir entre 15 y 30 g de hojas frescas o secas a un litro de agua y dejarla infusionar durante unos quince minutos.

¿Cómo conservarla?

La rama fresca se conserva en un vaso con agua que se tendrá que ir renovando durante una semana. Si es seca, se ha de guardar en un envase hermético y consumirla rápidamente para aprovechar sus aromas.

10 g de salvia en polvo te aportan:

31 kcal
1 g de proteínas
1,2 g de lípidos
6 g de glúcidos
4 g de fibras
Índice glucémico: 5
Índice PRAL: – 4,6
Índice ORAC: 3.200 (por 10 g de salvia fresca)

~ LA SAL ~

Nacemos en agua salada: el líquido amniótico. El líquido más presente en la tierra es el agua salada de los mares. Después de una operación, es la sal que hay en el gotero la que nos permite restablecernos… La sal es indispensable para la vida, no nos puede faltar.

Los consejos de reducir la sal están de moda. Hay que decir que los platos industriales rebosan de sal ¡porque es un agente conservante y antimicrobiano! Consumimos entre 8 y 9 g de sal al día cuando 5 o 6 g serían suficientes, aunque la necesidad mínima diaria se calcula que es de unos 2 g. La sal es indispensable para el buen funcionamiento del organismo. Sin embargo, en determinados casos, se puede aconsejar un régimen sin sal, siempre supervisado, aunque la mejor solución sería comer sano, es decir, comer el máximo de productos no transformados y utilizar sal de calidad.

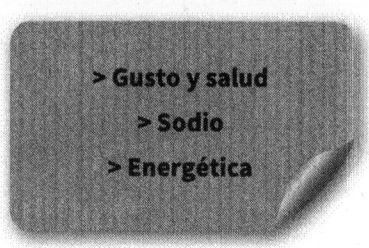

> Gusto y salud
> Sodio
> Energética

LO MÁS SANO

La sal de mar no refinada: se denomina generalmente «sal marina gris». Sus principales componentes son el sodio (cloruro de sodio) y el cloro. Aporta todas las riquezas del mar: magnesio biodisponible, potasio, calcio y oligoelementos como el hierro. Es completa y equilibrada.

La flor de sal: el agua del mar se evapora por la acción del sol y del viento y produce la sal. La flor de sal está en la superficie de las salinas. Es especialmente rica en magnesio.

La sal refinada: es aquella sal cuyos minerales han sido retirados para la utilización de productos químicos. Procede generalmente de las minas de sal terrestres (se trata en este caso de la sal gema, que proviene de un antiguo mar interior). Está compuesta casi el 100% de cloruro de sodio, sin contar los diferentes adyuvantes (antiaglomerantes…). Es la sal de mesa «clásica», a la cual también se le puede añadir yodo. Hay que evitarla, ya que, al ser desmineralizante, satura el gusto y exacerba el apetito.

No abusar: las personas que siguen un tratamiento médico que contiene cortisona no deben tomar sal, ya que la cortisona asociada a la sal retiene el agua. Este régimen se suele prescribir en caso de insuficiencia cardíaca, hipertensión o insuficiencia renal. Para combatir la celulitis, hay que disminuir el consumo de sal.

SUS BENEFICIOS NUTRICIONALES

La sal es el alimento más poderoso para regular el equilibrio humoral. Activa la energía. Es esencial para el funcionamiento de los riñones y también muy apreciada en la

Detalles sobre los estudios

Los platos precocinados frescos o congelados (una porción aporta hasta el 40% de la ración diaria recomendada de sal), sopas deshidratadas, charcutería, cubitos de caldo, productos ahumados, salados y marinados, salsa tamari, salsa de soja, kétchup, vinagretas industriales, quesos, etc., todos contienen una gran cantidad de sal y sus aportes no son siempre de buena calidad.

medicina tradicional china. Procura el mantenimiento del agua en el organismo. La buena sal es un elemento alquimista: refuerza el lado sabroso de los platos rebajando la amargura y el azúcar, al tiempo que ajusta los sabores agrio y ácido.

CONSEJOS PRÁCTICOS

¿Cómo elegirla?

Mejor optar por la sal de mar (gorda o fina) no refinada, la más completa, verificando su procedencia. Por ejemplo, la sal de Guérande se recoge a mano, se escurre y se seca al sol, por lo que conserva su magnesio y todos sus minerales y oligoelementos. Está garantizado que no contiene aditivos químicos.

¿Cómo consumirla?

La cocina casera permite controlar mejor el aporte de sal y sobre todo consumir sal de buena calidad. Es mejor añadirla al final de la cocción, excepto en los caldos de preparación corta. Así se conserva mejor el sabor de los alimentos. Este consejo debe aplicarse también a la carne para que conserve su jugo (salarla antes de cocinarla favorece el drenaje de la sangre). Sin embargo, para que los pepinos o los tomates sean más digestivos, se puede añadir la sal antes, unos quince minutos antes de comerlos. No hay que olvidar que la flor de sal tiene un sabor delicado y mucho magnesio. También se disuelve más rápidamente.

Para variar los placeres y consumir menos sal, se pueden utilizar mezclas de especias, zumo de limón, ajo y cebolla, sustituyendo la sal a base de potasio.

¿Cómo conservarla?

Hay que guardarla siempre alejada de la humedad.

~ EL TOMILLO ~

Los usos medicinales del tomillo en tisana, aceite esencial o simplemente añadido en los platos son muy numerosos. Es una de las plantas aromáticas más utilizadas desde siempre en la cocina y en la medicina.

Es preferible el tomillo dulce al tomillo fuerte. Este último se ha de utilizar con precaución. Es un antiinfeccioso poderoso, inmunoestimulante, estimulante gastrointestinal y un antálgico que combate eficazmente las sobrecargas metabólicas y mejora el terreno broncopulmonar. Su primo silvestre, el denominado «serpol», tiene virtudes parecidas.

> **Tonificante general: físico y psíquico**
>
> **Antiséptico**
>
> **Polivalente**
>
> **Gran antioxidante**

El tomillo (*Thymus vulgaris*) se aprecia por sus capacidades tonificantes generales y su gran poder «de limpieza», especialmente de los bronquios, riñones e hígado.

LO MÁS SANO

Bueno para el vientre: sus cualidades antisépticas, digestivas y diuréticas combaten, entre otras, las fermentaciones intestinales (¡y la inmunidad general se forma en los intestinos!). Abre el apetito, combate los espasmos y ayuda en caso de digestiones lentas. Estimula principalmente la vesícula biliar cuando es un poco «perezosa».

Eficaz para los bronquios y los pulmones: limpia los pulmones y libera las vías respiratorias. Lucha contra las inflamaciones y las infecciones de la zona genital urinaria. Sus especialidades son la bronquitis, la tos, el asma y los resfriados, lo que la convierte en una planta indispensable en invierno.

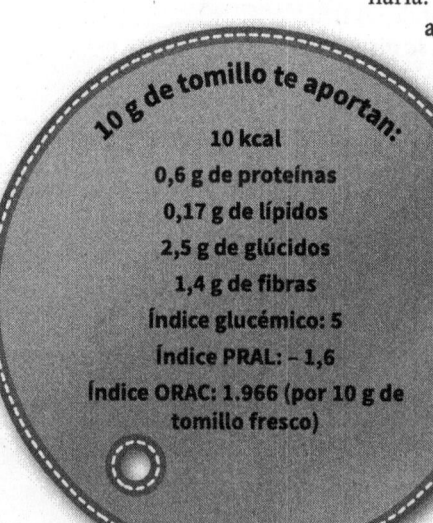

10 g de tomillo te aportan:

10 kcal
0,6 g de proteínas
0,17 g de lípidos
2,5 g de glúcidos
1,4 g de fibras
Índice glucémico: 5
Índice PRAL: – 1,6
Índice ORAC: 1.966 (por 10 g de tomillo fresco)

Para el ánimo: tonifica los nervios y estimula la inteligencia. En caso de fatiga mental, angustia, insomnio, vértigo o estrés, hay que echar mano de él.

Todavía más: refuerza el cabello al activar la circulación capilar (si se utiliza en loción), es útil para el acné y para cicatrizar las heridas, para la hipotensión, la mala circulación, las ausencia momentánea de reglas, los reumatismos… Algunos le confieren propiedades afrodisíacas. ¡Lo tiene todo!

Sus componentes: está lleno de aceite esencial (60% de timol, carvacrol) y taninos (principio amargo), terpenos (con efectos expectorantes, como el terpineno y el cimeno), alcoholes (borneol, linalol…) y también un poco de vitaminas y minerales: A, B1, B2, B3, B5, B6, B9, C, y potasio, magnesio, fósforo, calcio, sodio, hierro, zinc, cobre y manganeso.

SUS BENEFICIOS NUTRICIONALES

El tomillo, un condimento muy apreciado, tiene un gran poder antioxidante. Añádelo a tus platos para que ayude a tu cuerpo a combatir la oxidación.

CONSEJOS PRÁCTICOS

¿Cómo elegirlo?

Es muy práctico cultivarlo en casa en una maceta (igual que ocurre con el perejil, el cebollino, la menta, la salvia, el romero, el hinojo, el basílico…), pero también se puede comprar en ramas frescas, secas o desmenuzadas.

¿Cómo consumirlo?

Añade una ramita en los potajes y las legumbres. También se puede añadir desmenuzado sobre los asados, las carnes grasas… Aporta un aroma muy agradable a las ensaladas, a las cremas o incluso a los postres.

La tisana de tomillo antifatiga: poner 30 g de tomillo por 1 litro de agua, o una rama por taza. Dejarlo hervir tres segundos y reposar entre diez y quince minutos.

¿Cómo conservarlo?

Se conserva en un lugar seco, protegido de la luz, en un bote hermético. Se puede guardar varios meses.

Detalles sobre los estudios

Una larga práctica clínica y las opiniones convergentes de muchos expertos famosos hacen que la utilización médica tradicional del tomillo sea actualmente muy reconocida. Algunos organismos de evaluación de las plantas, como la Comisión E (consagrada a la fitoterapia en Alemania), la ESCOP (European Scientific Cooperative on Thytotherapy, un comité científico europeo que dicta los estándares para la medicina de las plantas), reconocen la eficacia del tomillo en el tratamiento de la bronquitis, la tosferina, las inflamaciones de las vías respiratorias, las encías y la halitosis crónica.

Las mujeres embarazadas o que quieren quedarse embarazadas deben evitar el tomillo concentrado como el aceite esencial.

~ EL VINAGRE ~

Este líquido tan ácido, obtenido por oxidación (envejecimiento) de las bebidas alcohólicas, se utiliza desde hace mucho tiempo.

En su traducción literal, el vinagre es el vino que se hace ácido gracias a la acción de las bacterias. De hecho, se trata de una fermentación acética asociada a una oxidación del etanol que contiene. Cuenta en su composición con un 5-8% de ácido acético y también con ácido tartárico y ácido cítrico. Su pH es de entre 2 y 3. Su fabricación se hace generalmente a partir del alcohol destilado. Desde el punto de vista estrictamente nutricional, el vinagre apenas tiene interés.

> Realza los platos

> El vinagre de sidra es el mejor

> ¡Atención!, es una bomba de acidez

Contrariamente a lo que ocurre con el vinagre de vino, de sidra o de alcohol en general, el vinagre balsámico no se fabrica a partir del alcohol, sino del zumo de uvas tardías. Tiene un gusto caramelizado. Este vinagre es más calórico que los otros, pero se emplea, en general, en pequeñas cantidades. El vinagre de sidra es el mejor de los vinagres porque procede de manzanas fermentadas. En la Edad Media, Hildegarde de Bingen (famosa filósofa y naturalista alemana del medievo) ya lo recomendaba. Hay que tener cuidado porque, al tener un pH tan ácido, se ha de consumir con moderación.

Detalles sobre los estudios

El uso del vinagre de sidra como remedio para la artritis o los ardores de estómago ha sido propagado por Jarvis, un médico americano que ha podido constatar en sus pacientes una recuperación de estas enfermedades con el consumo de este vinagre.

Algunos estudios demuestran que el vinagre en una comida reduce el índice de glucosa y de insulina, puesto que el ácido acético inhibe las enzimas del colon responsables de la digestión de los disacáridos y aumenta la utilización de la glucosa por el cuerpo, aportando también una mayor sensación de saciedad y, por tanto, una reducción del aporte de calorías a largo plazo.

Un estudio en ratas indica que el consumo diario de vinagre hace bajar la tensión arterial por la disminución de la acción de la renina, una enzima vasoconstrictora.

Atención, porque la acidez del vinagre aumenta el desgaste del esmalte de los dientes.

LO MÁS SANO

Acidificante... ¿o no?: su potencial acidificante es útil en caso de patologías debidas a un exceso de alcalinización. Por otra parte, los ácidos del vinagre destruyen determinadas bacterias.

Sus componentes: además de sus ácidos (acético y otros), encontramos potasio, magnesio, fósforo, calcio, sodio, hierro, zinc, cobre y manganeso.

Los beneficios del vinagre de sidra: es un tónico nervioso y cardíaco, remineralizante, que refuerza la digestión y la inmunidad. Además, combate la fatiga, el sobrepeso, la celulitis, las intoxicaciones alimentarias, las flatulencias, el estreñimiento, los espasmos, las infecciones renales, el colesterol, la gota, la hipertensión y la artritis. Favorece la eliminación de las toxinas del organismo.

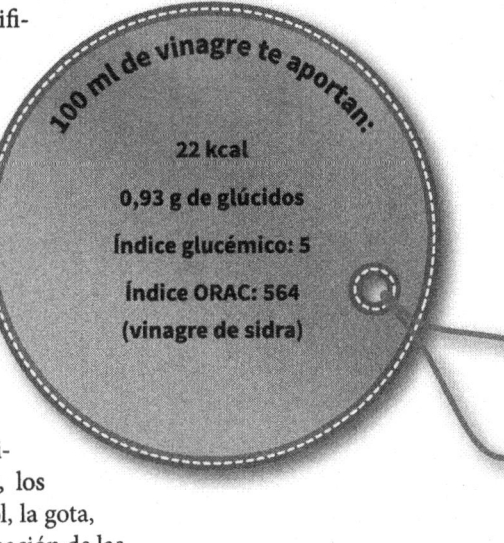

100 ml de vinagre te aportan:

22 kcal

0,93 g de glúcidos

Índice glucémico: 5

Índice ORAC: 564
(vinagre de sidra)

SUS BENEFICIOS NUTRICIONALES

El vinagre de vino es una buena fuente de antioxidantes. Su sabor pronunciado hace que esté presente en la mayoría de las cocinas del mundo.

CONSEJOS PRÁCTICOS

¿Cómo elegirlo?

Compra vinagre de sidra no pasteurizado de buena calidad: verifica los productores, su composición y su modo de fabricación.

¿Cómo consumirlo?

Se añade en las vinagretas y marinados. Se puede sustituir por zumo de limón.

¿Cómo conservarlo?

Guarda el vinagre en un lugar fresco y seco, protegido de la luz.

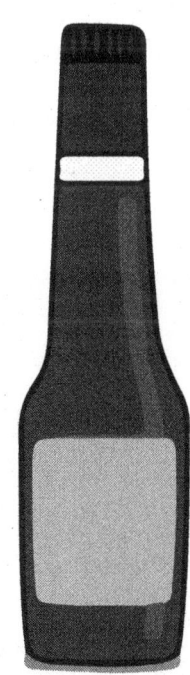

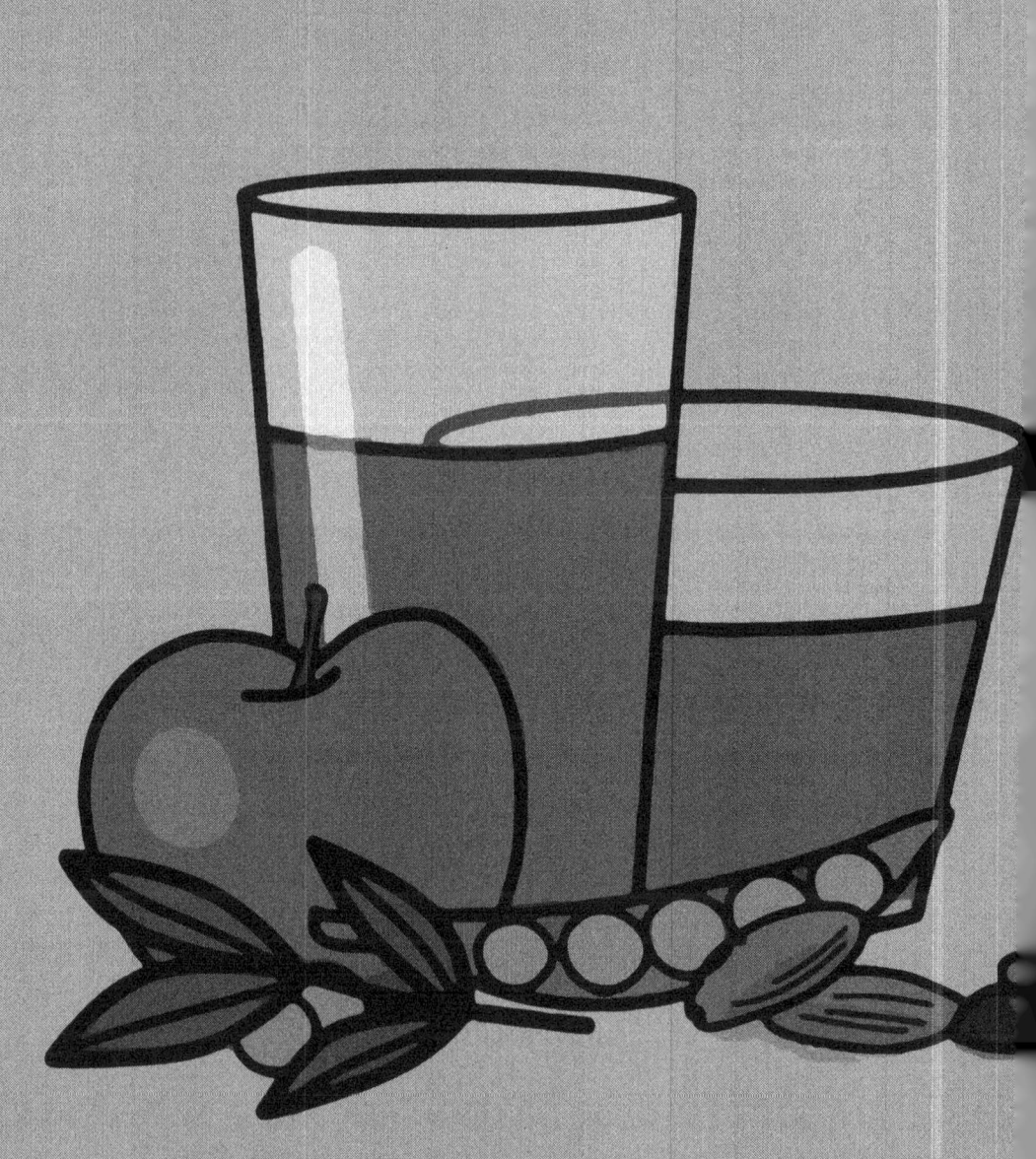

~ BEBIDAS ~

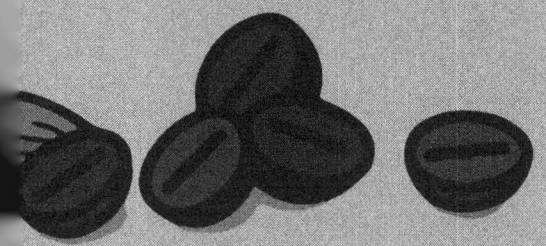

~ EL CAFÉ ~

Es principalmente una bebida que se toma por placer.

El café es efectivamente muy estimulante, aunque algunas unas horas después de tomarse noten sus efectos negativos: insomnio, dolor de cabeza, irritabilidad, nerviosismo, e incluso palpitaciones cardíacas, angustia, sensación de depresión, escalofríos o hipoglucemia. No cuentes con él para mejorar tu salud, pero disfruta del agradable momento y descubre sus diferentes «crudos».

LO MÁS SANO

La cafeína: el café es famoso por su cafeína, conocida por sus efectos estimulantes que actúan sobre las paredes de la vejiga provocando micciones con efecto diurético.

Sus aportes inesperados: el café contiene vitaminas, minerales y antioxidantes. En total, más de una docena de compuestos bioactivos, como la cafeína y los alcoholes diterpenos, los compuestos fenólicos conocidos por sus efectos antioxidantes. Recordemos que, aunque el café es antioxidante, las frutas y las hortalizas también lo son y no tienen los inconvenientes del café. Por ejemplo, que estos alcoholes diterpenos, como el cafestol y el kahweol, hacen aumentar el nivel de colesterol. La cantidad de estos alcoholes en el café de filtro es mínima; en el expreso, es algo mayor, y en el café hervido es muy elevada.

> Tonificante
> Con moderación

Beneficios sorprendentes: consumido con moderación, el café podría ayudar a combatir determinadas enfermedades como la diabetes tipo 2, enfermedades del hígado o la gota.

¿Tomamos, pues, un café?: el consumo excesivo de café no filtrado perjudica las funciones cardiovasculares. Un consumo moderado de café filtrado puede tener efectos positivos gracias a sus antioxidantes que contrarrestan los efectos nefastos de la cafeína, el cafestol y el kahweol. Pero ésta no es una excusa para sustituir las frutas y verduras frescas por unas tazas de café.

Mala mezcla: evita, por supuesto, la bomba de acidez que supone el café con leche ya que su digestión completa requiere 24 horas. Es una mezcla indigesta que empobrece el cuerpo de vitaminas B.

100 g de café expreso te aportan:

2 kcal
0,12 g de proteínas
0,18 g de lípidos
0 g de glúcidos
0 g de fibras
Índice glucémico: 0
Índice PRAL: – 4,2
Índice ORAC: 2.500

SUS BENEFICIOS NUTRICIONALES

Un café en caso de somnolencia te dará un estímulo provisional que te puede ser muy útil, pero atención al efecto inverso que aparecerá al cabo de un rato.

CONSEJOS PRÁCTICOS

¿Cómo elegirlo?

Compra café biológico arábico porque contiene menos cafeína que los otros. Sustitúyelo de vez en cuando por un «falso café», mezcla de achicoria y granos torrefactados en venta en tiendas dietéticas.

¿Cómo consumirlo?

Toma un café de vez en cuando, más por el placer que por la costumbre, para tener buenas sensaciones y compartir un momento agradable, o incluso para probar un nuevo tipo de café. Cuanto menos café tomes, más lo saborearás.

¿Cómo conservarlo?

Una vez abierto, se guarda molido en un bote hermético y se consume rápidamente para que no pierda sus aromas.

Detalles sobre los estudios

La cafeína consumida después de una comida rica en grasas saturadas crea una resistencia a la insulina. Un estudio realizado por una universidad americana ha descubierto que la cafeína crea una verdadera dependencia. Puede fatigar el sistema hormonal y aumentar la tensión, especialmente la ocular (atención al glaucoma). Su efecto diurético puede provocar a la larga sequedad de la piel. El café favorece la evacuación de determinados minerales (hierro, magnesio, zinc, potasio) y de la vitamina B1.

Según otro estudio, el consumo de café en grandes cantidades produce un aumento del colesterol malo. La fórmula química de la cafeína es parecida a la del ácido úrico. A dosis elevadas, las paredes del tubo digestivo se calientan y arden. El café contiene además purines, que son un veneno para los nervios.

El café descafeinado no es recomendable porque inunda el organismo de disolventes clorados muy nocivos para el hígado.

Sin embargo, un estudio sueco ha descubierto que un café al día disminuye el riesgo de tener un accidente vascular cerebral. Tomar un poco de café aumenta la sensación de bienestar y reduce la ansiedad, pero si el consumo es excesivo, los efectos son inversos. La conclusión común de todos estos estudios es que hay que consumir un poco, lo justo, para saborear el placer.

El café verde tiene propiedades tonificantes, digestivas, desintoxicantes y estimulantes, mejores que el café negro. Se encuentra en cápsulas.

~ EL AGUA ~

Nuestro cuerpo está compuesto de un 70% de agua. El agua es la vida. Todo el mundo lo sabe, todo el mundo lo dice. Nosotros lo sabemos, pero ¿qué agua hay que beber?

El agua no contiene ni calorías, ni glúcidos, ni proteínas, ni lípidos, pero sí gas, esencialmente oxígeno, gas carbónico, nitrógeno, metano y un centenar de sustancias minerales y millones de sustancias orgánicas.

LO MÁS SANO

En nuestro cuerpo: su función es múltiple y compleja. Participa en los intercambios de nutrientes (transporte, absorción, reacciones químicas a nivel celular) y mantiene el volumen de los líquidos sanguíneos, salivares y linfáticos. Es también lubricante y regula la temperatura (la transpiración elimina el calor), drena y elimina toxinas.

> Indispensable para la vida

> El agua perfecta existe

¡Cuantos menos minerales, mejor!: cuanto más mineralizada es el agua (en calcio, magnesio…), más contentos están los publicitarios. Pero cuanto menos cargada de minerales esté, mejor es para la salud de aquellos que no necesitan ningún aporte específico. La tasa de residuos secos debe ser lo más débil posible: entre 10 y 150 mg/l como máximo, especialmente para la preparación de los biberones.

¿Qué agua es la perfecta?: debe ser muy poco ácida, con un pH de un 6,7, ligeramente reductiva (lo contrario a oxidativa), con un rH2 (potencial redox) por debajo de 28, y tener una gran resistividad (capacidad de oponerse a la circulación de la corriente

---

Agua de manantial y aguas minerales

Las aguas denominadas «de manantial» se recogen de las capas subterráneas no polucionadas y están listas para ser consumidas sin ningún tratamiento, salvo algunos para eliminar el gas, el manganeso y el hierro. Esta agua contiene pocos minerales.

Las aguas «minerales» son las que tienen propiedades particulares: están sometidas al control de la Academia Nacional de Medicina. Antiguamente, se vendían en las farmacias. Son aguas no tratadas. Como se les reconocen propiedades terapéuticas, su composición tiene que permanecer estable con el tiempo. Algunas, por ejemplo, son ricas en sodio, otras en flúor o en bicarbonatos: estas concentraciones importantes de minerales pueden ser perjudiciales en caso de insuficiencia renal o hipertensión, por ejemplo, por lo que conviene variar sus aportes.

eléctrica). Este criterio de resistividad define indirectamente la propiedad de pureza del agua, es decir, la resistencia a la propagación de microbios, bacterias y toxinas.

El agua del grifo: es perfectamente potable. Ha sido sometida a tratamientos anti-bacterianos, contiene cal, nitratos y restos de cloro, pero se ajusta a los criterios de potabilidad y a unas normas estrictas. Para evitar la contaminación, el agua del grifo se somete a unos tratamientos cada vez más complejos y su calidad (por ejemplo, el contenido de nitratos) varía en función de la región. Se pueden consultar los análisis realizados en las páginas web oficiales de cada municipio.

SUS BENEFICIOS NUTRICIONALES

El agua está presente en grandes cantidades de muy buena calidad en frutas y ver-duras.

CONSEJOS PRÁCTICOS

¿Cómo elegirla?

Verifica la etiqueta para ver que se corresponda lo máximo posible a los criterios de salubridad citados antes (pocos residuos secos, tasa de resistividad elevada, pocos nitratos…). También se puede utilizar un purificador casero para hacer agua buena a partir del agua del grifo, es un mecanismo económico y mejor para la salud si se respetan bien las condiciones de utilización. Cuidado porque las columnas de desmi-neralización pueden convertirse en un auténtico nido de microbios.

¿Cómo consumirla?

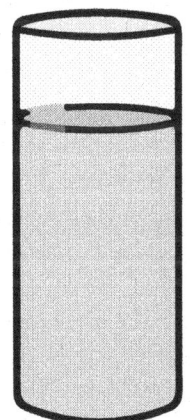

Bebe agua, disfrútala tal cual. Sirve también para hacer deli-ciosas tisanas frías o calientes. Salvo caso de patologías graves, el cuerpo indica cuando necesita agua: bébela en ese momento, si no, fatigarás inútilmente a los riñones. Ningún estudio ha demostrado que sea necesario beber una cantidad determinada de agua cuando no se tiene sed. De todas formas, cuando uno es activo, es mejor beber regularmente, porque se puede perder mucha agua antes de empezar a notar sensación de sed.

Interesante: la sed excesiva puede ser una señal de diabetes.

¿Cómo conservarla?

Guardar las botellas lejos de la luz y del calor. Cuidado porque el agua embotellada no se conserva indefinidamente.

~ EL ZUMO DE FRUTAS ~

El nombre de «zumo de frutas» certifica que no se ha añadido agua ni conservantes. Pero sí que se puede haber añadido azúcar si el zumo que se ha utilizado es concentrado.

¡Toma un vaso de zumo de fruta fresca casero para cargarte de energía!

LO MÁS SANO

Sus numerosos nutrientes: los zumos de frutas tienen un 90% de agua. Aportan vitaminas, minerales y oligoelementos de las frutas enteras, en especial, potasio, magnesio y vitaminas A, B9 y C. Son refrescantes, poco calóricos, alcalinizantes (sobre todo si son caseros) y antioxidantes. ¡Todo un placer!

> Pocas fibras por lo que limitan la asimilación de los glúcidos
> Vitaminados y de rápida digestión
> Fuertemente alcalinizantes
> Mejores si son caseros

Los zumos comercializados han sido calentados: tanto si son bio como si no, las bebidas con la descripción «zumo de frutas» no tienen conservantes, es la ley. Entonces, ¿cómo se conservan? Los que son bio se pasteurizan a una temperatura entre 76 y 80 °C antes de enfriarse rápidamente. La ventaja de los zumos biológicos es que no han sido sometidos a ningún tratamiento químico. Los zumos de frutas tradicionales se calientan a 85 °C. Hay que tener en cuenta que 80-85 °C es la temperatura crítica por encima de la cual la mayoría de los elementos nutritivos y vitaminas se destruyen. Por ello no hay nada como un zumo casero, exprimido o batido.

SUS BENEFICIOS NUTRICIONALES

El zumo es más digestivo que la fruta entera. Sus nutrientes y sus enzimas esenciales se asimilan enseguida, lo que les permite actuar más rápidamente. Se pueden consumir unos minutos antes de la comida, en cambio, la fruta entera se ha consumir al cabo de media hora como mínimo.

CONSEJOS PRÁCTICOS

¿Cómo elegirlo?

Aprovéchate de los beneficios de las frutas haciendo zumos caseros con un exprimidor, una licuadora, una batidora o exprimiéndolos a mano para conservar la pulpa (en este caso tendrás que

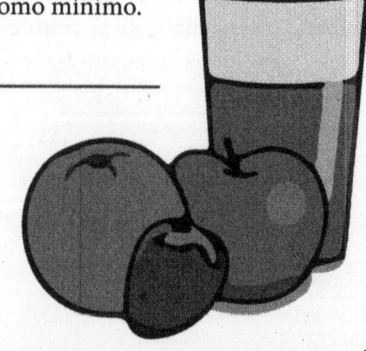

añadir algo de agua para que sea más líquido). Si no, elige zumos biológicos.

¿Cómo consumirlo?

Para asegurar su calidad, es mejor hacerlos en casa: si no están calentados, conservan todos sus nutrientes y sobre todo su poder alcalinizante, antioxidante y energizante.

Para toda la familia: en temporada, un zumo de mandarina cada mañana, un cuarto de hora antes del desayuno, limpia las vías digestivas y purifica. Haz tus propias mezclas de frutas solas o con hortalizas: por ejemplo, manzana, zanahoria y limón. Escoge mejor frutas biológicas para poder utilizar su piel rica en nutrientes.

100 g de zumo de manzana comercializado te aportan:

46 kcal
0,1 g de proteínas
0,13 g de lípidos
11,3 g de glúcidos
0,2 g de fibras
Índice glucémico: 45
Índice PRAL: – 2
Índice ORAC: 450

¿Cómo conservarlo?

El zumo casero se ha de tomar enseguida. El zumo de los comercios se conserva más tiempo a temperatura ambiente, pero una vez abierto hay que guardarlo en el frigorífico, donde podrás conservarlo unos dos o tres días.

Los zumos de frutas y sus virtudes	
ZUMO DE...	**VIRTUDES**
Albaricoque	Aconsejado para problemas nerviosos y anemia
Piña	Combate las infecciones
Grosella negra	Alivia los problemas de nutrición, toxemia, artritis y gripes
Limón, naranja, pomelo, tomate	Son muy recomendados en las curas de desintoxicación y combaten los problemas de desmineralización
Escaramujo (fruto de la rosa silvestre)	Combate las hemorragias y los parásitos intestinales
Fresas	Atenúa la artritis
Grosellas	Atenúan la artritis y las inflamaciones urinarias
Moras silvestres	Combaten la gingivitis, las úlceras, las hemorroides y la desnutrición
Arándanos	Combaten la colibacilosis y los problemas de nutrición
Manzana	Útil para la salud de los dientes, el reuma, la artritis, el raquitismo y la osificación
Uva	Alivia los problemas digestivos, acidez, descalcificación y enfermedades del corazón

~ EL ZUMO DE HORTALIZAS ~

Los zumos de hortalizas naturales biológicos son de una riqueza considerable en cuanto a oligoelementos y vitaminas. A diferencia de los zumos de frutas, los de vegetales pueden beberse durante las comidas.

> Vitaminas y minerales de rápida asimilación
> Muy alcalinizantes

Algunos zumos de hortalizas se han de tomar con moderación porque pueden ser irritantes: el zumo de lechuga, de perejil, de espinacas o de berros.

LO MÁS SANO

Una buena asimilación: ricos en agua y en nutrientes excelentes, los zumos aportan las vitaminas y minerales de las hortalizas. Contribuyen a alimentar y purificar el organismo. Es una manera de consumir un producto sano y de reeducar poco a poco al organismo, que necesitará menos alimentos azucarados, grasas…

Como los zumos no contienen casi nada de fibras y «materiales» sólidos, los nutrientes se asimilan rápidamente.

El Breuss: este cóctel de zumo de hortalizas lleva el nombre de su inventor. Es una mezcla de zumo de remolacha, zanahoria, apio, patata y rábano negro, todo crudo. Se recomienda como cura anticáncer, pero es conveniente para todos los que deseen estar llenos de energía y de vitaminas.

SUS BENEFICIOS NUTRICIONALES

Estos zumos completan de maravilla nuestra ración diaria recomendada de hortalizas y pueden incluso servir de sustitutos de alguna comida.

Los zumos de verduras, particularmente el de zanahoria, son buenos para los niños que no les gustan las verduras. Se pueden mezclar también con zumos de frutas frescas.

100 g de zumo de zanahoria te aportan:

24 kcal
0,95 g de proteínas
0,15 g de lípidos
4,5 g de glúcidos
0,8 g de fibras
Índice glucémico: 40
Índice PRAL: – 4,7
Índice ORAC: 500

CONSEJOS PRÁCTICOS

¿Cómo elegirlo?

Es mejor hacerlo en casa con verduras biológicas y aprovechar así su piel rica en nutrientes. En cuanto a los zumos que se venden en los comercios, elige también los que están hechos con hortalizas biológicas.

¿Cómo consumirlo?

Prepara tu zumo de hortalizas en la licuadora o en el exprimidor. También se puede utilizar la batidora para las hortalizas enteras. La digestión entonces será más larga, porque tendrá todos los nutrientes de las hortalizas y las fibras.

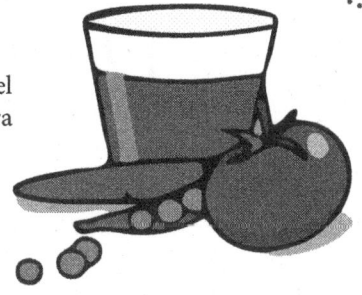

Los zumos de extractos contienen tres o cuatro veces más minerales que los de licuadoras. Pero su coste es más elevado.

A fin de evitar la oxidación de tu zumo, prepáralo justo antes de consumirlo.

¿Cómo conservarlo?

Si no te lo vas a tomar enseguida, añádele zumo de limón. El zumo de los comercios se conserva en la nevera y aguanta hasta cinco días una vez abierto, con unas gotas de aceite esencial de limón para conservar sus nutrientes.

El zumo de hortalizas y sus virtudes	
ZUMO DE...	**VIRTUDES**
Acelgas	Reduce la hipertensión arterial, las varices y la arterioesclerosis
Remolacha	Útil en caso de descalcificación, diabetes, anemia y problemas nerviosos
Zanahoria	Es uno de los más apreciados y de los más universales: ayuda a disminuir las úlceras gastroduodenales, pero también los problemas hepáticos, renales, cardiovasculares, oculares, nerviosos y cutáneos
Apio	Combate los problemas de calcificación y artritis, así como los problemas nerviosos
Col	Es útil en caso de fatiga, úlcera gastroduodenal, problemas de encías o de huesos
Pepino	Devuelve la salud a los riñones y al cuero cabelludo
Berro	Arregla los trastornos intestinales y combate las infecciones
Espinaca	Excelente contra las fermentaciones gastrointestinales y las intoxicaciones en general
Lechuga	Indicado para los problemas nerviosos, la esterilidad y el crecimiento. Combate también las infecciones
Nabo	Útil para la hiperacidez estomacal, para la osificación y la resistencia de los dientes
Perejil	Combate la hipertensión, los problemas de circulación y de la piel: eccemas, psoriasis y acné
Patata	Cicatriza las mucosas y alivia las úlceras de estómago
Rábano	Combate los problemas digestivos, los trastornos hepáticos como la ictericia o los cálculos. Se ha de consumir en pequeñas cantidades

~ LA LECHE DE VACA ~

L a leche la asociamos al calcio, necesario para una buena salud. ¿Es la leche la bebida que más calcio aporta?

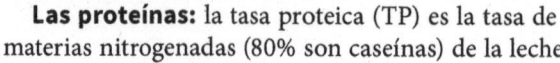

> Calcio

> Proteínas

LO MÁS SANO

Las proteínas: la tasa proteica (TP) es la tasa de materias nitrogenadas (80% son caseínas) de la leche. Cuanto más alta sea esta tasa, más rica es la leche, y depende de la raza bovina y de la alimentación que se le dé. La leche de vaca contiene el triple de prótidos que la leche materna.

Las grasas: la tasa de materias grasas (TB) es la tasa mantequillosa (según la raza, la alimentación y la fase de crecimiento). La leche de vaca no contiene más que el 30% de ácidos grasos insaturados.

Los azúcares: la lactosa, compuesta de glucosa y galactosa, es el único glúcido de la leche presente en una proporción de 50 g por litro.

Los minerales: el calcio es el rey de la leche de vaca, con una proporción de1,2 g por kilo. También se encuentra, en orden decreciente, fósforo, magnesio y un poco de hierro.

La leche que se comercializa no es cruda: la leche pasteurizada se calienta veinte segundos entre 70 y 80 °C, la leche esterilizada durante cuatro segundos a 80 °C, des-

Detalles sobre los estudios

Los alimentos que aportan calcio clasificados por su eficacia (biodisponibilidad) de mayor a menor son: sardinas, col verde, almendras, granos de soja, berros, perejil, avellanas, gambas, caracoles, higos secos, diente de león, garbanzos, pistachos y granos de sésamo. En esta clasificación descendiente, la leche es el siguiente después del sésamo. La col verde y las almendras contienen el triple de calcio metabolizado que la leche de vaca.

La leche, con sus numerosos ácidos grasos saturados y su colesterol, puede ocasionar problemas cardiovasculares. Pero contiene también calcio, y numerosos estudios indican que la leche y su calcio no son la causa de enfermedades cardiovasculares y del infarto de miocardio.

Varios estudios se han interesado por la influencia del consumo de leche sobre algunos tipos de cáncer (próstata, mama, colon…), pero sus resultados no han aportado ninguna respuesta definitiva. Tampoco hay resultados definitivos sobre la protección o no de las fracturas y la osteoporosis.

pués veinte segundos a 115 °C, la leche UHT cinco segundos a 150 °C. La esterilización conserva mejor las propiedades nutricionales que la pasteurización.

Vitaminas: contiene vitaminas A, B, C, D y E. Pero una leche desnatada no contiene ni vitamina A ni vitamina D.

Un detalle sobre la biodisponibilidad: la disponibilidad del calcio es muy variable según los alimentos: 250 ml de leche proporcionan 300 mg de calcio, del que se absorbe un 32%, mientras que 125 mg de brócoli aportan 35 mg de calcio, del que se absorbe un 61%. El calcio del brócoli tiene una mejor biodisponibilidad, pero hay que consumir una buena cantidad para obtener la misma dosis de calcio que la que aporta un vaso de leche. La leche de vaca contiene cuatro veces más calcio que la leche materna, pero este calcio se asimila mucho menos.

La leche, ¿buena o no?: el consumo de leche favorece el mantenimiento y la protección de los huesos, y es necesario para el desarrollo óseo de los niños y adolescentes. Para los adultos, el consumo de leche no es una prioridad.

Muchas personas (sobre todo adultos) son intolerantes a la leche porque no producen suficiente lactosa, la enzima (betagalactosidasa) presente en los intestinos para digerir la lactosa, el azúcar de la leche.

Esta intolerancia se traduce en hinchazón, gases y diarreas.

SUS BENEFICIOS NUTRICIONALES

La leche de vaca es una excelente fuente de calcio, fósforo, selenio y vitaminas A, B2, B5, B12 y D (muchas veces añadida).

CONSEJOS PRÁCTICOS

¿Cómo elegirla?

Siempre que se pueda, es recomendable comprar leche biológica, porque la alimentación del ganado es fundamental para la calidad de la leche.

¿Cómo consumirla?

Toma leche de vez en cuando, pero no como una costumbre.

¿Cómo conservarla?

La leche pasteurizada se conserva una semana, y la esterilizada o UHT, tres meses, siempre y cuando no esté abierta. Una vez abierta, se ha de consumir en los días siguientes.

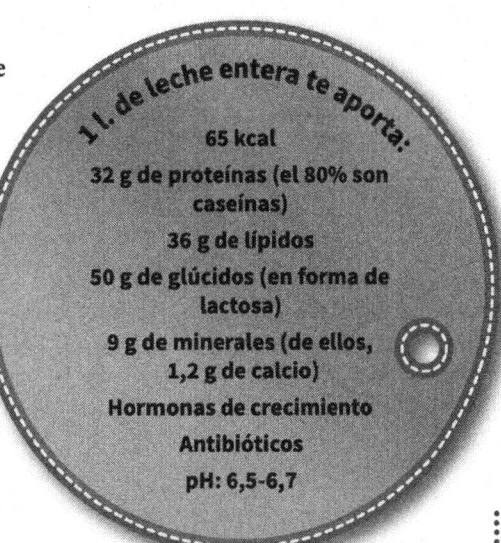

1 l. de leche entera te aporta:

65 kcal

32 g de proteínas (el 80% son caseínas)

36 g de lípidos

50 g de glúcidos (en forma de lactosa)

9 g de minerales (de ellos, 1,2 g de calcio)

Hormonas de crecimiento

Antibióticos

pH: 6,5-6,7

~ LA LECHE VEGETAL ~

Las leches vegetales son una alternativa a las leches animales para los alérgicos a la lactosa o para los adultos que no quieren abusar de los productos lácteos o desean descubrir algo nuevo y nutritivo.

> **> Nutritiva**
> **> Proteínas vegetales**
> **> Digestivas sin lactosa**

Estos líquidos que se extraen del reino vegetal son denominados comúnmente «leches vegetales», aunque de aspecto se parezcan a la leche animal. Pero en las etiquetas se puede leer «bebida» para no inducir a errores. Pueden ser «naturales» o aromatizadas con vainilla, chocolate o café.

Las leches vegetales alcalinizan, no contienen ni azúcar ni lactosa. No necesitan lactasa para ser digeridas.

Ofrecen proteínas vegetales «sin peligro», no contienen caseína. Son ricas en ácidos grasos insaturados, mientras que las leches animales son ricas en grasas saturadas. Ofrecen una gran diversidad, son más fáciles de digerir, menos calóricas, no tienen grasas ni colesterol y favorecen la eliminación del colesterol malo.

LO MÁS SANO

¿Las leches vegetales aportan calcio?: ¡Sí! Y, además, con una configuración más metabolizable que la leche de vaca. Se ha demostrado que un consumo excesivo de proteínas animales provoca la eliminación renal del calcio. Algunas leches vegetales no contienen calcio y los fabricantes lo añaden.

La leche de soja: producida a partir de los granos de soja (soja amarilla), aporta más proteínas que la de la leche de vaca. Los fabricantes le añaden calcio, poco presente de forma natural. Los bioflavonoides de la soja son antioxidantes y favorecen la conservación de los tejidos óseos del cuerpo. La leche de soja no tiene un gusto demasiado bueno, pero es muy rica en lecitina.

La leche de arroz: comparada con la leche de vaca, la leche de arroz no tiene lactosa, contiene pocas grasas (entre el 1 y el 4%), muy pocas proteínas (0,2%, mientras que la de vaca tiene 3,3%), nada de calcio, fósforo, vitaminas A, B2 (como la leche de vaca de los comercios) o D. Muchas veces, los fabricantes le añaden calcio.

La leche de almendras: ¡La mejor! La L-carnitina es un compuesto de la almendra que favorece la dilatación cardiovascular, disminuye el colesterol malo (LDL) y aumenta el bueno (HDL). La almendra es rica en proteínas. Aporta tantas como la carne (19 g por 100 g), lo cual es raro para un fruto seco. Su leche contiene ácidos grasos repartidos de la siguiente manera: ácido oleico monoinsaturado (35%), ácido linoleico poliinsaturado (11%) y ácido palmítico saturado (4%). Estos ácidos grasos son esencialmente insaturados, vitales para nuestro organismo. El 64% de sus grasas son monoinsaturadas (omega-9). Está muy bien provista de minerales (magnesio y potasio) amigos del corazón.

Las otras leches vegetales: la leche de castaña contiene pocas proteínas y grasas, pero es rica en vitamina B, calcio y magnesio.

La leche de avellana es rica en proteínas, potasio, fósforo, magnesio, azufre, calcio y vitaminas del tipo B. La leche de quinoa es muy rica en proteínas buenas, magnesio, hierro y potasio, amigos del corazón, así como también en lisina.

SUS BENEFICIOS NUTRICIONALES

La leche vegetal, en general, no contiene colesterol, ácidos grasos saturados (o muy pocos) ni lactosa. Medio litro de leche de almendras aporta la ración diaria recomendada de vitamina E.

CONSEJOS PRÁCTICOS

¿Cómo elegirla?

Se compran principalmente en tiendas dietéticas. Muchos de estos productos son bio y sin OGM.

¿Cómo consumirla?

Las leches vegetales se emplean también en la cocina en sustitución de las de animales, en las cremas, salsas, yogures, bebidas, batidos... Aprende a utilizarlas y a mezclarlas bien. También las puedes hacer tú mismo.

¿Cómo conservarla?

Una vez abiertas, se conservan en el frigorífico y aguantan entre cuatro y cinco días.

~ EL TÉ VERDE ~

Es conocido en China desde hace más de 4.500 años y se le atribuye un origen divino.

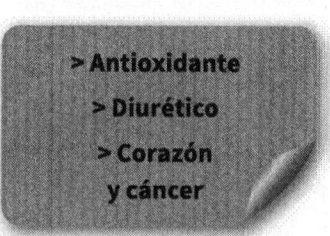

> **> Antioxidante**
> **> Diurético**
> **> Corazón**
> **y cáncer**

El té verde se forma a partir de los brotes secos del arbusto y el té negro de las hojas secas, muchas veces fermentadas. Es preferible el té verde no fermentado porque la «teína» (o cafeína) está menos presente que en el té negro. Además, el té verde contiene el doble de antioxidantes.

LO MÁS SANO

Sus componentes: es rico en antioxidantes muy poderosos, los polifenoles (hasta 200 mg por taza), entre ellos la catequina y la vitamina C, algo que no ocurre con el té negro. En las hojas, no hay prácticamente glúcidos, prótidos o lípidos, pero sí las bases xánticas (teína, teobromina) con efectos estimulantes, polifenoles (de 7 a 25% en la hoja seca), vitaminas del grupo B (especialmente B9), potasio, magnesio y flúor.

Virtudes conocidas: el té verde es un tónico general y cerebral. Es antiesclerótico, vasodilatador, astringente y diurético. Facilita la digestión y previene la fatiga general e intelectual, las diarreas y los problemas hepáticos.

Una ayuda valiosa y polivalente: sus antioxidantes desempeñan un papel fundamental contra las enfermedades cardiovasculares y en el metabolismo del colesterol, reduciendo la tensión arterial, mejorando la digestión y los nervios por sus vitaminas B. El té verde activa el metabolismo de las grasas, calma el apetito, desoxida, ayuda a los riñones, previene los accidentes vasculares cerebrales, el cáncer de estómago e inhibe el desarrollo de algunos tumores cancerígenos.

Y además...: el té verde con cúrcuma acentúa el poder antioxidante de ésta; el mismo efecto producen algunos granos de pimienta negra molidos.

SUS BENEFICIOS NUTRICIONALES

Una taza de té verde en infusión durante dos o tres minutos contiene entre 30 y 50 mg de cafeína o teína. Cuanto más tiempo se deja en el agua hirviendo, más teína contendrá y más antioxidantes. El té contiene de promedio dos o tres veces menos cafeína que el café.

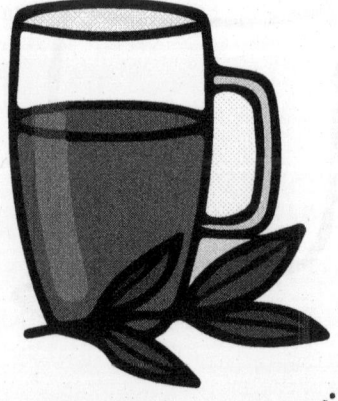

CONSEJOS PRÁCTICOS

¿Cómo elegirlo?

En las tiendas especializadas se ofrece toda una varie-

Detalles sobre los estudios

Según la literatura científica, el consumo de 300 ml o más de té verde produce rápidamente un aumento significativo de la actividad antioxidante de la sangre. Los estudios hacen pensar que el té tendría propiedades preventivas del cáncer gracias a la catequina del té verde, la epigalocatequina gallato (EGCG).

Los estudios han demostrado que las personas que beben dos tazas o más de té verde al día tienen menos riesgo de sufrir degeneración cognitiva, tienen mejor atención y mejor memoria.

Algunos estudios clínicos realizados en humanos han demostrado que el consumo de té verde favorece la pérdida de peso y de materias grasas porque incrementa el metabolismo.

Según unas investigaciones japonesas, los grandes bebedores de té verde tienen menos riesgo de tener uno de los siguientes cánceres: estómago, esófago, hígado, páncreas, mama, pulmón y piel.

dad de tés: té japonés (más antioxidante), té de China, té al jazmín, té con frutos rojos, té con menta… También puedes descubrir el té blanco y el rojo.

Cómpralo en pequeñas cantidades. Si no tienes mucho tiempo, compra las bolsitas individuales de té verde de calidad bio. Una vez usadas, las puedes reutilizar para aliviar los párpados.

¿Cómo consumirlo?

Para hacer té, algunos recomiendan verter previamente un vaso de agua hirviendo en la tetera para calentarla, y después añadir el agua. A continuación, habrá que agregar una cucharadita de té por persona y una para la tetera y un poco de agua hirviendo. Se dejará en infusión durante tres minutos aproximadamente (según el té), y justo antes de servir se añadirá el resto del agua caliente.

Sin teína: si no quieres la cafeína (teína) del té, déjalo con el agua hirviendo durante dos minutos, tira esta infusión e infusiona de nuevo ese té.

Un consejo de amigo: el secreto está en consumir el café o el té negro con moderación, como máximo una taza al día. Si no, es mejor tomar té verde.

¿Cómo conservarlo?

Coloca el té en un bote hermético en un lugar fresco: así se puede conservar hasta dos meses.

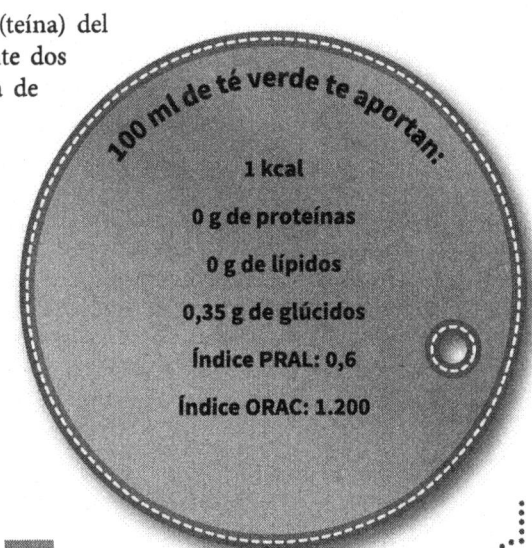

100 ml de té verde te aportan:

1 kcal

0 g de proteínas

0 g de lípidos

0,35 g de glúcidos

Índice PRAL: 0,6

Índice ORAC: 1.200

~ EL VINO ~

In vino veritas: «en el vino está la verdad», dice el proverbio en latín. Todas las religiones atribuyen al vino virtudes extraordinarias y varias lo utilizan en sus ritos. En algunas medicinas, el vino es considerado un medicamento.

El vino tinto es más antioxidante, seguido del rosado y después el blanco. Los estudios in vitro demuestran que el vino blanco tiene un potencial antioxidante de entre el 4 y el 6%, y el tinto del 80%. Los antocianos, ácidos cinámicos, se encuentran en la pulpa, la piel y las pepitas. Si no hay maceración, como ocurre en los vinos blancos, la cantidad de taninos y antocianos será muy reducida. El vino tinto contiene además calcio. La mayoría de los flavonoides y proantocianidinos (antioxidantes) están en el mosto fermentado (la piel triturada), la pulpa, las pepitas y los tallos, y no realmente en el zumo, que fermenta menos.

> > Antioxidante, sobre todo el tinto
>
> > Bueno para el corazón, entre otras cosas
>
> > Consumirlo con moderación

LO MÁS SANO

La paradoja francesa: el hecho de que los franceses tengan menos enfermedades cardiovasculares que los habitantes de otros países ricos ha hecho que los investigadores hayan destacado el poder muy antioxidante del vino. Esto se debe principalmente a su resveratrol, un potente antioxidante natural que tiene este poder cardioprotector.

Antioxidante, digestivo, anticolesterol: si se fermenta correctamente y sin demasiados adyuvantes, su tanino (antioxidante) se asocia a la quercetina para dina-

Detalles sobre los estudios

Un estudio muy serio ha demostrado que las enfermedades cardiovasculares se reducen con el consumo moderado de vino. No olvidemos que la angina de pecho y la angustia son, etimológicamente hablando, sinónimos y que el vino los disminuye. Sin embargo, el exceso de vino tiene el efecto contrario. Así pues, el vino es bueno para el corazón, pero siempre con moderación.

Para beneficiarse al máximo de sus virtudes, es mejor beberlo joven. Por desgracia, la uva, muchas veces, ha sido sometida de forma irracional a tratamientos con pesticidas, fungicidas químicos y otros productos muy tóxicos, por ejemplo, el anhídrido sulfuroso (el azufre impide la oxidación). No te sorprendas si tienes dolor de cabeza. Existen, no obstante, muchos fertilizantes orgánicos naturales con efectos beneficiosos.

mizar la vesícula biliar y mejorar la elasticidad de las arterias, disminuyendo su obstrucción por el colesterol malo. Los ácidos láctico, cítrico y tártrico del vino activan los jugos gástricos, pancreáticos y biliares. El alcohol del vino también es interesante: protege de manera sostenible sus polifenoles.

Vitaminas y minerales: el buen vino natural ofrece muchas vitaminas (en especial, B y C) y oligoelementos, disuelve ciertos alcaloides combate las alergias por su aporte de manganeso que repara el exceso de histamina responsable de las alergias.

¿Recetar o prohibir?: algunos médicos recomiendan más una copa de vino que una aspirina diaria para prevenir enfermedades cardiovasculares.

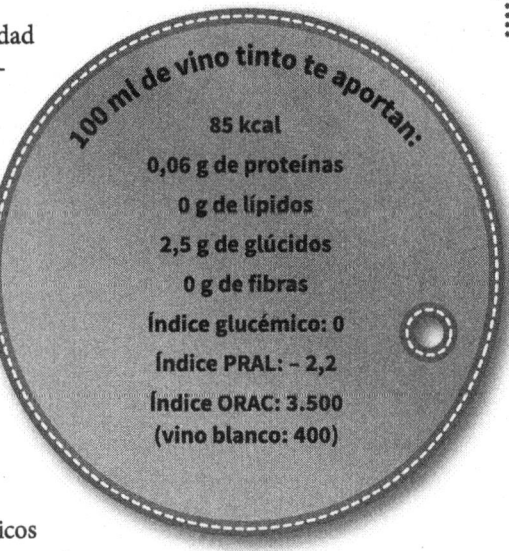

100 ml de vino tinto te aportan:

85 kcal

0,06 g de proteínas

0 g de lípidos

2,5 g de glúcidos

0 g de fibras

Índice glucémico: 0

Índice PRAL: – 2,2

Índice ORAC: 3.500
(vino blanco: 400)

SUS BENEFICIOS NUTRICIONALES

Si tu hígado es frágil y digiere mal el vino, resérvalo para ocasiones especiales.

CONSEJOS PRÁCTICOS

¿Cómo elegirlo?

Elige el vino bio. Pruébalo, compáralo, ve a ver cómo se hace, reedúcate. La agricultura biológica no utiliza el tartrato de potasio, el carbonato de calcio ni ningún otro ácido tártrico. El buen viticultor mezcla las cepas para combinar los diferentes grados de acidez y obtener el resultado óptimo, y practica la fermentación natural de la uva mediante sus propias bacterias y no añadiendo levaduras.

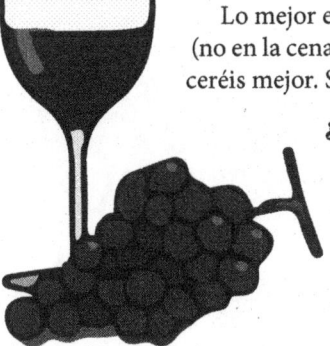

¿Cómo consumirlo?

Lo mejor es beber una copa de vino durante la comida (no en la cena). Si lo bebes con moderación, tú y él envejeceréis mejor. Sigue los consejos de temperatura.

¿Cómo conservarlo?

Si compras las botellas de una en una, consérvalas en un lugar fresco, lejos de la luz, y si tienes una bodega, pide consejo de dónde dejar madurar el vino.

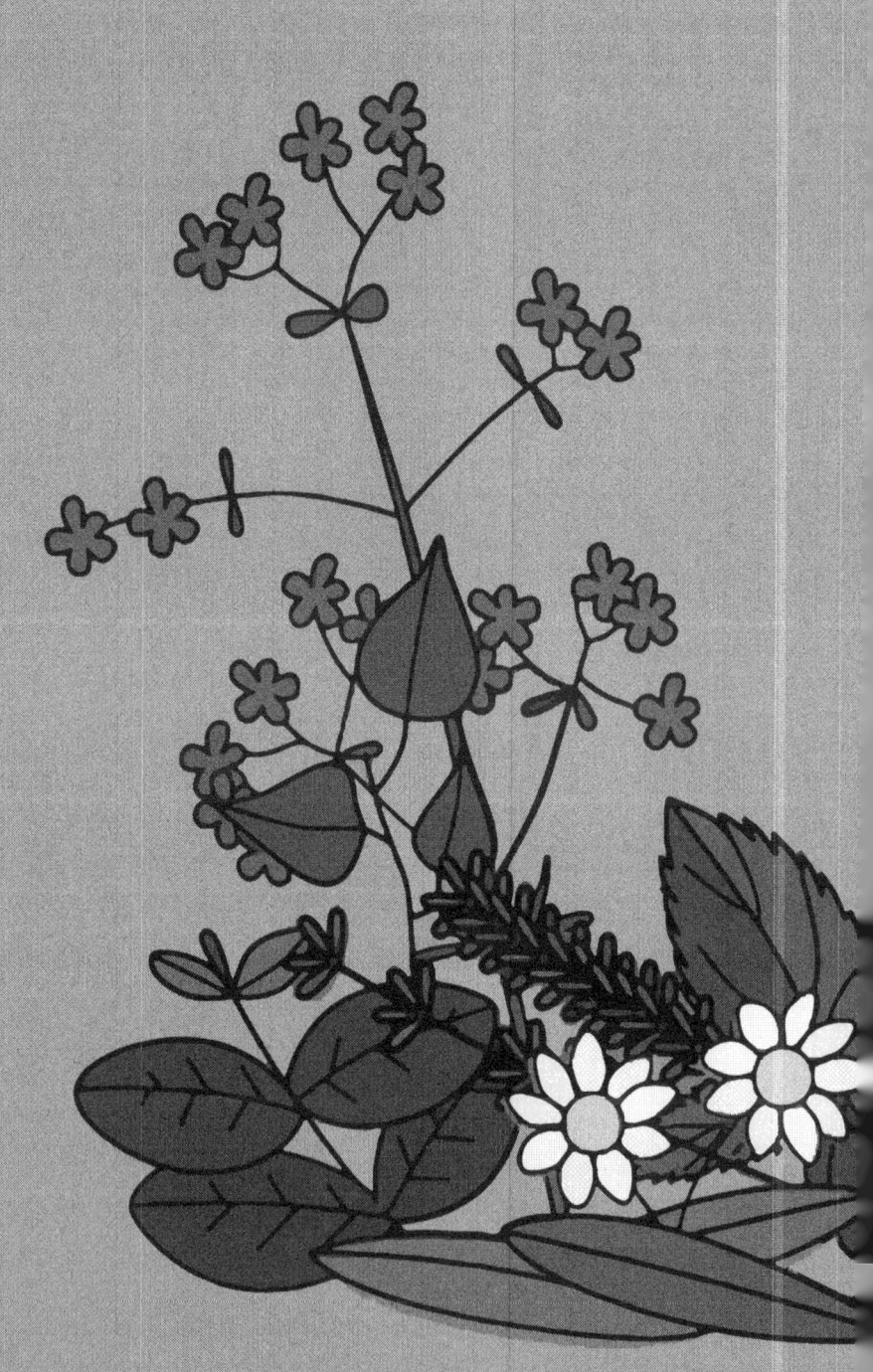

LAS PLANTAS
~ MEDICINALES ~

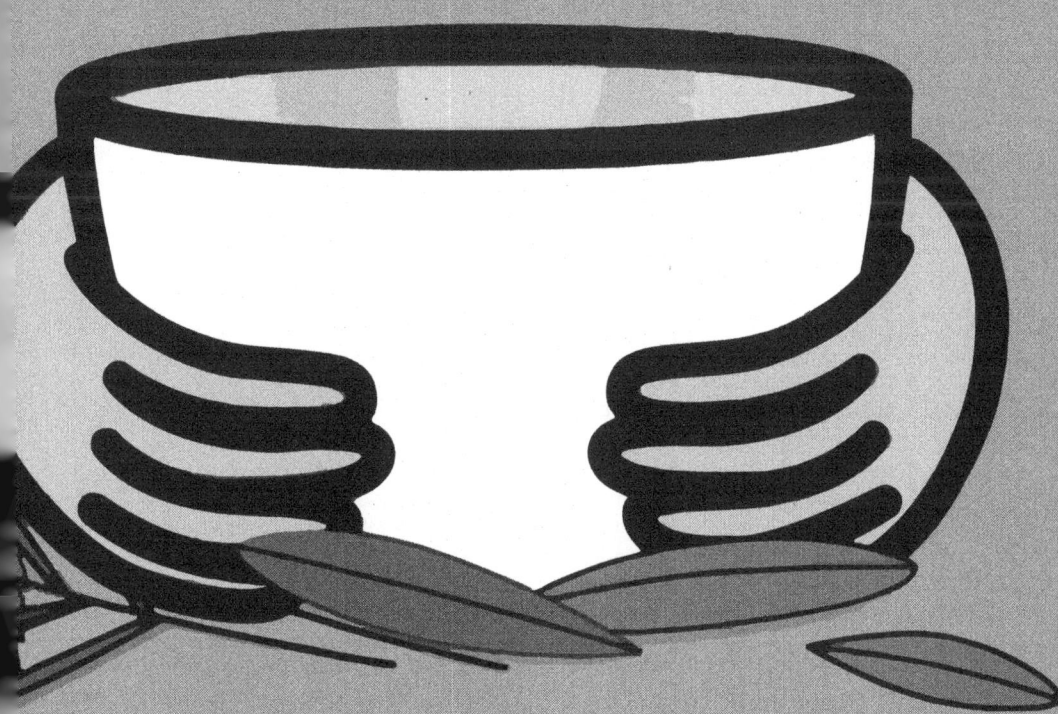

~ EL ALOE VERA ~

Venerado como la planta de la inmortalidad por los **egipcios** de la época de los faraones, utilizado por los **griegos** para aliviar la piel, por los romanos contra la transpiración excesiva, por los mayas para hidratar la piel…, el aloe vera es una planta conocida y utilizada desde hace 3.000 años.

Los aloes contienen más de 200 sustancias activas: proteínas, aminoácidos, glucoproteínas, vitaminas, minerales, azúcares… Esta planta rica en todo ayuda a reequilibrar el organismo y le da los medios para luchar contra las agresiones. Sus principales radios de acción son la piel y los intestinos, pero también se utiliza para los bronquios, la ginecología, los músculos y los ligamentos. Considerando todo lo que el aloe vera puede curar, hay quien la considera una «planta milagrosa».

La medicina ayurvédica le reconoce virtudes hipoglucemiantes.

LO MÁS SANO

Hidratante: es la primera indicación de los aloes. Esto implica también que tiene un gran poder cicatrizante. Se recomienda para tratar golpes de sol, quemaduras, heridas y úlceras… Se utiliza en muchos productos cosméticos para la piel y el cabello.

Laxante: es el látex que contienen los aloes el que les confiere esta propiedad. La Comisión E alemana, la ESCOP y la Organización Mundial de la Salud (OMS), reconocen la eficacia de este producto en caso de estreñimiento.

Aloe vera
(A. barbadensis)

- Nombre: aloes, aloes de Barbados

- Familia: asfodeloideas

- Origen: África

- Partes utilizadas: hojas

Detalles sobre los estudios

Según la medicina tradicional india, el aloe vera es hipoglucemiante. Aunque los primeros estudios presentan resultados alentadores, habrá que esperar a que se realice una investigación controlada para validar este uso. Por lo que respecta a sus propiedades dermatológicas, hay numerosos estudios que apuntan sus cualidades, pero todavía no hay ninguno de envergadura que las confirme. Por último, en cuanto a las propiedades laxativas del látex de los aloes, se recomienda no utilizarlos nunca regularmente porque podría provocar la aparición de graves patologías.

El gel: permite intervenir eficazmente en las picaduras de insectos, quemaduras, rasguños, cortes, eccemas, problemas digestivos… Sus propiedades calmantes, analgésicas, cicatrizantes y rehidratantes han llevado a los médicos deportivos a utilizarla para prevenir y curar torceduras, esguinces, tendinitis, etc. El aloe vera es, por excelencia, la «planta de los primeros auxilios».

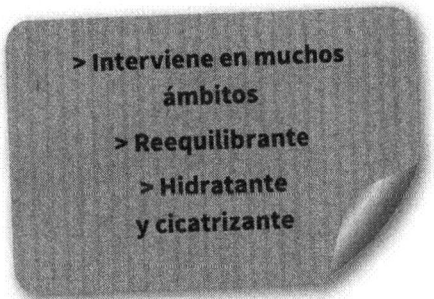

> Interviene en muchos ámbitos
> Reequilibrante
> Hidratante y cicatrizante

SUS BENEFICIOS NUTRICIONALES

En forma de zumo, los aloes son un complemento alimentario tónico famoso por regular las funciones digestivas y el tránsito intestinal, dar energía a los organismos fatigados y reforzar las defensas inmunitarias deficientes.

CONSEJOS PRÁCTICOS

¿Cómo elegirlo?

El *Aloe vera* (*Aloe barbadensis* Miller) se cultiva bien en el interior, por lo que se puede comprar en maceta para utilizarlo fresco. Si lo compras en una tienda mejor que sea un producto biológico. Si adquieres su zumo, verifica que haya sido estabilizado en frío, lo cual permite la buena conservación de sus enzimas. Vigila también que tenga las etiquetas IASC (International Aloe Science Council) o Fresenius, garantías de calidad.

¿Cómo consumirlo?

En curas: es mejor utilizar el gel que contiene el 90% de aloe que los zumos, que pueden ser demasiado laxantes por la presencia de la aloína. La utilización de la aloína es de máximo 0,1 mg/kg.

¿Cómo conservarlo?

Mantén los productos a base de aloes en el frigorífico una vez abiertos y sigue los consejos indicados en el envase.

~ EL ESPINO ~

Desde la antigüedad, el espino, que simboliza la inocencia, es amigo del corazón.

Este arbusto forma bonitos setos en los bordes de los prados. Se reconoce por sus pinchos largos y duros, y sobre todo, por sus bonitas florecitas de color blanco perfumadas que crecen en primavera. El espino es útil en caso de palpitaciones cardíacas o de hipertensión. Sus propiedades permiten también recuperar la calma después del desgaste que produce en nuestro organismo la vida ajetreada que llevamos, en especial, por el insomnio.

LO MÁS SANO

Tono cardíaco: el espino tiene efectos dilatadores de los vasos sanguíneos gracias a sus glucósidos. Por esto, puede corregir las arritmias cardíacas, aliviar los problemas relacionados con la ansiedad gracias a su efecto hipotensor y ayuda a prevenir el infarto de miocardio.

Calmante: tiene una acción calmante sobre el sistema nervioso central, corrigiendo sus problemas y especialmente el insomnio, las angustias, los vértigos, los pitidos de oídos... Sus flores blancas y sus hojas tienen efectos hipnóticos ligeros.

Astringente: las bayas son astringentes y, por lo tanto, útiles en caso de litiasis urinaria y biliar, y de diarreas.

Antioxidante: contiene flavonoides, antioxidantes reconocidos, como la epicatequina tensioactiva y las proantocianidinas.

Menopausia: el espino es bueno para tratar determinados problemas de la menopausia, especialmente los sofocos.

SUS BENEFICIOS NUTRICIONALES

Las tisanas de espino con pasiflora producen un efecto calmante, relajante y tranquilizante que favorece el sueño.

CONSEJOS PRÁCTICOS

¿Cómo elegirlo?

Se encuentra en las farmacias y en las tiendas dietéticas (flores y bayas sobre todo) en forma de gotas, comprimidos, cápsulas o tintura madre.

Detalles sobre los estudios

Desde la década de 1980, las investigaciones han demostrado que el consumo de extractos normalizados puede tener efectos benéficos sobre la angina de pecho.

Después, varios estudios clínicos realizados con pacientes con insuficiencia cardíaca han demostrado que los extractos de hojas y flores de espino son tratamientos eficaces para la insuficiencia cardíaca congestiva. Por esto, la Comisión E alemana, la OMS y la ESCOP reconocen que las preparaciones tradicionales a base de hojas, flores secas, tinturas o extractos fluidos de espino ayudan a las funciones cardiovasculares.

Por último, y más importante, un estudio de amplio alcance ha confirmado que el extracto de espino no produce efectos perjudiciales y no interfiere en los tratamientos médicos clásicos.

No confundir: el escaramujo es también un arbusto espinoso de flores rosas que produce sus famosos frutos rojos (los agavanzos), ricos en vitaminas B y C. Se utilizan para fabricar mermeladas y tisanas, que dan un color rojo al agua.

¿Cómo consumirlo?

Para una infusión de flores, calcular una cucharadita por taza de agua hirviendo. Para una infusión de bayas, calcular 15 g para un litro de agua. Deben tomarse dos o tres tazas diarias de infusión durante un periodo de tiempo prolongado (varios meses) para conseguir los efectos deseados.

¿Cómo conservarlo?

Coloca los extractos de espino, flores, hojas o bayas en una bolsa de papel protegida del calor y de la humedad.

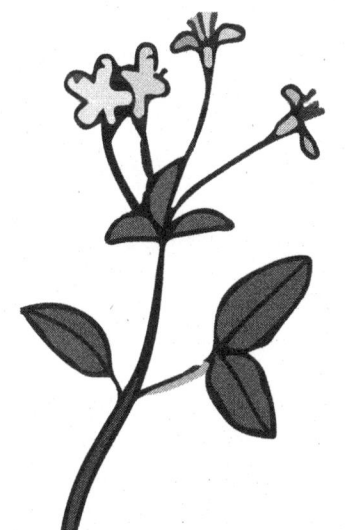

Crataegus laevigata

- Su nombre: espino, espino blanco, majuelo

- Familia: rosáceas

- Origen: regiones templadas del hemisferio norte

- Partes utilizadas: hojas, flores y frutos

~ EL BOLDO ~

El boldo es originario de Chile y Perú; ahora también se cultiva en el sur de Francia.

Una publicidad de hace tiempo alababa los beneficios del boldo, la «buena tisana para el hígado», y esta fama está lejos de ser usurpada. En la medicina tradicional sudamericana se emplea para los dolores articulares, dentales, problemas hepáticos y digestivos. La planta está compuesta de minerales, lípidos (del 5 al 10%), glúcidos (boldoglucina), taninos y derivados flavonoides y alcaloides como la boldina.

LO MÁS SANO

Descongestionante hepático: las hojas de boldo tan famosas (tanto si son en infusión, en extractos fluidos o en tintura) descongestionan el hígado, pero sobre todo lo protegen en caso de infecciones virales.

Regulador de la vesícula biliar: las hojas de boldo ayudan, al mismo tiempo, a la producción de bilis (por la presencia de un colerético) y a su evacuación. Son útiles en caso de litiasis biliares, colecistitis y discinesia de la vesícula biliar. El boldo contiene boldina alcaloide, que facilita el vaciado de la vesícula biliar hacia los intestinos, lo que explica su utilización en los productos destinados a facilitar la digestión.

Otros beneficios: el boldo, como estimula la digestión, es diurético, alivia los dolores de estómago, limpia las vías urinarias, es antiséptico, estimulante general y tiene un efecto sedativo del sistema nervioso.

SUS BENEFICIOS NUTRICIONALES

Después de una comida copiosa o, de forma preventiva, antes de una comida copiosa, una buena tisana de boldo ayudará a descongestionar el hígado.

CONSEJOS PRÁCTICOS

¿Cómo elegirlo?

Las hojas de boldo se compran en la farmacia o en tiendas dietéticas. La Boldoflorina, un preparado muy famoso compuesto de tisana en bolsitas,

Peumus boldus

- Nombre: boldo

- Familia: monimiáceas

- Origen: Chile y Perú

- Partes utilizadas: hojas

es una mezcla de plantas digestivas de las cuales un 7% es boldo. En las tiendas, se encuentran también ampollas de extracto fluido de boldo que, en ocasiones, contienen también extracto de alcachofa o de cardo mariano.

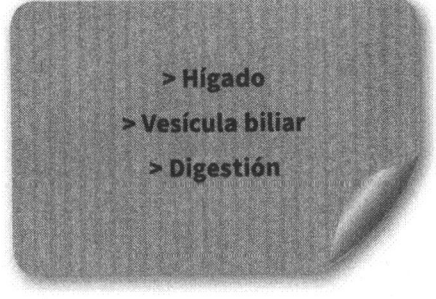

> Hígado

> Vesícula biliar

> Digestión

¿Cómo consumirlo?

Para una infusión, calcula dos cucharadas de hojas de boldo por cada litro de agua. La hoja fresca, con un perfume a bosque, muy aromática, se utiliza en Latinoamérica para especiar las comidas.

Importante: se desaconseja el consumo de esta planta durante el embarazo. En efecto, uno de los compuestos del aceite esencial es el ascaridol, que es tóxico. En grandes dosis, puede producir espasmos gástricos y vómitos.

¿Cómo conservarlo?

Guarda el boldo en una bolsa de papel alejada de la luz y de la humedad.

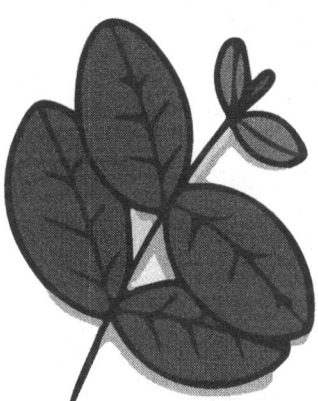

Detalles sobre los estudios

Los estudios actuales confirman la utilidad del boldo en caso de problemas hepatobiliares menores, pero se recomienda no tomarlo durante demasiado tiempo.

El boldo está, por ahora, contraindicado en caso de colopatía, obstrucción de las vías biliares y durante el embarazo, según la Agencia Europea de Medicamentos.

Según un estudio clínico, favorece la relajación de los músculos intestinales.

~ EL ABEDUL ~

Desde sus hojas hasta su savia, pasando por sus brotes y su corteza, el abedul es una fuente de purificación del organismo.

En Escandinavia, reducen la madera de abedul a serrín y la mezclan con la harina para hacer el pan. Actualmente el abedul todavía forma parte de nuestra cadena alimentaria porque el xilitol es un azúcar que se extrae de su corteza, que tiene un índice glucémico muy bajo: 7.

> > Depurativo, diurético
> > Estimulante
> > Hojas, brotes, corteza, savia: todo un arsenal

LO MÁS SANO

Diurético: las hojas de abedul permiten eliminar el exceso de urea y de ácido úrico, se utilizan en caso de reuma, infecciones, insuficiencia urinaria, celulitis y retención de líquidos, tanto por vía interna como externa. Los brotes son más específicos: se utilizan para descongestionar las glándulas linfáticas. Por último, su corteza estimula el sistema digestivo, reduce la fiebre y se recomienda en caso de eccemas, cistitis, reumatismos, artritis, gota y cálculos.

Tónico: en primavera, cuando sube la savia, se recoge del árbol. Se trata de un excelente drenante para purificar, tonificar el organismo y combatir los cálculos urinarios.

Antiinflamatorio: en forma de aceite esencial, extraído de la corteza, el abedul se recomienda para los dolores y los reumatismos. El aceite se utiliza principalmente en caso de inflamación, contracciones, rampas, contracturas musculares, tendinitis, ciática, artritis, artrosis, tos, y también para estimular el hígado y calentar los músculos.

Detalles sobre los estudios

Los países nórdicos utilizan el xilitol que se extrae de la corteza del abedul como sustituto del azúcar clásico. Su sabor dulce y el hecho de que su valor energético sea inferior al de la savarosa (40% menos) lo convierten en una buena alternativa. Puede utilizarse en caso de diabetes porque tiene pocos efectos sobre la glucemia.

Se le atribuye también virtudes antibacterianas, en especial, en caso de otitis medianamente aguda en los niños.

Maurice Mességué recomienda el abedul como diurético en los casos de cálculos nefríticos, reumatismos, gota, albuminuria y celulitis.

La gemoterapia (utilización de los brotes) está muy interesada en el abedul para tratar dolores articulares y también para drenar el organismo y eliminar toxinas.

Es un aceite que se ha de usar con prudencia porque tiene una concentración elevada de sustancias que podrían ser cáusticas.

SUS BENEFICIOS NUTRICIONALES

Su savia fresca es un líquido claro como el agua, sin apenas sabor, pero que contiene un verdadero elixir de juventud **gracias a** sus componentes: 1% de azúcar (de ella, glucosa, fructosa y sacarosa), mucílagos y minerales, oligoelementos (calcio, potasio, magnesio, manganeso, fósforo, sodio, hierro, cobre, cobalto, zinc, cromo, litio, silicio, selenio y oro), hormonas vegetales (ácido abscísico), 17 aminoácidos (ácido glutámico), vitamina C y flavonoides.

CONSEJOS PRÁCTICOS

¿Cómo elegirlo?

Todas las modalidades del abedul se encuentran fácilmente en las tiendas dietéticas.

¿Cómo consumirlo?

Las hojas muy jóvenes de primavera se pueden comer.

Una infusión: calcula unos 40 g de hojas secas por litro de agua. Vierte el agua hirviendo sobre las hojas fuera del fuego, tapa y deja en infusión unos diez minutos. Bebe de dos a tres tazas al día.

En tisana: calcula unos 150 g de brotes por litro de

> **Betula alba**
>
> - **Nombre:** abedul, árbol nefrítico de Europa, árbol de la sabiduría...
>
> - **Familia: betuláceas**
>
> - **Origen: Europa, Asia y América del Norte**
>
> - **Partes utilizadas: hojas, corteza, brotes, savia**

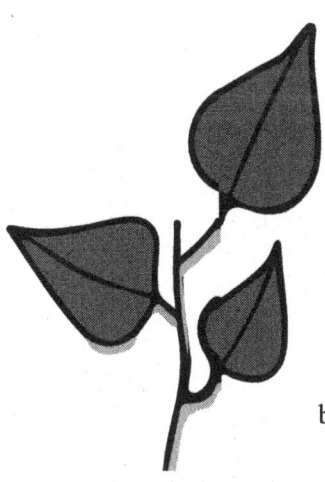

agua. Déjalo hervir hasta que se haya reducido a la mitad, después fíltralo. Bebe dos o tres tazas al día. Con la corteza, calcula una cucharadita de corteza en polvo por una taza de agua. Déjala hervir entre cinco y diez minutos.

La cura de savia de abedul: consiste en beber la savia de abedul por la mañana al levantarse (fuera de la comida), durante tres semanas. Es mejor recoger uno mismo la savia para beneficiarse de todas sus ventajas, pero también se puede comprar.

¿Cómo conservarlo?

Las hojas, los brotes y la corteza se conservan en una bolsa de papel, protegidos de la humedad y de la luz.

~ LA MANZANILLA ~

La manzanilla romana (*Camomille officinale*) es la planta de la digestión en cualquiera de sus formas.

De la manzanilla se extrae un aceite esencial con virtudes reforzantes, así como un valioso hidrolato. Un hidrolato (o agua floral) es el líquido que queda después de la evaporación de los aceites esenciales. El hidrolato de la camomila romana es tan famoso como el agua floral del aciano.

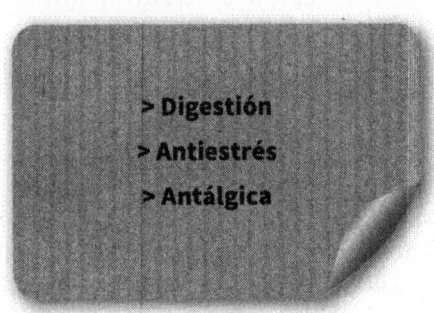

> **Digestión**
> **Antiestrés**
> **Antálgica**

LO MÁS SANO

Digestiva: la manzanilla trata, principalmente, los problemas digestivos: indigestión, pereza del estómago, falta de apetito, intestino irritable, úlceras, espasmos, gases, aerofagia, gastroenteritis...

Calmante: la flor de la manzanilla contiene compuestos activos en forma de aceites volátiles con un 1 o 2% de alfabisabolol, óxidos alfabisabolol A y B; matricina, bioflavonoides (apigenina, luteoleína y quercetina). Estos flavonoides son famosos por sus efectos sobre los problemas nerviosos como el insomnio. Por lo que respecta a los polifenoles, presentan efectos antiespasmódicos y antiinflamatorios. Es muy útil en caso de insomnio (nervioso), de ansiedad, de estrés y de tensión nerviosa.

Antálgica: ayuda en caso de migrañas, de dolor de cabeza y dentales. Es útil también para el dolor de regla. Por último, también la recetan para problemas del sistema inmunitario: reuma, gripes, dolores diversos, fiebre...

Antiinflamatoria: en uso externo, la manzanilla combate los reumatismos, la gota, los problemas oculares (las compresas de infusión de manzanilla alivian la irritación de los ojos), las quemaduras, orúnculos, eccema, herpes, llagas y prurito.

SUS BENEFICIOS NUTRICIONALES

Una taza de tisana de manzanilla antes de la comida abre el apetito, mientras que si se toma después, facilita la digestión. Utilizada como hierba aromática, desarrolla un sabor amargo.

Detalles sobre los estudios

Los organismos oficiales expertos como la Comisión E alemana, la OMS y la ESCOP reconocen el uso medicinal de la manzanilla para las inflamaciones y los espasmos del tubo digestivo, las dispepsias, la hinchazón, las flatulencias y los eructos. Los ensayos han permitido constatar que el alfabisabobol, el camazuleno, la apigenina y la matricina de la camomila tienen una acción antiinflamatoria y antiespasmódica, y un efecto beneficioso sobre las úlceras. Según otros estudios, la infusión de manzanilla es eficaz para las úlceras.

Otro estudio, más avanzado, confirma que la camomila relaja el tubo digestivo de una forma tan eficaz como la papaverina, un vasodilatador a base de opio. Parece que la molécula de la apigenina posee una forma similar con ingredientes activos utilizados en los medicamentos sintéticos como el Valium® o el Halcion®.

Por último, la camomila es reconocida por la OMS por sus virtudes calmantes del sistema nervioso y por ayudar a combatir el insomnio.

CONSEJOS PRÁCTICOS

¿Cómo elegirla?

Si uno tiene la oportunidad de coger las flores de la manzanilla silvestre, es una suerte, porque la variedad silvestre es más eficaz (como suele ocurrir con casi todas las plantas). Pero se cultiva bien en el jardín. De todas formas, las hojas secas se encuentran en cualquier tienda dietética o en farmacias. También se puede recurrir a las bolsitas individuales que venden en las tiendas, siempre y cuando se mire bien su calidad (de preferencia biológica).

¿Cómo consumirla?

Una infusión: calcula 30 g de flores secas por cada litro de agua hirviendo o 5-10 flores por taza. Deja infusionar durante 10 minutos.

¿Cómo conservarla?

Guarda las flores secas en una bolsa de papel, protegida del calor, la humedad y la luz.

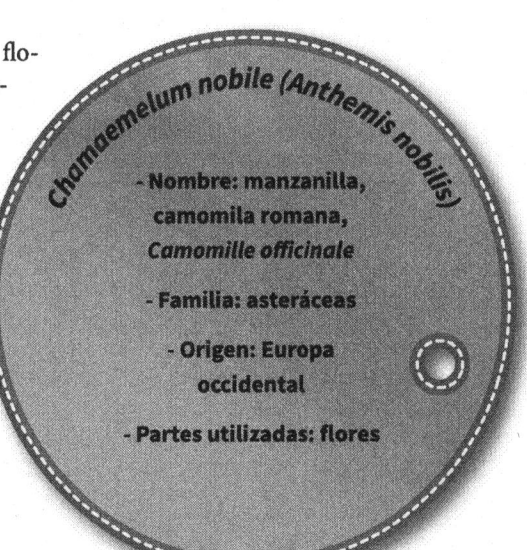

Chamaemelum nobile (Anthemis nobilis)

- Nombre: manzanilla, camomila romana, *Camomille officinale*

- Familia: asteráceas

- Origen: Europa occidental

- Partes utilizadas: flores

~ EL CARDO MARIANO ~

Este bonito nombre de cardo mariano proviene de una leyenda: se dice que la Virgen María habría dejado caer unas gotas de su leche sobre las hojas de esta planta cuando se escondía del rey Herodes.

Las virtudes curativas del cardo mariano son conocidas desde que Plinio el Viejo (siglo I d.C.) lo recomendara para «eliminar los excesos de la bilis». Es una planta colagoga, que quiere decir que ayuda a vaciar la vesícula biliar. De hecho, se recomendaba por estas cualidades en la Edad Media, en especial para evacuar la «bilis negra». Los frutos maduros del cardo mariano contienen silimarina, constituida por tres flavonoides: la silicristina, la silibina y la silidianina.

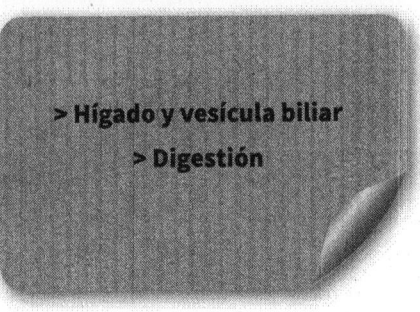

> Hígado y vesícula biliar
> Digestión

La silimarina fue estudiada en el año 1968 y es considerada la sustancia activa terapéutica de la planta.

LO MÁS SANO

Hepatoprotector: el cardo mariano es especialmente beneficioso para las patologías hepáticas: dolor de vientre, dispepsia, ataques hepáticos, insuficiencia hepática, hepatitis, cálculos biliares y cirrosis. Es famoso porque repara los tejidos dañados del hígado por tóxicos naturales contenidos, por ejemplo, en las setas.

Detalles sobre los estudios

Muchos estudios medicinales relatan los beneficios del cardo mariano en caso de enfermedades hepáticas. De hecho, la Comisión E alemana y la OMS han aprobado el uso del extracto de silimarina para las intoxicaciones hepáticas. Al mismo tiempo, es muy útil como adyuvante en caso de hepatitis o de cirrosis de hígado.

Por último, los investigadores están estudiando los efectos del consumo de cardo mariano en casos de cáncer y se cree que podría mitigar en el hígado los efectos de la quimioterapia. En esta línea, están estudiando también el impacto que podría tener la planta en el tratamiento preventivo de varios tipos de cáncer: colon, próstata y piel.

En otro ámbito, un estudio clínico realizado con pacientes diabéticos de tipo 2 ha dado también buenos resultados: después de la administración de cardo mariano, han comprobado una reducción de los niveles de glucemia, colesterol y triglicéridos.

Digestivo: el cardo mariano es un estimulante gástrico, un tónico que permite abrir el apetito a las personas con ansiedad. Tiene también efectos diuréticos.

Hipertensor: esta propiedad le convierte en una planta útil para los problemas de la menopausia, fibromas o hemorragias, y para el tono cardíaco y para calmar el dolor. Por último, equilibra el plexo solar.

SUS BENEFICIOS NUTRICIONALES

Útil durante los grandes periodos de fiestas para preservar el hígado, esta planta también se vende en cápsulas.

CONSEJOS PRÁCTICOS

¿Cómo elegirlo?

En las farmacias o en las tiendas dietéticas se puede comprar en granos o en flores. También se encuentra en el campo al final del verano.

¿Cómo consumirlo?

Las tisanas, las infusiones y las decocciones contienen menos principios activos que las tinturas madres y los extractos estandarizados. Para hacer las tisanas de las hojas y de las semillas, calcula una cucharada por taza y déjala hervir durante dos minutos. Para una infusión de flores secas, pon una cucharadita por taza y déjala en infusión durante diez minutos.

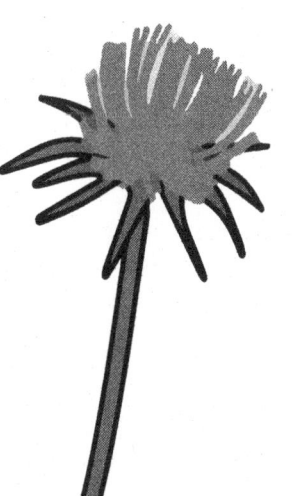

Los granos secos molidos se consumen tal cual, a razón de 15 g al día en tres veces (equivalente a 300 g de silimarina).

> **Silybum marianum (Carduus marianus)**
>
> - **Nombre: cardo mariano**
> - **Familia: asteráceos**
> - **Origen: sur de Europa, Asia occidental y norte de África**
> - **Partes utilizadas: granos, hojas, flores**

¿Cómo conservarlo?

Guarda los granos o las flores secas en una bolsa de papel en un lugar seco.

LA CLORELA
~ Y LA ESPIRULINA ~

La clorela y la espirulina, dos algas de agua dulce muy parecidas, existen en la tierra desde hace tres millones de años.

> **> Contenido excepcional de proteínas de muy buena calidad**
> **> Minerales y vitaminas**
> **> Grandes antioxidantes**

La riqueza natural de estas algas en minerales como el hierro, calcio, magnesio, zinc, potasio, azufre y manganeso, en vitaminas sobre todo B12 y C, y en aminoácidos (unos dieciocho) hace de ellas unos reconstituyentes excepcionales que favorecen el bienestar. La espirulina y la clorela tienen propiedades muy parecidas, aunque la primera es más rica en ácido gamalinolénico, en betacaroteno, en calcio y en superóxido dismutasa (agente antioxidante), y la segunda ofrece un 30% más de hierro que la espirulina, por lo que es preferible para combatir la anemia.

LO MÁS SANO

Arthrospira platensis

- Nombre: espirulina

- Familia: formiáceas

- Origen: agua salada

- Partes utilizadas: toda la alga

Proteínas: estas algas azules contienen entre un 60 y un 70% de proteínas de excelente calidad (los diferentes aminoácidos están presentes de una forma equilibrada) que permiten una capacidad de digestión ideal. Son especialmente buenas fuentes de vitamina B12, sobre todo la clorela, solución muy buena para los vegetarianos y los que comen poca carne: esta alga contiene más vitamina B12 que el hígado de ternera.

Antioxidantes: estas algas son una fuente excepcional de carotenoides: betacaroteno, criptoxantina, luteína, zeaxantina. La cantidad de betacaroteno es astronómica: de 12.000 a 25.00 UI por 5 g de polvo (el aporte medio diario recomendado es de unos 2.500 UI).

Tonificantes: estas algas, gracias a su composición, estimulan el sistema inmunitario y pueden ayudar a combatir determinadas carencias eventuales. Como contienen fibras, se recomiendan en caso de **dieta alimenta-** ria y ayudan a combatir el estreñimiento.

SUS BENEFICIOS NUTRICIONALES

Una cucharada equivale a 50 g de carne en cuanto **al aporte de** proteínas; 10 g de espirulina equivalen a una zanahoria en cuanto a carotenoides.

CONSEJOS PRÁCTICOS

¿Cómo elegirlas?

Estas dos algas se venden en las tiendas dietéticas **en forma** de polvo a granel, en comprimidos o en cápsulas.

¿Cómo consumirlas?

Lo más práctico es tomar cápsulas o comprimidos, o si el sabor agrada, añadir el polvo a un alimento (puré, batido…), o consumirlas solas añadiendo agua y mezclando bien la preparación antes de beberla.

¿Cómo conservarlas?

Mantener las algas lejos de la luz y de la humedad.

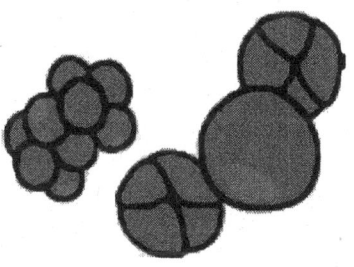

Chlorella pyrenoidosa (Chlorella vulgaris)

- **Nombre:** clorela

- **Familia:** cloreláceas

- **Origen:** aguas dulces

- **Partes utilizadas:** toda la alga

Detalles sobre los estudios

Hay mucha controversia sobre la eficacia de la clorela y de la espirulina. Se han realizado diversos estudios sobre sus efectos sanitarios en el sistema inmunitario, diabetes, dietas alimentarias… Por desgracia, hasta ahora, estos estudios no se han realizado en las condiciones adecuadas que permitan darles crédito. De todas formas, las cualidades nutritivas de estas dos algas son un complemento muy interesante de carotenoides, minerales y proteínas.

~ EL TAMARINDO ~

El tamarindo o garcinia entra en la composición de los inhibidores del apetito, al mismo tiempo que disminuye el almacenamiento de las grasas.

A partir de la corteza de los frutos de *Garcinia gummi-gutta*, un arbusto asiático, se fabrica un condimento que entra en la composición del curri. Otro de sus componentes, la gomaguta, se utiliza en la India desde hace siglos para purgarse y perder peso, y sus semillas aportan un buen aceite vegetal. Un compuesto activo que se extrae del fruto y de su corteza inhibe la necesidad de azúcar.

Debido al aumento de la preocupación por la obesidad y, más concretamente, por el aumento de peso, el tamarindo se está haciendo muy famoso por sus propiedades estudiadas en la década de 1960.

No hay que confundir *Garcinia gummi-gutta* con *Garcinia gummi-gutta* (mangostino). El fruto de la garcinia que produce el arbusto se parece a una pequeña calabaza de color amarillento. Los mangostinos son los frutos de un árbol tropical grande que se ocultan dentro de una corteza muy espesa y son de carne blanca y delicada, dividida en cinco o seis lóbulos y muy apreciados por los amantes de las frutas exóticas.

LO MÁS SANO

Adelgazante: gracias a su contenido de ácido hidroxicítrico (AHC) que hay en la corteza de su fruto (y también en su carne, pero en menor cantidad), el tamarindo destaca como fruto para perder peso. La glucosa, o azúcar asimilado durante la digestión, se utiliza inmediatamente, se almacena en forma de glucógeno (hígado y músculos) o de grasa (tejido adiposo). El AHC impide la transformación de la glucosa en ácidos grasos.

Medicina india: el tamarindo en tisana se recomienda en la medicina india para el tratamiento del reuma y de los problemas gastrointestinales.

SUS BENEFICIOS NUTRICIONALES

Sus frutos y flores son ricos en vitamina C antioxidante. La pulpa puede consumirse cruda o cocida.

CONSEJOS PRÁCTICOS

¿Cómo elegirlo?

El extracto de tamarindo o garcinia se encuentra en las tiendas. Conviene que tenga como mínimo un 50% de AHC.

Detalles sobre los estudios

Mientras que los primeros estudios en animales han proporcionado datos muy atractivos para el tratamiento del sobrepeso, los resultados en humanos no son todavía concluyentes. El proceso de almacenamiento de grasas es más simple en los animales que en las personas. Por lo tanto, todavía hay que estudiar más los efectos del tamarindo en este sentido.

No hay que confundir *Garcinia gummi-gutta* con *Garcinia hanburyi*. La resina de esta última es un poderoso laxante que puede llegar a ser peligroso, incluso mortal.

¿Cómo consumirlo?

Para la pérdida de peso habrá que seguir los consejos de un médico competente, porque primero hay que saber si el exceso de peso se debe a un problema de metabolismo de los azúcares o a otra causa mayor.

Importante: se desaconseja el consumo de esta planta durante el embarazo.

¿Cómo conservarlo?

Seguir las indicaciones del envasado.

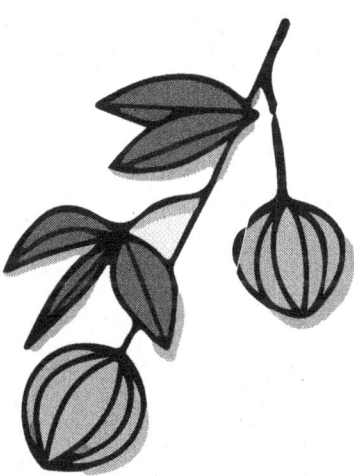

Garcinia gummi-gutta

- Nombre: garcinia, tamarindo de Malabar

- Familia: clusiáceas

- Origen: Indonesia

- Partes utilizadas: goma guta, frutos, semillas

~ EL GINKGO BILOBA ~

Las hojas del ginkgo biloba se consumen para mejorar o conservar las capacidades generales, circulatorias y cerebrales.

El ginkgo biloba es un árbol sorprendente, existe desde hace 250 millones de años y es extremadamente resistente porque sobrevivió a la bomba atómica de Hiroshima.

LO MÁS SANO

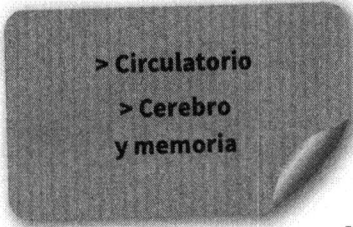

> Circulatorio
> Cerebro
y memoria

Vasodilatador: esta planta es absolutamente esencial para la prevención del envejecimiento cerebral. El ginkgo biloba y sus bioflavonoides tienen efectos positivos sobre la memoria, la circulación cerebral deficiente, el dolor de cabeza y los vértigos relacionados con problemas vasculares. Esto incluye también la confusión, los mareos, el estrés y la angustia. También se utiliza para tratar los estados precoces de la demencia senil y el Alzheimer.

Otros beneficios: el ginkgo biloba se recomienda en caso de esclerosis, acúfenos, afecciones de la retina, nerviosismo, mal de altura…

SUS BENEFICIOS NUTRICIONALES

Las hojas de este árbol se utilizan para producir el extracto de ginkgo biloba. Contienen flavonoides (isoramnetina, kaempferol, proantocianidina y quercetina), terpenos y diterpenos específicos del ginkgo biloba: los ginkgolidos.

Detalles sobre los estudios

Como todo producto activo, hay que utilizarlo con prudencia. Más vale controlar su consumo con ayuda de un médico, sobre todo si la persona está tomando anticoagulantes.

A principios del año 2000, los estudios hablaron del ginkgo biloba como un producto milagroso, capaz de curar la enfermedad del Alzheimer. Los nuevos estudios han confirmado los resultados obtenidos entonces, y el extracto de hojas de ginkgo es reconocido por la Comisión E alemana y por la OMS como un tratamiento de ayuda para los casos de demencia de origen vascular o degenerativo, incluyendo la pérdida de memoria, los problemas de atención o la depresión.

CONSEJOS PRÁCTICOS

¿Cómo elegirlo?

En las tiendas dietéticas se pueden comprar las hojas. Pero también se puede plantar un árbol en el jardín y recoger sus hojas; en este caso, habrá que tener en cuenta si el árbol es macho o hembra, porque los frutos (óvulos) de la hembra desprenden un olor muy desagradable.

Sus hojas se presentan también en forma de cápsulas en las tiendas dietéticas. La norma ideal de eficacia de los extractos que se comercializan es que contengan un 25% de glucoflavonoides y un 6% de terpeno-lactones.

¿Cómo consumirlo?

Sus hojas se utilizan en tisana o en extracto fluido en ampollas o en cápsulas.

Una tisana poco costosa y eficaz: haz hervir durante 5 minutos tres cucharadas de hojas de ginkgo biloba en 750 ml de agua y filtra la mezcla. Esta tisana se ha de beber durante todo el día.

¿Cómo conservarlo?

Pon las hojas del ginkgo biloba en una bolsa de papel protegida de la luz y del calor.

Ginkgo biloba

- Nombre: ginkgo, árbol de los cuarenta escudos

- Familia: ginkgoáceas

- Origen: China

- Partes utilizadas: hojas

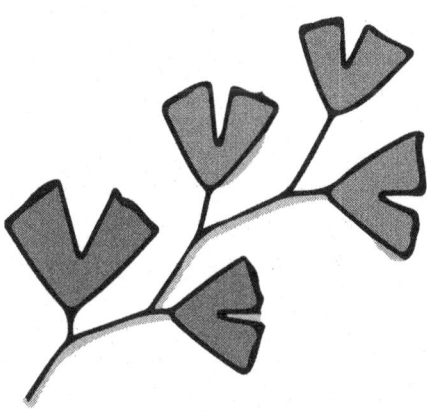

~ EL GINSENG ~

Éste es el patrón de las plantas medicinales en Asia, donde se utiliza desde hace más de 7.000 años.

Hace varios milenios que el ginseng es la planta tonificante de la farmacopea china. Los rizomas deben ser cultivados durante varios años para que sean de buena calidad. El sabor de esta raíz es semejante al de la angélica. Cuando es seco, se habla del «ginseng blanco», y si es cocido y después secado, se habla del «ginseng rojo».

LO MÁS SANO

Tonificante: según la medicina china, el ginseng tonifica el *qi* del bazo y del pulmón. Equilibra el *yin* y el *yang* y tranquiliza el ánimo. Más precisamente, tonifica la energía *yin* en el meridiano pulmón-bazo-páncreas y corrige el fuego que desborda el *yang* en el meridiano estómago.

Regulador de la gestión del estrés: he aquí una planta que tiene propiedades sorprendentes en la lucha contra la ansiedad, reduciendo el cortisol en el cerebro (calcificación de las células nerviosas). Interviene tanto en las funciones físicas como psíquicas.

Otros beneficios: el ginseng aumenta la glucemia en caso de hipoglucemia y la disminuye en caso de hiperglucemia. Puede ayudar, pues, a los diabéticos (bajo control médico). Estimula también la inmunidad en general por la producción de hemoglobinas y reduce la acción de los radicales libres.

Afrodisíaco, ¿mito o realidad?: esta propiedad no ha sido demostrada. El ginseng estimula el estado general. Reduce también al 50% la producción de ácido láctico, un freno a la contracción muscular. Además, excita la fabricación de ácido ribonucleico (mejor actividad cerebral y memoria).

Panax ginseng

- Nombre: ginseng
- Familia: araliáceas
- Origen: norte de China, Siberia oriental, Manchuria y Corea
- Partes utilizadas: raíces

SUS BENEFICIOS NUTRICIONALES

El ginseng contiene vitaminas A, B, C y E, oligoelementos (zinc, cobre, cobalto), aceites esenciales y aminoácidos. Es una planta que se adapta a nuestras necesidades, ideal para nuestra vida moderna donde se suceden altibajos constantemente.

Detalles sobre los estudios

La Comisión E alemana y la OMS reconocen el uso del ginseng asiático para restablecer la capacidad de trabajo físico y de concentración intelectual.

Los efectos de la planta sobre el sistema inmunitario, la diabetes y las funciones sexuales todavía se han de confirmar.

Según la medicina tradicional china, el ginseng asiático (*Panax ginseng*) es «caliente», mientras que el americano (*Panax quinquefolium*) es más «frío». Esto quiere decir que el ginseng asiático es estimulante y alimenta el *yang*, mientras que el americano es calmante y alimenta al *yin*.

CONSEJOS PRÁCTICOS

¿Cómo elegirlo?

Si es en cápsulas, verifica su contenido de ginsenosidos: 12,5 mg es una excelente proporción (en este caso se tendrá que tomar una cápsula diaria). Comprueba también que sea *Panax ginseng*, diferente de otras plantas denominadas también «ginseng» (eleuterococo, maca…).

¿Cómo consumirlo?

En tisana: hay que calcular 15 g de raíz seca por un litro de agua. Dejarlo hervir durante unos diez minutos.

En cura: se puede efectuar con tisanas, extracto o cápsulas. La Comisión E alemana recomienda no tomarlo más de tres meses consecutivos, mientras que los chinos no ponen ningún límite; esto depende de cada persona.

¿Cómo conservarlo?

Coloca las raíces en una bolsa de papel lejos de la humedad y de la luz.

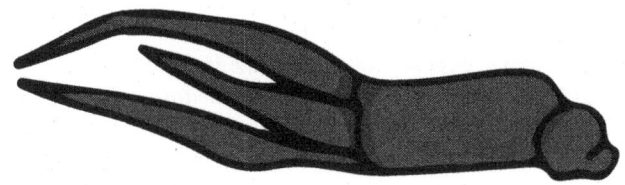

~ EL LÚPULO ~

El lúpulo es conocido por todos porque forma parte de la fabricación de la cerveza, una de las bebidas más populares del mundo, pero es también una planta polivalente.

Es una planta amarga, aromática, con virtudes medicinales y sobre todo se utiliza para fabricar la cerveza. Para la práctica medicinal, se emplean las flores hembras, denominadas «conos» o «estróbilos». Las plantas femeninas producen en su floración una sustancia resinosa aromática denominada lupulina, que es la que da el sabor amargo al lúpulo (y, por tanto, a la cerveza) y la que confiere a la planta sus propiedades medicinales. Encontramos también materias vegetales: celulosa, proteínas y taninos. Estas resinas están compuestas por ácidos alfa, beta y otras mezclas de compuestos amargos.

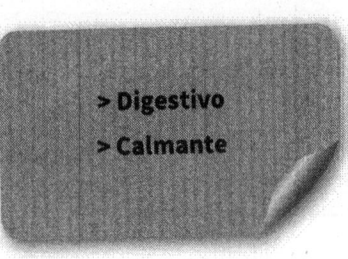

> Digestivo
> Calmante

LO MÁS SANO

Digestivo: entre el 5 y el 20% del lúpulo son resinas amargas (humuleno, cohumulone y adhumulone) que abren el apetito y favorecen la digestión. Combate las dispepsias. Es, al mismo tiempo, tónico, depurativo, calmante, estimulante digestivo y bactericida.

Tónico: la amargura del lúpulo lo convierte en un buen tónico, permitiendo tratar la inapetencia (especialmente en los niños), el raquitismo, la anemia y la debilidad general. Se utiliza en periodos de convalecencia.

Calmante: los aceites esenciales (0,5% máximo) que contiene, humuleno y betacariofileno, son antibacterianos y sedativos, favoreciendo el sueño. Los problemas que trata el lúpulo son el nerviosismo, el insomnio nervioso, los dolores gástricos nerviosos y los temblores nerviosos.

Efecto estrogénico: el lúpulo contiene también fitoestrógenos, que ejercen una acción sedativa, incluso hipnótica. Calma también la libido masculina. A los grandes bebedores de cerveza les crecen los pechos y se les reduce la libido. Estas mismas sustancias permiten, en la mujer, tratar los dolores de regla, los problemas de la menopausia y aumentar la producción de leche en las lactantes.

Medicina china: por ser una planta antibacteriana, el lúpulo se utiliza en los tratamientos de la tuberculosis, la difteria o las tifoides.

Interesante: se desaconseja el consumo de esta planta durante el embarazo.

SUS BENEFICIOS NUTRICIONALES

Beber una infusión de lúpulo y valeriana facilita el sueño y no tiene el efecto indeseable de un somnífero. Los brotes jóvenes se consumen cocidos.

CONSEJOS PRÁCTICOS

¿Cómo elegirlo?

Los conos hembras se encuentran en las tiendas dietéticas y en las farmacias. El lúpulo es una planta trepadora que se cultiva fácilmente en los jardines.

¿Cómo consumirlo?

En infusión: en un litro de agua hirviendo dejar en infusión 30 g de conos secos, preferentemente para combatir las infecciones, o frescos para tranquilizarse.

En tisana: en las mismas proporciones que antes, dejar hervir diez minutos a fuego lento. De esta manera se realzan las propiedades diuréticas de la planta. En caso de insomnio, beber una taza pequeña antes de ir a dormir.

¿Cómo conservarlo?

Una vez recolectados, los conos secos se utilizan durante todo el año, aunque se corre el riesgo de que sus virtudes se inviertan (efecto estimulante en las personas sensibles), y se conservan en una bolsa de papel en lugar seco y fresco.

Humulus lupulus

- **Nombre:** lúpulo, vid del norte, zarzaparrilla indígena

- **Familia:** canabáceas

- **Origen:** Europa, Asia templada y norte de África

- **Partes utilizadas:** flores (conos), resina (lupulina)

Detalles sobre los estudios

La Comisión E alemana y la ESCOP han aprobado la acción del lúpulo sobre la ansiedad y los problemas de sueño. De todas formas, los productos testados contienen también valeriana. Queda, pues, por determinar con más precisión el impacto de cada uno de los componentes sobre los problemas de ansiedad.

Atención: seguir un tratamiento con medicamentos y al mismo tiempo uno fitoterapéutico puede ser peligroso: en caso de duda, consulta a tu médico.

~ LA LAVANDA ~

Ya utilizada por los romanos para conservar la línea y perfumarse, la lavanda se convirtió en la edad media en una planta medicinal.

> **> Calmante, antiestrés**
> **> Específica para el pulmón**
> **> Digestiva**

Todo el mundo se acuerda de haber visto las bolsitas de lavanda en los tiradores de los armarios de nuestros abuelos. Es simplemente porque la lavanda es un excelente antipolillas. Sus virtudes «repulsivas» son eficaces también en el tratamiento preventivo contra los piojos: se aconseja poner un poco de aceite esencial de lavanda detrás de las orejas de los niños antes de ir al colegio. También, algunas gotas de aceite esencial de lavanda en el pañuelo o en la almohada desinfectan y facilitan el sueño. En caso de migrañas repetitivas, por ejemplo en las curas de depuración, una o dos gotas de aceite esencial en las sienes relajan la cabeza.

LO MÁS SANO

Calmante: la lavanda calma, sus propiedades sedativas son importantes en caso de insomnio. No hay que dudar en recurrir a ella cuando uno se sienta ansioso, irritable, triste o melancólico.

Antiséptica: la lavanda es también un bactericida. Puede ayudar a combatir la gripe, el dolor de cabeza o una subida repentina de la fiebre. En forma de aceite esencial, trata y alivia las heridas, quemaduras ligeras, picadas de insectos…

Digestiva: la lavanda aumenta notablemente la secreción gástrica, por lo que ayuda a la secreción biliar. Por esto es útil para aquellos que no tienen apetito o que tienen malas digestiones.

Para los pulmones: la lavanda es un antiespasmódico pulmonar: alivia los ataques de tos, los espasmos, el asma, la gripe, pero también el dolor de cabeza.

Detalles sobre los estudios

La Comisión E alemana ha validado el uso de la lavanda para los problemas de sueño (ansiedad e insomnio) y los problemas digestivos (dispepsias). La lavanda se recomienda a las personas mayores afectadas de demencia senil para calmar su agitación.

Los investigadores estudian actualmente algunos componentes de la lavanda, el limoneno y el alcohol perílico, y su posible impacto en la lucha contra el cáncer.

SUS BENEFICIOS NUTRICIONALES

Algunas flores frescas o secas aromatizan suavemente una crema de postre, una ensalada de frutas, una confitura o una ensalada mixta. Una taza de tisana de lavanda antes de acostarse evita el insomnio.

CONSEJOS PRÁCTICOS

¿Cómo elegirla?

La lavanda se cultiva fácilmente en los jardines. Las flores secas también se encuentran fácilmente en las tiendas dietéticas o farmacias. Mejor elegir las flores de explotaciones biológicas.

¿Cómo consumirla?

Una infusión: dejar en infusión 15 g de flores frescas o secas en un litro de agua durante diez minutos. Se pueden añadir también unas flores al té verde.

Bueno saber: se desaconseja el consumo durante el embarazo.

¿Cómo conservarla?

Las flores secas se conservan lejos de la luz y de la humedad en una bolsa de papel o en un tarro de cristal.

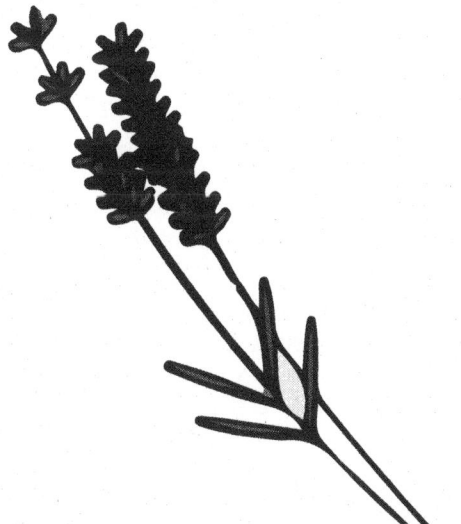

Lavandula angustifolia (L. officinalis, L. Vera)

- Nombre: lavanda, lavanda real, lavanda officinale

- Familia: lamiáceas

- Origen: España, Croacia, Francia y Argelia

- Partes utilizadas: flores

~ EL HIPÉRICO ~

Ésta es una planta amiga del cerebro que actúa en casos de depresión, estrés o funciones cognitivas deficientes. Pero también tiene otras virtudes por descubrir.

Se utilizan sobre todos sus cogollos floreados. Los antiguos griegos conocían muy bien las propiedades del hipérico para el tratamiento de las heridas y llagas, para las infecciones internas y los dolores. En la Edad Media, se utilizó para tratar problemas psicológicos. *Hypericum perforatum*, denominado comúnmente «Hierba de San Juan» (debido al hecho de que florece en San Juan), es un medicamento natural muy eficaz.

LO MÁS SANO

Antidepresivo: el hipérico es un antidepresivo y antiestrés reconocido. La ESCOP, sin embargo, lo recomienda en los casos de depresión ligera a moderada. De hecho, responde a los múltiples sentimientos relacionados con la depresión y por tanto a problemas muy diversos: agitación nerviosa, problemas de ánimo, irritabilidad, sentimientos de incapacidad, melancolía, ansiedad, desvalorización, culpabilidad, neurosis, depresión relacionada con la menopausia… Su principal inconveniente en el tratamiento de la depresión es que su efecto es lento: hay que calcular entre tres y cuatro semanas hasta ver los primeros resultados. Por extensión, la planta es también eficaz para el tratamiento de síntomas como la fatiga, inactividad, insomnio y problemas de las funciones cognitivas (memoria, percepción, lenguaje o razonamiento).

Digestivo: el hipérico interviene también en los casos de problemas digestivos, diarreas… puesto que tiene propiedades diuréticas, astringentes, estimulantes y efectos contra el ácido gástrico.

Cicatrizante: el hipérico, en su forma de aceite esencial, alivia la piel, los golpes de sol y las quemaduras ligeras. Esto hace que sea un aceite excelente para calmar la piel después de haber estado expuesta al sol. En contrapartida, el hipérico puede provocar un fenómeno de fotosensibilización, por lo que es muy importante protegerse del sol mientras se sigue un tratamiento de aceite esencial o extracto de hipérico.

Hypericum perforatum

- Nombre: hipérico, hierba de San Juan, hierba de las heridas, espantadiablos…

- Familia: hiperiáceas

- Origen: Europa, Asia occidental, norte de África y América del Norte

- Partes utilizadas: flores

Detalles sobre los estudios

La ESCOP y la Comisión E alemana han aprobado el uso del hipérico para el tratamiento de problemas psicosomáticos y de ansiedad. La OMS, por su parte, reconoce su eficacia para el tratamiento de la depresión ligera a moderada. La Comisión E aprueba también su prescripción para los problemas digestivos y para el tratamiento de quemaduras, contusiones y dolores musculares.

Sin embargo, el problema principal del uso medicinal del hipérico es que entra en interacción con muchos otros medicamentos. Por esto, en caso de depresión, es necesario dejar un tiempo de carencia entre la toma del hipérico y de un antidepresivo (y a la inversa).

Antálgico: el hipérico es beneficioso en caso de dolores de regla y para algunos problemas de la menstruación (dolor de cabeza, hinchazón, fatiga) o relacionados con ella.

SUS BENEFICIOS NUTRICIONALES

El hipérico o hierba de San Juan se recomienda como antidepresor nutricional vegetal sin efectos de somnolencia.

CONSEJOS PRÁCTICOS

¿Cómo elegirlo?

Las flores secas se compran en farmacias o en tiendas dietéticas. Se recogen también en el campo. Los extractos estandarizados se compran en la farmacia pero es mejor pedir consejo a un médico competente.

> Antidepresivo
> Contra los dolores
> Después del sol

¿Cómo consumirlo?

Una infusión: hacer una infusión con entre 15 y 30 g de flores por un litro de agua.

¿Cómo conservarlo?

Poner las flores secas en una bolsa de papel protegida de la luz y de la humedad.

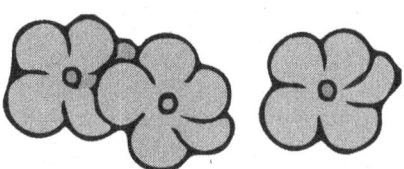

~ LA ORTIGA ~

L a ortiga crece en los caminos y lugares abandonados, y parece ser más una mala hierba que una planta medicinal. Sin embargo, es una planta con numerosas virtudes.

> **> Ayuda al sistema renal y urinario**
> **> Astringente**
> **> Purificante**

Los pelos picantes de la ortiga son ricos en ácido fórmico, de ahí esa desagradable sensación de picor después de tocarla. Por eso intentamos liberarnos de ella, pero en realidad cuando se presenta en forma de estiércol es un excelente abono para los jardines.

LO MÁS SANO

En el sistema renal y urinario: las propiedades de la ortiga para tratar los problemas de las micciones nocturnas propias de la hiperplasia benigna de próstata han sido demostradas.

También, en caso de inflamación de los riñones, de la vesícula o de las vías urinarias, la ortiga favorece la irrigación de estos órganos. Por último, la planta se recomienda como tratamiento preventivo de los cálculos renales.

Astringente: la ortiga, gracias a un efecto vasoconstrictor y hemostático, bloquea las hemorragias benignas, sangrado de nariz, vómitos de sangre, reglas abundantes… Cuando sangra la nariz, basta con introducir en las fosas nasales un algodón empapado en zumo fresco de ortiga para detener la hemorragia.

Depurativa: aunque su picor es bastante irritante, la ortiga es muy eficaz contra las irritaciones de la piel: eccemas, herpes, psoriasis…

Otros beneficios: la ortiga se utiliza en caso de dolores reumáticos, artritis, lumbago, ciática… Y además, parece tener un verdadero impacto sobre la alopecia, de ahí su presencia en muchas lociones capilares.

Detalles sobre los estudios

Varios estudios han reconocido los efectos purgantes de los granos de ortiga. Pero es mejor no consumirlos en grandes cantidades. La Comisión E alemana, la OMS y la ESCOP reconocen el uso de la raíz de la ortiga para aliviar los problemas de micción nocturna tan frecuentes en los casos de hiperplasia benigna de próstata; la tisana con dos hojas de ortiga sirve para irrigar los riñones, la vesícula, las vías urinarias en caso de inflamación o para tratar los cálculos renales; en uso interno y externo para los dolores artríticos, reumáticos y ciáticos.

SUS BENEFICIOS NUTRICIONALES

Rica en vitaminas, la ortiga también es muy mineralizante gracias a su contenido en calcio, magnesio, potasio y fósforo. Además, contiene 40 mg de hierro por 100 g, lo cual es muy elevado, más que la carne.

CONSEJOS PRÁCTICOS

¿Cómo elegirla?

Las presentaciones medicinales de la ortiga son muchas: raíces, hojas secas, cápsulas, polvo, extracto de planta fresca, todas estas formas se encuentran en las farmacias o en tiendas dietéticas. Evidentemente, también se puede recoger en la naturaleza (en lugares donde no haya polución de carreteras o fábricas), siempre y cuando se haga con guantes.

¿Cómo consumirla?

Para cocinar, es mejor seleccionar los brotes jóvenes o las hojas que están más arriba de la planta. La ortiga se cocina en las sopas, en verduras como las espinacas, en puré de patatas, en tartas o quiches, en pesto… Una vez cocidas, las hojas ya no pican. El tallo es demasiado fibroso para ser cocinado.

Se aconseja la infusión de las raíces en caso de hiperplasia benigna de próstata. Para su uso interno también se recomienda el zumo fresco que se compone de unos 60-120 g en un poco de agua al día.

Urtica dioica

- **Nombre:** ortiga (mayor), ortiga dioica

- **Familia:** urticáceas

- **Origen:** regiones templadas

- **Partes utilizadas:** raíces, hojas, semillas (granos)

Para su uso externo, el zumo y la tisana en una proporción de 60 g por un litro de agua reducido a un tercio, se utiliza haciendo gárgaras para luchar contra las inflamaciones. Las hojas cocidas y reducidas a papilla son purificantes: se aplicaban anteriormente sobre los tumores linfáticos y las úlceras.

¿Cómo conservarla?

Para mantener su frescor es mejor comprar sólo la cantidad que se vaya a usar cada vez. Si no, se pueden conservar las hojas secas en una bolsa de papel en un lugar protegido de la luz y de la humedad.

~ LA PASIFLORA ~

L as raíces de la pasiflora se llevan utilizando en los pueblos amerindios en infusión como fortificantes de la sangre. Actualmente es un antiestrés polivalente.

Existen tres variedades importantes de pasiflora: *Passiflora incarnata*, cuyas flores tienen una acción ansiolítica reconocida, *P. edulis*, o granadillo, que produce una fruta con sabor ácido (la fruta de la pasión), y *P. coerulea*, la pasiflora azul ornamental que se cultiva en los jardines.

LO MÁS SANO

Calmante: *Passiflora incarnata* contiene varios alcaloides, flavonoides, compuestos fenólicos, derivados cumarínicos, fitoesteroles, heterósidos cianógenos, maltol y sedativos ligeros. En sus glúcidos encontramos glucosa, sacarosa y rafinosa. Las aplicaciones de la pasiflora son múltiples: preocupaciones, angustias, ansiedad, insomnio, taquicardia nerviosa, histeria, neurastenia, descontrol cerebral o epilepsia.

Antiespasmódica: este efecto de la pasiflora se recomienda para los problemas de la menopausia, pero también para el asma o las palpitaciones.

SUS BENEFICIOS NUTRICIONALES

Se suele asociar a la valeriana y al lúpulo, creando así una sinergia que refuerza sus propiedades ansiolíticas y calmantes. Entra también en la composición de una infusión drenante del hígado que se compone de bellotas de roble, cardo mariano y pasiflora, en una proporción de 50 g de esta mezcla por un litro de agua hervida.

CONSEJOS PRÁCTICOS

¿Cómo elegirla?

Esta trepadora coloniza fácilmente los muros y vallas de los jardines, siempre que estén en lugares alejados del hielo y de los vientos fríos. Por lo tanto, se pueden recoger sus flo-

Passiflora incarnata

- Nombre: pasiflora, flor de la pasión, pasiflora purpurina

- Familia: pasifloráceas

- Origen: América tropical

- Partes utilizadas: raíces, flores, hojas y frutos

Detalles sobre los estudios

Aunque ningún estudio clínico ha demostrado las aplicaciones de la pasiflora, la Comisión E alemana y la ESCOP han admitido su utilidad para aliviar la ansiedad y el nerviosismo, los espasmos musculares y los dolores neurálgicos, los problemas digestivos o de sueño de origen nervioso.

En cambio, otros estudios confirman un efecto ansiolítico comparable al de determinados medicamentos. Por extensión, los investigadores se han aprovechado de esta propiedad para ayudar a los toxicómanos a combatir el síndrome de abstinencia. La pasiflora, asociada a un tratamiento habitual, permite aliviar los síntomas psicológicos, pero no los físicos.

res o se pueden comprar a granel (hojas, flores) en los comercios, o en forma de tisanas listas para tomar (mezclada con la valeriana). Se puede encontrar también en forma homeopática (gránulos, tintura madre) y en forma de extractos de flores en cápsulas o comprimidos.

¿Cómo consumirla?

En infusión: poner las flores secas o no en infusión durante 10 minutos (preferentemente con las hojas), a razón de una cucharadita por taza de agua hirviendo. Beber tres tazas al día entre comidas y una por la noche antes de ir a dormir. Se pueden añadir otras plantas calmantes a esta infusión, pero que no sean más de tres. Si una pasiflora crece en tu jardín, recoge sus flores por la mañana y hazlas secar durante el día antes de hacerte una infusión por la noche. Hay que evitar coger todas las flores para dejar que crezcan los frutos, que también son comestibles.

> > Antioxidante natural, sedativo
> > Especial para el insomnio y la abstinencia

¿Cómo conservarla?

Las hojas y las flores, bien secas, se conservan en una bolsa de papel lejos de la luz y de la humedad.

~ LA COLA DE CABALLO ~

El origen de la cola de caballo en los campos se remonta a la prehistoria. Igual que ocurre con los helechos, la cola de caballo no produce flores y, por lo tanto, tampoco produce granos.

Toda la planta es interesante por su contenido en sílice y en ácido silícico. La cola de caballo de los campos (*Equisetum arvense*) aporta también elementos importantes para la remineralización de los tejidos. Aunque el sílice se encuentra en estado natural en las rocas, minerales (cuarzo, cristal de roca, caledonia) y en la arena, en su forma mineral no es asimilable. El sílice de la cola de caballo, en cambio, sí que lo es. Sin embargo, éste no es el único componente de la cola de caballo de los campos, contiene también calcio, sodio, hierro, manganeso, potasio, azufre, magnesio, taninos, un conjunto de alcaloides y un glucósido amargo. Es este último el que le da el sabor característico que le da su nombre: *asper* en latín, «de sabor áspero».

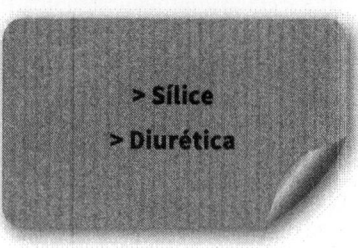

> Sílice
> Diurética

LO MÁS SANO

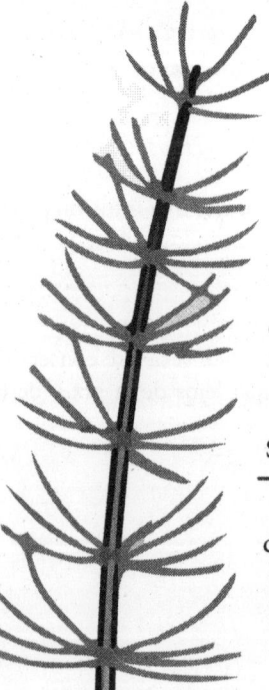

Remineralizante: la sílice y el ácido silícico están presentes principalmente en los tejidos conjuntivos, huesos, cartílagos, vasos sanguíneos, tendones... Contribuyen a la reconstrucción celular, a la fabricación del colágeno y a la resistencia de los tejidos. Permiten equilibrar el sistema nervioso y psíquico. La planta es un buen remedio para las uñas frágiles, rotas o partidas.

Diurética: la cola de caballo que se encuentra en el campo se recomienda en caso de retención de líquidos, cistitis e infecciones de las vías urinarias.

Depurativa: se utiliza también en caso de artritis y de reuma.

SUS BENEFICIOS NUTRICIONALES

Las cenizas de la cola de caballo del campo son una verdadera mina de sílice ya que contienen hasta un 80% de este mineral. Al examinar los bordes de las hojas en un microscopio, se pueden distinguir pequeños cristales de este mineral.

CONSEJOS PRÁCTICOS

¿Cómo elegirla?

La cola de caballo que se encuentra seca en los campos está disponible a granel, preferiblemente de procedencia biológica. Se encuentra también en otras formas: alcohol de cola de caballo, preparación a base de la planta fresca, tintura madre elaborada a partir de la planta seca o polvo de la planta en cápsulas. Estas formas no son, sin embargo, demasiado eficaces porque su contenido en sílice es escaso. El sílice de la cola de caballo fresca de origen vegetal es mucho más biodisponible y se puede comprar líquida en frascos.

¿Cómo consumirla?

Los brotes jóvenes de cola de caballo de los campos pueden servirse como verdura, como los espárragos. Los japoneses la comen cocida al vapor o en condimento, conservada en vinagre. Los romanos (Plinio el Viejo la bautizó «pelo de la tierra»), ya que recomendaban sus brotes jóvenes como reconstituyente general en ensalada.

En tisana: dejar en remojo durante una noche 40 g de cola de caballo en un litro de agua. Hacer hervir al día siguiente durante diez minutos, después dejarla en infusión quince minutos, filtrarla y añadir agua hasta obtener un litro de tisana. Se recomienda tomar cuatro tazas diarias en frío durante 21 días. La preparación se conserva en el frigorífico. Aunque es un poco amarga, esta bebida es una de las formas más efectivas para absorber el sílice.

Importante: la utilización de esta planta se desaconseja durante el embarazo.

¿Cómo conservarla?

Seguir las instrucciones del fabricante. La cola de caballo seca a granel se conserva en una bolsa de papel lejos de la luz y de la humedad.

Equisetum arvense

- **Nombre:** cola de caballo, equiseto, equiseto menor

- **Familia:** equisetáceas

- **Origen:** Europa, norte de África, América, Asia

- **Partes utilizadas:** toda la planta

Detalles sobre los estudios

Algunas colas de caballo son tóxicas: cuidado con las cola de caballo de bosque (*Equisetum silvestris*) y la de los pantanos (*Equisetum palustris*).

~ LA ULMARIA ~

El aspecto elegante y orgulloso de esta planta alta le ha valido su nombre: «reina de los prados».

Aunque se utilizan todas las partes de la planta, hojas, flores y raíces, sus flores son las más beneficiosas para la salud.

LO MÁS SANO

Diurética: la reina de los prados ayuda a liberar toxinas. Elimina el exceso de agua y la retención de líquidos. Es una ayuda muy valiosa para la celulitis y la pérdida de peso. Es sudorífica (provoca el sudor), astringente y favorece la secreción de la bilis, lo que hace que mejore la digestión de las grasas.

Antálgica: posee propiedades analgésicas similares a las de la aspirina, aunque menos fuertes, pero tiene la ventaja de que no tiene los efectos nocivos de la aspirina. Se utiliza principalmente en caso de problemas reumáticos, artríticos, articulares o musculares. Sus cogollos floreados son antiinflamatorios y actúan como antálgicos suaves y perfectamente bien tolerados.

Otros beneficios: permite, gracias a sus derivados salicilatos, combatir la fiebre.

Tonifica también el corazón. En su uso externo, se aplica sobre la piel en caso de quemaduras y picores (hojas frescas).

SUS BENEFICIOS NUTRICIONALES

Contiene hierro, azufre, calcio, ácido salicílico, flavonoides. Es el ácido salicílico, que compone también la aspirina, el que le confiere la mayor parte de sus virtudes.

CONSEJOS PRÁCTICOS

¿Cómo elegirla?

Las flores se pueden recoger en el campo en verano (la planta crece en lugares húmedos y un poco sombríos) y después se han de dejar secar lentamente. Las hojas y las flores secas,

Filipendula ulmaria (Spiraea u.)

- Nombre: reina de los prados, ulmaria, altarreina, florón, reina de las abejas.

- Familia: rosáceas

- Origen: Europa y Asia

- Partes utilizadas: hojas, flores, raíces

Detalles sobre los estudios

Mientras que la aspirina irrita las mucosas digestivas, las daña y genera microporosidades que provocan pérdidas de sangre microscópicas, estudios realizados en el laboratorio sobre los animales han demostrado que la ulmaria tiene el mismo efecto terapéutico sin producir problemas secundarios.

Se sigue estudiando el efecto antálgico de la ulmaria porque se cree que si se asocia a las hojas de casis puede ser eficaz contra las enfermedades reumáticas crónicas, como la poliartritis reumatoide anquilosante, sin efectos indeseables.

igual que las cápsulas, se encuentran en las tiendas dietéticas o en las farmacias. También se puede comprar en tintura o en alcohol.

¿Cómo consumirla?

Una infusión: se prepara con las hojas y las flores. Dejar en infusión cuatro hojas frescas o una cucharadita de hojas y flores secas durante diez minutos en 150 ml de agua tibia. No dejarla hervir (como se haría para una tisana) porque inhibiría el efecto de los salicilatos. Se recomienda tomar hasta cinco tazas diarias.

> Diurética
> Urea, ácido úrico
> Antálgica

«Receta especial ácido úrico»: mezclar 50 g de cogollos floreados de ulmaria, 50 g de hojas de fresno y 100 g de hojas de casis. Calcular una cucharada de esta mezcla de plantas por una taza de agua tibia (150 ml). Dejar en infusión durante diez minutos. Se pueden beber hasta cuatro tazas diarias.

«Receta especial celulitis»: dejar macerar durante toda la noche una cucharada de flores secas en una taza de agua tibia. Beberlo al levantarse.

¿Cómo conservarla?

Las flores y las hojas secas se han de guardar en una bolsa de papel lejos del calor y de la humedad.

~ LA ALBURA DEL TILO ~

La albura del tilo es la parte situada en la corteza y la madera. Es un gran desengrasante de los riñones, del hígado y de la vesícula biliar.

> **Poderoso drenante de toxinas**

> **Especial para la purificación de los riñones, el hígado y la sangre**

Entre las numerosas variedades de tilos que existen, es de *Tilia cordata* de la que se extrae la albura. Sin embargo, hay que ser paciente, porque el árbol empieza a tener propiedades interesantes a partir de los 25 años. El lugar de origen es muy importante: la albura del tilo del Rosellón es la más famosa.

LO MÁS SANO

Drenante: ejerce una acción muy beneficiosa en el hígado y los riñones, como drenante de las toxinas del organismo y, sobre todo, del ácido úrico. Es de gran utilidad para la vejiga, en caso de cálculos renales, para la vesícula biliar, en caso de cólicos nefríticos o hepáticos, de reumatismos, de gota o de ciática. También hay que tenerla en cuenta en caso de migrañas de origen hepático, es decir, según la medicina china, las que se manifiestan por debajo de los ojos (puesto que las lágrimas son la sangre del hígado).

Reguladora: es famosa por ser una buena reguladora del nivel de colesterol sanguíneo y por actuar beneficiosamente en caso de diabetes. Se puede también utilizar como regulador de la circulación sanguínea, en especial, en casos de hipertensión.

SUS BENEFICIOS NUTRICIONALES

La albura del tilo contiene polifenoles, heterósidos cumarínicos, taninos, flavonoides, tiliadina (principio amargo del tilo), vitamina C y betacarotenos.

Este excelente drenante se puede tomar sin peligro durante cortos periodos de tiempo. Hay que vigilar su utilización en curas primaverales.

CONSEJOS PRÁCTICOS

¿Cómo elegirla?

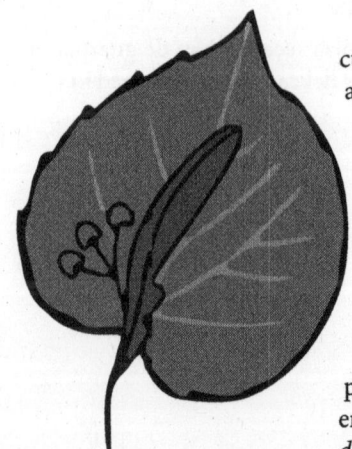

La albura del tilo se puede comprar en forma de palitos en las tiendas biológicas o en bolsitas de albura en las farmacias. La mejor es la del Rosellón (*Tilia cordata*). Hay que saber que la utilización de la albura con fines medicinales ha ocasionado problemas de sobreexplotación del recurso, pero el respeto de los árboles de más de veinte años permite la regeneración de la cepa.

¿Cómo consumirla?

Una cura de tilo: contar 40 g de albura de tilo por un litro de agua, llevar a ebullición lentamente hasta reducir a tres cuartos, después cubrir y dejar en infusión toda la noche. Al día siguiente, filtrar la mezcla. Se puede beber esta preparación durante todo el día. Se recomienda que la cura con albura de tilo se realice durante diez días y después se interrumpa durante cinco y, en caso necesario, volver a repetirla. Es bastante «desengrasante».

El tilo es, por supuesto, conocido por sus hojas y sus flores en tisana con propiedades calmantes, pero en determinadas personas, puede tener efectos excitantes y provocar insomnio. Estas tisanas ayudan a combatir la gripe y el reuma de cualquier tipo.

Además, sus hojas jóvenes pueden consumirse en ensalada.

¿Cómo conservarla?

Respeta la fecha de caducidad indicada en el envase y conserva la bolsa en un lugar seco protegido de la luz.

Tilia cordata (T. parvifolia)

- Nombre: tilo, tilo de hoja pequeña

- Familia: tiliáceas

- Origen: Europa, norte de Asia

- Partes utilizadas: flores, albura, hojas

Detalles sobre los estudios

Las curas de albura de tilo contribuyen a la recuperación de las personas que sufren cálculos biliares o renales.

~ LA VALERIANA ~

Las propiedades calmantes de la vale-riana son conocidas desde hace tiempo: Hipócrates, Galeno y Dioscórides, céle-bres médicos de la antigua Grecia, trata-ban el insomnio con esta planta, mientras que los romanos la utilizaban contra las palpitaciones y la arritmia.

> Especial para calmar
> y favorecer el sueño
> Antiestrés

Además, la raíz de esta planta, se ha uti-lizado tradicionalmente como calmante. Durante la Primera Guerra Mundial, por ejemplo, se recomendaba para calmar los nervios creados por los bombardeos.

LO MÁS SANO

Calmante: la valeriana es famosa porque ayuda a dormir, calma los estados nervio-sos, la ansiedad y el estrés. Además, no tiene los efectos indeseables de los somníferos clásicos. Por sus propiedades anticonvulsionantes también se recomienda para com-batir la epilepsia.

Dejar de fumar: sus propiedades calmantes la convierten en una ayuda excelente para dejar de fumar, porque permite combatir la angustia relacionada con la abstinen-

Detalles sobre los estudios

La Comisión E alemana, la ESCOP y la OMS reconocen el uso de la valeriana para combatir la agitación nerviosa, la ansiedad y el insomnio. No obstante, los es-tudios realizados hasta ahora presentan variabilidades muy importantes. Habrá que esperar a que se realicen estudios mejor controlados para establecer defi-nitivamente las propiedades de la valeriana. En cambio, un estudio parece ha-ber determinado con certitud el impacto positivo de esta planta en las personas afectadas de síndrome de piernas cansadas: reducción de los síntomas, mejora del sueño nocturno y reducción de la somnolencia diurna.

Estudios realizados en animales han comprobado una acción sobre el cerebro que reduce el estrés y la ansiedad. La acción se sitúa a nivel de los neurotransmi-sores GABA, ácido gama-aminobutírico con un efecto calmante y estabilizante del cerebro. Parece que la valeriana contiene una sustancia, el ácido valerénico, que tiene propiedades parecidas a las de los anestesiantes.

Si el consumo es muy elevado, la valeriana puede tener efectos secundarios: fa-tiga, temblores, dolor de cabeza o náuseas. Es conveniente no detener de golpe un tratamiento de valeriana de larga duración.

cia, el nerviosismo, el estrés o la depresión. Además da mal gusto al cigarrillo. También tiene los mismos efectos sobre el estrés que provoca una dieta alimentaria.

SUS BENEFICIOS NUTRICIONALES

La raíz de la valeriana contiene 150 compuestos químicos calmantes, como los aceites esenciales sedativos del **sistema nervioso**. Actualmente, los investigadores trabajan para identificar el principio activo de esta planta y, de esta forma, entender mejor su acción sobre el cerebro.

CONSEJOS PRÁCTICOS

¿Cómo elegirla?

Las raíces de la valeriana se venden en tiendas dietéticas y en farmacias. También puede adquirirse en bolsitas listas para preparar, extracto hidro-alcohólico, extracto acuoso seco, tintura madre, cápsulas y comprimidos.

¿Cómo consumirla?

En infusión: calcular unos 3 g de raíz seca por 150 ml de agua hirviendo y dejar en infusión unos diez minutos. Beberla media hora antes de ir a dormir y durante todo el día.

Receta contra el estrés y la bulimia: mezclar 20 g de cada una de estas plantas: raíces de valeriana, brotes de galio oloroso, hojas de menta picada, hojas de melisa, hojas de tomillo, hojas de espino (10 g solamente), hojas de pasiflora (10 g solamente). Hervir toda la mezcla durante dos minutos y después dejarla en infusión durante cinco. La valeriana combina muy bien con el lúpulo porque también tiene propiedades calmantes.

Interesante: se desaconseja el consumo de esta planta durante el embarazo.

¿Cómo conservarla?

Las raíces secas se conservan en una bolsa de papel, lejos de la luz y de la humedad.

Valeriana officinalis

- **Nombre:** valeriana común, valeriana de las boticas o valeriana medicinal.

- **Familia:** valerianáceas

- **Origen:** Europa y Asia

- **Partes utilizadas:** raíces, hojas

~ LA VERBENA ~

La verbena común forma parte de la farmacopea tradicional.

Verbena officinalis es una planta común que crece en los bordes de los caminos y no es aromática. Los galos la utilizaban con fines purificadores y para predecir el futuro. La denominan «la hierba de todos los males». La verbena olorosa (*Lippia triphylla*) es la que compone nuestras tisanas: sus hojas exhalan un perfume alimonado.

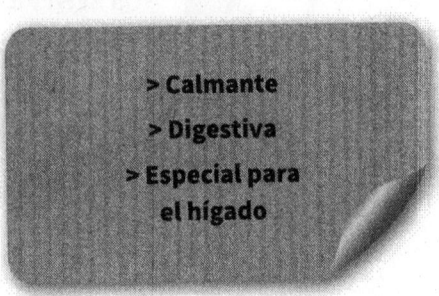

> Calmante
> Digestiva
> Especial para el hígado

LO MÁS SANO

Digestiva: las hojas de la verbena olorosa (o a veces sus flores secas) perfuman tradicionalmente nuestras tisanas, alivian el dolor de vientre, las migrañas digestivas, las flatulencias y las indigestiones. Verbena *officinale* tiene las mismas propiedades digestivas y estimula también el estómago.

Sedativa: la verbena olorosa y la officinale permiten combatir los estados leves de ansiedad e insomnio.

Antálgica: la verbena officinale se recomienda principalmente por su importante acción contra los reumatismos, dolores, golpes e impactos, moratones y torceduras (en cataplasmas).

Antiespasmódica: la verbena officinale parece ser útil para el parto y en caso de insuficiencia de leche en las lactantes.

SUS BENEFICIOS NUTRICIONALES

La verbena olorosa se utiliza en la cocina añadiendo algunas hojas cortadas en las ensaladas, pescados o postres. El perfume de sus hojas y flores es similar al del limón y da un toque de frescor a los platos de verano.

Dicen que beber una infusión de verbena después de una comida la hace «amorosa».

Detalles sobre los estudios

Según algunos estudios, verbena *officinale* tendría una acción sobre la producción hormonal (progesterona y estrógenos). Otros estudios examinan sus posibles propiedades antitusivas.

Seguramente, la verbena calma y favorece una buena digestión.

CONSEJOS PRÁCTICOS

¿Cómo elegirla?

La verbena *officinale* se compra en las farmacias o herboristerías. La recolecta de la planta en flor de la verbena olorosa tiene lugar durante el verano y al principio del otoño. Esta planta tímida odia el hielo, pero se cultiva fácilmente en maceta. Simplemente hay que protegerla del frío en invierno. En las tiendas biológicas se pueden comprar en bolsitas de tisana listas para usar o en hojas secas a granel.

¿Cómo consumirla?

Una infusión: añadir una cucharadita de hojas de verbena *officinale* a una taza de agua hirviendo, cubrir y dejar en infusión durante diez minutos. Para la verbena olorosa, añadir cinco hojas por taza y dejarlas en infusión durante diez minutos.

Una tisana: calcular una cucharada de verbena por cada taza, dejar hervir durante dos minutos.

Bueno saber: la verbena *officinale* puede irritar la mucosa del estómago si se consume en exceso.

¿Cómo conservarla?

Almacena las hojas secas en una bolsa de papel y en un lugar protegido de la luz y la humedad.

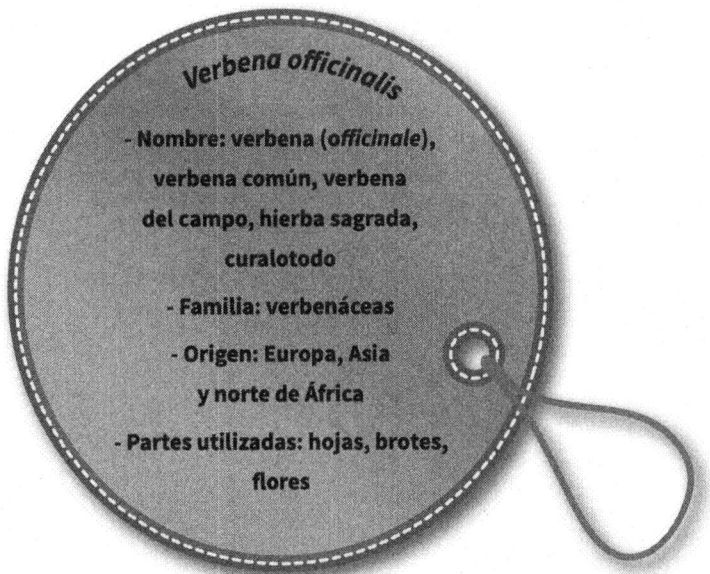

Verbena officinalis

- Nombre: verbena (*officinale*),
verbena común, verbena
del campo, hierba sagrada,
curalotodo

- Familia: verbenáceas

- Origen: Europa, Asia
y norte de África

- Partes utilizadas: hojas, brotes,
flores

~ ANEXOS ~

GLOSARIO

• **Ácido fólico (o vitamina B9):** vitamina hidrosoluble del grupo B que tiene un papel fundamental en la formación de las células del organismo. El ácido fólico es indispensable para la formación de los glóbulos rojos y otras células de la sangre y para la médula ósea. Las necesidades diarias están entre 100 y 400 μm según la edad y el estado físico de la persona. Fuentes: hígado, leche, quesos fermentados, hortalizas verdes (espárragos, espinacas, col verde).

• **Ácido graso trans:** los ácidos grasos trans (AG trans) se vigilan particularmente por su presencia cada vez mayor en los alimentos y su impacto sobre la salud. La industria alimentaria los utiliza a menudo como agentes de textura, conservantes o aromatizantes. Se obtienen por fermentación (existen en la carne y en los productos lecheros de los rumiantes), por calentamiento o por los procesos industriales de deshidrogenación (margarina y productos grasos... que son la base de muchos alimentos preparados).

• **Ácido graso:** ácido orgánico, principal constituyente de los lípidos. Podemos distinguir entre: ácidos grasos saturados, ácidos grasos monoinsaturados y ácidos grasos poliinsaturados. Los que el organismo no sabe sintetizar deben ser suministrados por la alimentación y se denominan «esenciales» (ácido linoleico y alfa-linolénico) y son poliinsaturados. En el organismo, los ácidos grasos constituyen, junto con los glúcidos, una fuente de energía primordial. Provienen de la degradación de los lípidos alimentarios. Una alimentación equilibrada debe aportar los tres tipos de ácidos grasos.

• **Aminoácido:** ácido orgánico que forma la unidad de la estructura de las proteínas. Los aminoácidos esenciales, o aminoácidos indispensables, no pueden ser sintetizados por el organismo (o muy poco) y han de ser aportados por los alimentos (proteínas vegetales y, sobre todo, animales). Son ocho (a los que se añade la histidina, condicionalmente): isoleucina, leucina, lisina, metionina, fenilalanina, treonina, triptófano y valina. Los aminoácidos no esenciales son sintetizados por el organismo a partir de los aminoácidos esenciales. Son doce: alanina, asparagina, aspartato, cisteína, glicina, glutamina, hidroxilisina, hidroxiprolina, prolina, serina y tirosina.

• **Antioxidante:** sustancia natural o química capaz de neutralizar o reducir los daños causados por los radicales libres en el organismo.

• **Betacaroteno:** pigmento anaranjado, liposoluble, precursor de la vitamina A, presente en un gran número de vegetales y en el propio organismo. El betacaroteno se transforma en la mucosa intestinal en vitamina A. Protege la piel del sol por estimulación de la síntesis de la melanina. Se utiliza también para obtener un bronceado sin tener que exponerse al sol. Se disuelve en el agua de lavado y de cocción.

• **Calcio:** el calcio, indispensable para la solidez ósea y para el funcionamiento de las células musculares y nerviosas, se almacena en los huesos. Interviene en el funcionamiento de los músculos, en las órdenes que los nervios dan a los músculos, y también en varias etapas de la coagulación de la sangre.

• **Caloría:** unidad de medida de la energía liberada por el calor, utilizada para expresar el gasto y las necesidades energéticas del organismo, así como el valor energético de los alimentos. La unidad de medida oficial internacional de la energía es el julio, pero la caloría es la que más se utiliza, especialmente, en dietética. La forma más empleada es la «gran caloría» o kilocaloría (kcal) que equivale a 1.000 cal. Una caloría equivale a 4.185 julios. El valor calórico de los diferentes alimentos se puede calcular a partir de su composición en macronutrientes (glúcidos, proteínas y lípidos) del alimento en cuestión.

- **Carminativo:** se dice de aquellas sustancias que estimulan las secreciones salivares y gástricas y la motilidad intestinal.

- **Cloro:** en el organismo, el cloro está presente en forma de sales, en especial, el cloruro de sodio (sal de mesa).

- **Cobalto:** oligoelemento que entra en la composición de la vitamina B12.

- **Cobre:** oligoelemento necesario para el buen funcionamiento de determinadas enzimas que tienen un papel importante en la protección contra ciertas sustancias tóxicas (radicales libres).

- **Colesterol:** sustancia lipídica esencialmente sintetizada por el hígado a partir de otra sustancia, la acetilcoenzima A. Las principales fuentes alimentarias de colesterol son la clara de huevo, los despojos, los productos lácteos, las carnes y los pescados. Existen dos formas químicas de colesterol: una libre (no vinculada a ninguna otra sustancia) y a otra específica (vinculada a un ácido graso para formar los esteroides). El colesterol que se encuentra en la sangre es la suma de estas dos formas. El colesterol, asociado a las proteínas, es transportado por la sangre en forma de lipoproteínas. Entre ellas, las LDL (lipoproteínas de baja densidad) son particularmente ricas en colesterol y propensas a depositarse en las paredes de las arterias: es cuando hablamos del «colesterol malo» o colesterol LDL. Y a la inversa, las HDL (lipoproteínas de alta densidad) eliminan el colesterol de las paredes de los vasos y lo llevan al hígado, el cual puede reutilizarlo: hablamos entonces del «colesterol bueno» o colesterol HDL.

- **Cromo:** oligoelemento que interviene principalmente en el metabolismo de los glúcidos y de los lípidos.

- **Diabetes:** esta enfermedad se caracteriza por la eliminación excesiva de una sustancia en la orina. Se distingue entre diabetes insípida, pérdida excesiva de agua por una emisión excesiva de orina; diabetes azucarada, presencia excesiva de azúcares en la orina debido a una hiperglucemia; diabetes gestacional, forma de diabetes azucarada que se desarrolla durante el embarazo.

- **Diurético:** un diurético es una sustancia que provoca el aumento de la secreción urinaria y que puede utilizarse principalmente para tratar la hipertensión arterial, la insuficiencia cardíaca, determinados edemas, la hipertensión portal y la hipercalcemia.

- **Emenagogo:** que favorece o provoca la menstruación.

- **Equilibrio ácido-básico:** es el equilibrio entre la cantidad de sustancias ácidas y básicas en el organismo. En el organismo, el equilibrio ácido-básico se traduce por la estabilidad del pH (medida de la acidez o de la alcalinidad de una solución según su concentración de iones H+). El pH normal de los líquidos corporales, como la sangre o la linfa, es de 7,4. El metabolismo, al degradar los glúcidos y los lípidos para producir energía, consume el oxígeno y produce gas carbónico (una fuente de acidez) y también ácidos orgánicos tales como el ácido láctico y el ácido pirúvico. El mantenimiento del equilibrio ácido-básico depende de tres mecanismos: los sistemas tampones, la respiración y la función renal. La ruptura del equilibrio ácido-básico produce ácidosis (acidez sanguínea excesiva) o alcalosis (alcalinidad sanguínea excesiva).

- **Expectorante:** este término designa a los fluidificantes bronquíticos que favorecen la expectoración de las secreciones producidas por las vías respiratorias inferiores (tráquea, bronquios y alveolos pulmonares).

- **Fibra (fibra alimentaria):** es una sustancia residual de origen vegetal que no digieren las enzimas del tubo digestivo. Las fibras alimentarias son la celulosa, la hemicelulosa, las gomas, los mucílagos, la pectina y la lignina. Los alimentos ricos en fibras son los cereales y los productos derivados de ellos (salvado de trigo, harina de trigo integral…), determinados frutos (nueces, albaricoques, higos, ciruelas) y hortalizas (judías secas, lentejas, guisantes…). Ración diaria recomendada: 25-35 g.

• **Flúor:** este cuerpo simple, muy expandido en la naturaleza en forma de fluoruro de calcio, es uno de los componentes de los tejidos duros del organismo (cartílagos, huesos, dientes…) y en forma de fluoruro de sodio.

• **Folato:** sal de ácido fólico.

• **Fósforo:** presente en el organismo en forma de fosfato, lo aportan los cereales, carnes, pescados y huevos, y después es absorbido por el intestino. Se encuentra en los huesos, en forma mineral, y en la sangre, asociado a sustancias orgánicas. Está también presente en todas las células y participa de sus actividades.

• **Galactógeno:** que provoca o estimula la secreción de leche.

• **Glúcido:** junto con las proteínas y los lípidos, los glúcidos, también denominados «hidratos de carbono», constituyen los tres principales macronutrientes de la alimentación. La ración diaria recomendada es de unos 5 g por kilo de peso, y debe representar entre el 50 y el 55% de la ración calórica diaria. Los glúcidos son una fuente de energía inmediata y aportan 4 kcal por gramo. Los glúcidos simples son los monosacáridos (glucosa, manosa, galactosa, fructosa, sorbitol), que están formados por una sola molécula, y los disacáridos (sacarosa, lactosa), que están formados por dos moléculas. Se denominan también «azúcares rápidos» porque son rápidamente absorbidos por la mucosa digestiva. Los glúcidos complejos son los polisacáridos, cadenas de muchos monosacáridos. Están representados por el almidón (féculas, raíces y tubérculos) y por el glucógeno, presente sobre todo en el hígado de los animales. Los polisacáridos no hidrolizables componen la mayor parte de las fibras vegetales alimentarias (celulosa). Se aconseja, para tener una alimentación equilibrada, un aporte de 50-60% de glúcidos, siendo un tercio de glúcidos simples y dos tercios de glúcidos compuestos.

• **Hierro:** este metal permite principalmente el transporte del oxígeno por la hemoglobina de los glóbulos rojos. La destrucción permanente de los glóbulos rojos libera el hierro de la hemoglobina, la cual es reutilizada por el organismo para la síntesis de nuevos glóbulos rojos. La otra parte del hierro, el hierro de reserva (entre 0,6 y 1,2 g), está situada en tejidos tales como el bazo, la médula ósea y el hígado, bien en forma de ferritina, que está rápidamente disponible en caso de necesidad, o bien en forma de hemosiderina para una liberación más progresiva. El plasma también contiene hierro.

• **Hipotensor:** se dice de un medicamento que disminuye la tensión arterial.

• **Índice glucémico:** el índice glucémico (IG) es una medida relativa que permite clasificar los alimentos en función de su potencial de hacer aumentar la glucemia (tasa de glucosa en la sangre) después de su ingesta.

• **Índice ORAC:** *Oxygen Radical Absorbance Capacity* es un método para medir la capacidad antioxidante de un alimento.

• **Índice PRAL:** *Potential Renal Acid Load* es un instrumento de medida de la acidez de un alimento.

• **Lípido:** sustancia que contiene los ácidos grasos. El organismo consigue los lípidos a través de los alimentos, pero también puede sintetizarlos, especialmente por la transformación de los glúcidos cuando el aporte es excesivo. Constituyen las reservas energéticas en forma de triglicéridos acumulados en las células grasas. Algunos alimentos contienen lípidos «visibles» (mantequilla, nata, aceite), y otros lípidos «invisibles» (carne, pescado); permiten la absorción de las vitaminas liposolubles (A, D, E y K).

• **Magnesio:** oligoelemento que interviene en el metabolismo de los glúcidos, lípidos y proteínas, la excitabilidad neuromuscular, las actividades enzimáticas, la permeabilidad celular, la coagulación de la sangre…

• **Manganeso:** oligoelemento que interviene en la síntesis del colágeno, la construcción de los huesos y de las articulaciones, el metabolismo de los glúcidos, de los esteroides y de determinadas hormonas proteicas.

• **Mineral:** en el organismo, los minerales tienen un papel de constitución, activación y regulación de las reacciones enzimáticas, fisiológicas, hormonales… Representan entre el 4 y el 5% del peso total de una persona. Se distinguen los macroelementos y los oligoelementos (microelementos). Los macroelementos, o elementos minerales mayores, constituyen más del 1% del peso corporal y son: fósforo, calcio, sodio, potasio y magnesio. Los microelementos, u oligoelementos, constituyen menos del 1% del peso corporal y son: hierro, zinc, manganeso, cobre, yodo, selenio, molibdeno, cobalto, cromo, flúor, azufre… Una alimentación variada, de unas 1.800 kcal diarias, es suficiente normalmente para cubrir las necesidades diarias de minerales.

• **Oligoelemento:** *véase* Mineral.

• **Omega:** ácidos grasos poliinsaturados que presentan un enlace químico doble sobre el omega-3 o sobre el omega-6. La familia de los omega-3 está formada por cuatro elementos principales: el ALA (ácido alfa-linolénico), el SA (ácido estearidónico), el EPA (ácido eicosapentaenoico), denominado «ácido timnodónico», porque se descubrió en el atún, y el DHA (ácido docosahexaenoico denominado también «ácido cervónico», porque se descubrió en el cerebro. La familia de los omega-6 está formada por el LA (ácido linoleico) y el ARA (ácido araquidónico). El LA y el ARA, denominados también «vitamina F», son ácidos grasos indispensables, porque no pueden ser sintetizados por el cuerpo humano. Los omega-3 contribuyen a la estructura del sistema nervioso, en especial del cerebro, y, por lo tanto, a su buen funcionamiento.

• **pH:** magnitud química que mide el carácter más o menos ácido o básico de una solución acuosa. El pH es igual a 7 en una solución neutra, inferior a 7 en una solución ácida, y superior a 7 en una solución básica (alcalina). El pH sanguíneo oscila normalmente entre 5,2 y 6,4, en función del régimen alimentario, de la digestión y del trabajo muscular.

• **Potasio:** este metal alcalino desempeña una función fundamental en el equilibrio electrolítico del organismo. Interviene en las reacciones químicas poniendo en juego las proteínas y los glúcidos, en la regulación de la presión arterial y, sobre todo, en los fenómenos de excitabilidad y de contracción, características de las células nerviosas y musculares. Se encuentra en las hortalizas, frutas, carnes, chocolate…

• **Prebiótico:** se dice de las moléculas (aminoácidos…) y de las reacciones (polimerización…) que han hecho posible la aparición de la vida en la Tierra.

• **Proteínas:** las proteínas son cadenas muy largas de aminoácidos (las cadenas cortas constituyen los péptidos), unidas las unas con las otras por un vínculo químico denominado «unión peptídica». Las proteínas tienen funciones muy diversas: algunas forman parte de una estructura de sostén (membrana que envuelve las células, forma los huesos, el colágeno…), mientras que otras (hormonas, anticuerpos, enzimas…) intervienen en diversos mecanismos fisiológicos. Las proteínas de los alimentos son fragmentadas en el tubo digestivo en aminoácidos, absorbidos por la sangre, y después por las células que los utilizan para elaborar sus propias proteínas. Las proteínas animales (aportadas por la carne, pescado, huevos y productos lácteos) son las mejor equilibradas, porque contienen todos los aminoácidos indispensables, en buena proporción y son además muy digestibles. Las proteínas vegetales (que aportan las legumbres, los cereales, la soja…) tienen un valor nutricional menor: carecen de uno o más aminoácidos indispensables, en especial de la lisina, en el caso de los cereales, y de los aminoácidos que contienen azufre (metionina), en el caso de las legumbres. Su digestibilidad es menor. Una alimentación equilibrada debe contener proteínas animales (al menos el 50% de las proteínas totales) y proteínas vegetales. También se ha de procurar el aporte de proteínas exclusivamente vegetales, pero éstas se completarán por sus aminoácidos diferentes (sémola de garbanzos, arroz y lentejas…).

• **Selenio:** oligoelemento con propiedades antioxidantes que parece tener una acción protectora contra algunos cánceres.

• **Sodio:** tiene un papel fundamental en el estado de hidratación del organismo. Es muy abundante en los líquidos extracelulares del organismo, como, por ejemplo, el plasma sanguíneo. Los riñones regulan su eliminación por la orina.

• **Vitaminas:** sustancias orgánicas necesarias para el crecimiento y el buen funcionamiento del organismo, el cual las fabrica en cantidades insuficientes en relación con las que necesita (vitaminas B3, B6, D, K) o no puede sintetizarlas (otras vitaminas). Las trece vitaminas conocidas son: el ácido fólico (o vitamina B9), las vitaminas A, B1, B2, B3, B5, B6, B8, B12, C, D, E y K. Las vitaminas actúan a dosis débiles, solas o en sinergia, y no tienen ningún valor energético. Se clasifican en dos grupos: vitaminas hidrosolubles (solubles en agua), que son la vitamina C y las vitaminas del grupo B (B1, B2, B3, B5, B6, B8, B9 y B12), y las vitaminas liposolubles (solubles en el cuerpo graso), que son las vitaminas A, D, E y K. Las vitaminas son transportadas por la sangre por diversas moléculas; a diferencia de las vitaminas hidrosolubles, que son eliminadas por la orina, las vitaminas liposolubles se almacenan en el organismo.

• **Vitamina A (o retinol):** vitamina liposoluble indispensable para la visión (en especial, crepuscular), el crecimiento, el sistema inmunitario, el metabolismo de las hormonas esteroides, la diferenciación de los tejidos… Ración diaria recomendada: 600 μm para las mujeres adultas, los niños a partir de diez años y las personas mayores; 800 μm para los hombres adultos, los adolescentes y las mujeres embarazadas, y 950 μm para las mujeres lactantes. Fuentes: hígado, huevos, pescados grasos, leche entera y productos lácteos no descremados, frutas y hortalizas verdes, naranjas. La vitamina A puede oxidarse con el aire y la luz. También es sensible a la cocción.

• **Vitamina B1 (o tiamina):** vitamina hidrosoluble que interviene en el metabolismo energético de las células. Ración diaria recomendada: 1,1 mg para los niños, adolescentes y mujeres, y 1,3 mg para los hombres. Fuentes: germen y cáscara de los cereales integrales, levadura de cerveza, legumbres, carne (cerdo y algunos despojos como el hígado y los riñones), pescado, huevos, leche y productos lácteos…

• **Vitamina B12 (o cobalamina, cianocobalamina):** vitamina hidrosoluble que interviene en la maduración de los glóbulos rojos a partir de sus células madre y en la síntesis de determinados ácidos grasos y aminoácidos. Dosis diaria recomendada: 1-2 μm para los niños, 2-2,4 μm para los adolescentes o adultos, 2,6-2,8 μm para las mujeres embarazadas o lactantes. Fuentes: todos los productos animales (carne, pescado, productos lácteos).

• **Vitamina B2 (o lactoflavina, ovoflavina, riboflavina):** vitamina hidrosoluble que interviene en las reacciones que liberan la energía necesaria para las células, así como en el metabolismo de los lípidos, las proteínas y los glúcidos. Ración diaria recomendada: 0,8-1,6 mg para los niños, 1,5 mg para los adolescentes y las mujeres, 1,6 mg para los adolescentes y los hombres y 1,8 mg para las mujeres embarazadas o lactantes. Fuentes: leche y productos lácteos, huevos, carnes, pescados, hortalizas de hojas verdes y levadura.

- **Vitamina B3 o PP (o niacina):** vitamina hidrosoluble que participa en las reacciones oxido-rreductoras de las células. Ración diaria recomendada: 6-10 mg para los niños, 11-14 mg para los adolescentes y los adultos y 16 mg para las mujeres embarazadas o lactantes. Fuentes: carnes, pescados, huevos, levadura, cereales y setas.

- **Vitamina B5 (o ácido pantoténico):** vitamina hidrosoluble que tiene un papel importante en el metabolismo energético de las células y participa en la formación de determinadas hormonas. Ración diaria recomendada: 2-4,5 mg para los niños, 5 mg para los adolescentes y los adultos. Fuentes: levadura, carnes, huevos, productos lácteos, legumbres y pescados.

- **Vitamina B6:** vitamina hidrosoluble que interviene en el metabolismo de los aminoácidos, del glucógeno, de los esteroides, de la hemoglobina y de las enzimas, y en la síntesis de determinados neurotransmisores y de algunas reacciones inmunitarias. Ración diaria recomendada: 0,6-1,6 mg para los niños, 1,6-1,8 mg para los adolescentes y adultos, y unos 2 mg para las mujeres embaraza-das o lactantes. Fuentes: levadura, carne, pescado, cereales, hortalizas frescas y legumbres, frutas (oleaginosas en particular) y leche.

- **Vitamina B8 (o biotina, vitamina H):** vitamina hidrosoluble que interviene en la degradación de los ácidos grasos, de determinados aminoácidos y de la glucosa, y en la síntesis de los ácidos grasos. Ración diaria recomendada: 12-35 µm durante la infancia, 45-50 µm en la adolescencia y 50-60 µm en la edad adulta. Fuentes: levadura, carne (hígado y riñones), yema de huevo, produc-tos lácteos, algunas verduras.

- **Vitamina C (o ácido ascórbico):** vitamina hidrosoluble implicada en la producción de deter-minados neurotransmisores, en el metabolismo de la glucosa, del colágeno, del ácido fólico y de algunos aminoácidos, en la neutralización de los radicales libres, en las reacciones inmunológicas y en la absorción del hierro por el tubo digestivo. Dosis diaria recomendada: 60-90 mg para los niños, 110-120 mg para los adolescentes y adultos. Fuentes: hortalizas y frutas crudas, patatas.

- **Vitamina D (o calciferol):** vitamina liposoluble necesaria para la absorción intestinal del calcio y su fijación en los huesos, así como para la reabsorción del fósforo por los riñones. La vitamina D tiene un origen doble: endógeno por la transformación en la piel del colesterol bajo la influen-cia de los rayos ultravioletas (vitamina D3), y exógeno por la alimentación (vitamina D2 en los vegetales y vitamina D3 en los productos animales). Dosis diaria recomendada: 5-10 µm para los niños, 5 µm para los adultos, 10 µm para las embarazadas y lactantes, y 12 µm para las personas mayores. Fuentes: hígado de pescados magros, pescados grasos, yema de huevo, hígado, leche entera y productos lácteos no descremados.

- **Vitamina E (o tocoferol):** vitamina liposoluble indispensable para la buena estabilización de las membranas celulares, el mantenimiento de la actividad de determinadas enzimas, la agrega-ción de las plaquetas sanguíneas y la protección de los glóbulos rojos contra sustancias. Dosis diaria recomendada: 6-12 mg para los niños y alrededor de 12 mg para los adolescentes y adultos. Fuentes: vegetales (aceites y margarinas vegetales ricas en ácidos grasos poliinsaturados, frutos secos oleaginosos, en especial, los cacahuetes, gérmenes de cereales, hortalizas verdes), pero tam-bién en animales (hígado, yema de huevo, mantequilla).

- **Vitamina K:** vitamina liposoluble que actúa en la coagulación, el metabolismo de las proteínas y la fijación del calcio. Dosis diaria recomendada: 15-40 µm para los niños, 45-65 µm para los adolescentes, adultos, embarazadas y lactantes. Fuentes: hortalizas verdes (col, espinacas, ensa-lada), chucrut.

- **Yodo:** elemento químico necesario para la síntesis de hormonas de la glándula tiroides.

- **Zinc:** oligoelemento que permite principalmente la activación de un gran número de enzimas.

COMPLEMENTOS ALIMENTARIOS

He aquí una selección de complementos alimentarios que pueden ser una ayuda en caso de pequeños problemas de salud. Sus virtudes, clasificadas por palabras claves, se enuncian por orden decreciente de importancia. Para una mejor utilización de los mismos, pide consejo a tu médico.

• **Acerola (fruta):** vitamina C, antioxidante, protección en invierno, tónico combate microbios y virus, prevención del cáncer, antienvejecimiento, ateromas.

• **Acty 8:** alcalinizante del organismo, desintoxicante.

• **Carbón vegetal (madera calcinada):** absorbe los gases, hinchazón, diarreas, fermentaciones intestinales, intoxicaciones alimentarias.

• *Chrysantellum americanum* **(planta):** protectora del hígado, hepatitis, cálculos de cualquier tipo, colesterol, triglicéridos, activa la circulación.

• *Desmodium* **(hojas):** hígado cansado que sufre, hígado dañado, hepatitis viral, cirrosis.

• **Equinácea (raíz o flor):** aumenta las defensas, protección en invierno, combate infección de las vías urinarias y respiratorias.

• **Eleuterococo (raíz):** antiestrés, regenerante, combate la fatiga física e intelectual.

• **Eucaliptus (hojas):** antiséptico general, pulmones, vías urinarias, diabéticos, reumas.

• **Fumaria (planta):** diurética, depurativa, dermatosis.

• *Griffonia simplicifolia* **(fruto):** tensión nerviosa, equilibrio emocional, regula la serotonina, insomnio.

• **Guaraná (semillas):** reconstituyente, tónico psíquico y físico, tonifica los riñones, después de una dieta.

• **Hamamelis (hojas):** tónico venoso, varices, hemorroides, piernas pesadas.

• **Ispágula (vainas):** picos de hambre, control del peso, estimula el metabolismo, regula la función intestinal.

• **Lecitina de soja (haba):** solubiliza la grasa de la sangre, colesterol, arteriosclerosis, memoria.

• **Levadura de cerveza:** vitaminas del grupo B, funcionamiento de los intestinos, contra la caída del cabello, uñas.

• **Malta (zumo de la hierba):** combate la fatiga, energía y resistencia, inmunidad natural, acidez.

• **Ñame (rizomas):** hormonas vegetales, desarreglos hormonales, fecundidad difícil, menopausia, problemas con la menstruación.

• **Onagra (aceite):** sistema hormonal femenino, ácidos grasos esenciales, vitamina E, piel, corazón, sobrepeso, colesterol.

• **Pomelo (extracto de semillas):** antibiótico natural, antibacteriano, disfunción intestinal, *Candida albicans*, purifica el agua.

• **Propóleo:** antiséptico, anestésico, antioxidante.

ÍNDICE DE CONTENIDO